ハイリスク患者のがん薬物療法ハンドブック

多様化・複雑化する患者への治療戦略を身につける

南 博信◆監修
Minami Hironobu
安藤雄一, 寺田智祐◆編集
Ando Yuichi, Terada Tomohiro

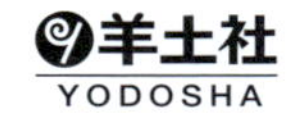

監修の序

がん薬物療法はすべてハイリスクである．疾患そのものがハイリスクなうえに使用する薬もハイリスクである．加えてがんの病態により，あるいは合併症によりリスクは高まるが，実臨床では高リスクでもがん薬物療法を施行する状況にしばしば遭遇する．全身状態の悪化，気道・消化管・尿管の閉塞，肝転移による肝障害，嚥下障害による低栄養など，がんに伴うリスクのほかに，がんは高齢者に多いために，腎障害，肝障害，間質性肺疾患，糖尿病，心血管障害やその後遺症など，がんとは直接関係ない合併症を有していることも多い．これらはすべて抗がん薬治療のリスクを上げる．がんの病態とリスクの種類と程度を総合的に判断して，治療の適応と，抗がん薬の種類，用量・用法を決める必要があるが，そのためのエビデンスが少ない．

本書はそのようなハイリスク患者のがん薬物療法の考え方，実際をまとめた．実地診療のなかでハイリスク患者のがん物療法を実際に行い，その際に，悩み，論文を調べ，少ないエビデンスのなかで臨床判断を行ってきた最前線で活躍している方に執筆をお願いした．がん治療はチーム医療である．医師だけでなく薬剤師や看護師の知識，技量を最大限に活用して診療にあたる必要がある．ハイリスク患者ではなおさらである．本書には日常診療で実際に経験したハイリスク患者のエピソードも盛り込んである．必ずや実地診療の役に立つはずである．大きさもポケットサイズにまとめたので，ぜひ日常診療で携行し役立てて欲しい．本書がハイリスク患者のがん薬物治療に貢献できることを願ってやまない．

2017年7月

神戸大学大学院医学研究科 腫瘍・血液内科
南　博信

編集の序

2007年にがん対策基本法が施行され，はや10年が経過しました．10年前に比べて，「多くのがん患者が質の高い治療を受けられるようになった」，「がん患者の生存期間は延長している」と実感している医療スタッフは，少なくないと思われます．この間，「がん対策推進基本計画」は2回にわたり計画・実施され，近く第3期計画が策定される予定です．このように国を挙げてさまざまな課題に取り組んできた成果の中で，特に「がん薬物療法の進歩」が果たしてきた役割には計り知れないものがあります．

一方で，がん患者の予後が延長することによって，以前は顕在化することのなかった新たな課題が浮かび上がってきました．例えば，併存症を有する患者など，以前なら治療対象にならなかったハイリスク患者が，がん薬物療法を受けるケースはその典型です．インフォームド・コンセントで注意すべき点は何か，治療の優先度をどう考えるか，予想されるリスクは何かなどの問題に直面するケースも多いと思われます．そんなとき，断片的な知識や情報をつなぎ合わせながら，限られた経験や勘を頼りに手探りでなんとか対応しているのが現実です．

本書では，これらの問題点について，臨床の最前線で活躍しているがん専門薬剤師が得られる限りのエビデンスを整理しつつ，それぞれの臨床経験を活かしながらまとめています．項目によっては症例を提示することによって，理解を深める工夫がされています．また，インフォームド・コンセントのコツや看護ケアの具体例などをがん薬物療法専門医やがん専門看護師らがコラム形式で執筆し，多職種チーム医療を実践するためのコツも満載です．総じて，多様化・複雑化する患者への治療戦略を身につけ，明日からの診療にすぐに活用できる，そんな実践的なハンドブックとなるように心がけました．

本書が，がん薬物療法に携わるすべての医療スタッフにとって良きハンドブックとなり，ひいては，社会に治療に苦しむ患者さんを支えることができれば，編者としては限りない喜びです．

2017年7月

安藤雄一，寺田智祐

ハイリスク患者のがん薬物療法ハンドブック

多様化・複雑化する患者への治療戦略を身につける

適応外 について
薬剤の適応外使用については **適応外** アイコンをつけています．

略語一覧

略語	フルスペル	和訳
ACE I	angiotensin converting enzyme inhibitor I	アンギオテンシン変換酵素阻害薬
ACTH	adrenocorticotropic hormone	副腎皮質刺激ホルモン
ADH	antidiuretic hormone	抗利尿ホルモン
ADT	androgen deprivation therapy	アンドロゲン除去療法
AML	acute myeloid leukemia	急性骨髄性白血病
APL	acute promyelocytic leukemia	急性前骨髄球性白血病
APTT	activated partial thromboplastin time	活性化部分トロンボプラスチン時間
ARB	angiotensin II receptor blocker	アンジオテンシンII受容体遮断薬
ARONJ	antiresorptive agents-related osteonecrosis of the jaw	骨吸収抑制薬関連顎骨壊死
ATRA	all-trans retinoic acid	全トランス型レチノイン酸
AUC	area under the blood concentration time curve	血中濃度曲線下面積
BA	bronchial asthma	気管支喘息
BCRP	breast cancer resistant protein	乳がん耐性タンパク
BMI	body mass index	–
BP	bisphosphonate	ビスホスホネート
BRONJ	bisphosphonate-related osteonecrosis of the jaw	ビスホスホネート関連顎骨壊死
BTK	Bruton's tyrosine kinase	ブルトン型チロシンキナーゼ
CAM	complementary and alternative medicine	補完代替医療
CCB	calcium channel blocker	カルシウムチャネル阻害薬
CINV	chemotherapy induced mausea and vomiting	がん薬物療法後の悪心・嘔吐
CIPN	chemotherapy-induced painful peripheral neuropathy	がん薬物療法における末梢神経障害
CK	creatine kinase	クレアチニンキナーゼ
CKD	chronic kidney disease	慢性腎臓病
CML	chronic myeloid leukemia	慢性骨髄性白血病
COPD	chronic obstructive pulmonary disease	慢性閉塞性肺疾患
CRT	chemoradiotherapy	化学放射線療法
CSGA	cancer specific geriatric assessment	–
DAPT	dual antiplatelet therapy	抗血小板薬2剤併用療法
DIC	disseminated intravascular coagulation	播種性血管内凝固
DLBCL	diffuse large B-cell lymphoma	びまん性大細胞型B細胞リンパ腫
DMARDs	disease modifying anti-rheumatic drugs	抗リウマチ薬

略語	フルスペル	和訳
DOAC	direct oral anticoagulant	直接作用型経口抗凝固薬
DVT	deep venous thrombosis	深部静脈血栓症
DXA	dual-energy X-ray absorptiometry	二重エネルギーX線吸収測定
EPO	erythropoietin	エリスロポエチン
FN	febrile neutropenia	発熱性好中球減少症
fTRST	flemish version of the triage risk screening tool	-
G-CSF	granulocyte-colony stimulating factor	顆粒球コロニー刺激因子
GA	geriatric assessment	高齢者機能評価
GIST	gastrointestinal stromal tumor	消化管間質腫瘍
GLUT	glucose transporter	糖輸送担体
GnRH	gonadotropin releasing hormone	性腺刺激ホルモン放出ホルモン
GVHD	graft versus host disease	移植片対宿主病
HBV	hepatitis B virus	B型肝炎ウイルス
HCV	hepatitis C virus	C型肝炎ウイルス
HDAC	histone deacetylase	ヒストン脱アセチル化酵素
HUS	hemolytic uremic syndrome	溶血性尿毒症症候群
IADL	instrumental activities of daily living	手段的日常生活動作
IBD	inflammatory bowel disease	炎症性腸疾患
ICI	immune checkpoint inhibitor	免疫チェックポイント阻害薬
IMiDs	immunomodulatory drugs	免疫調節薬
IPSS-R	revised international prognostic scoring system	改訂国際予後予測スコアリングシステム
ITP	idiopathic (immune) thrombocytopenic purpura	特発性（免疫性）血小板減少性紫斑病
LDH	lactate dehydrogenase	乳酸脱水素酵素
LVEF	left-ventricular ejection fraction	左心室駆動率
MAC	Mycobacterium avium complex	-
MCV	mean corpuscular volume	平均赤血球容積
MDS	myelodysplastic syndromes	骨髄異形成症候群
MG	myasthenia gravis	重症筋無力症
MMAE	monomethyl auristatin E	モノメチルアウリスタチンE
mTOR	mammalian target of rapamycin	哺乳類ラパマイシン標的タンパク質
NBTE	nonbacterial thrombotic endocarditis	非細菌性血栓性心内膜炎
NSCLC	non-small cell lung cancer	非小細胞肺がん
NTM	nontuberculous mycobacteria	非結核性抗酸菌症
OAT	organic anion transporter	有機アニオントランスポーター
OATP	organic anion transporting polypeptide	有機アニオン輸送ポリペプチド
OCT2	organic cation transporter2	有機カチオントランスポーター2

略語	フルスペル	和訳
OIIA-LPD	other iatrogenic immunodeficiency-associated lymphoproliferative	他の医原性免疫不全に関連したリンパ増殖性疾患
P-gp	P-glycoprotein	P-糖タンパク質
PC-LR	platelet concentrate leukocytes reduced	濃厚血小板-LR
PDGF	platelet derived growth factor	血小板由来成長因子
PEG	polyethylene glycol	ポリエチレングリコール
PICC	peripherally inserted central catheter	末梢挿入型中心静脈カテーテル
PIMs	potentially inappropriate medications	潜在的に不適切な薬物投与
PPI	proton pump inhibitor	プロトンポンプ阻害薬
PS	performance status	全身状態
PTE	pulmonary thromboembolism	肺塞栓症
RA	rheumatoid arthritis	リウマチ
RBC-LR	red blood cells, leukocytes reduced	赤血球液-LR
RSWS	renal salt-wasting syndrome	塩類喪失性腎症
RT	radiation therapy	放射線治療
SIADH	syndrome of inappropriate secretion of antidiuretic hormone	抗利尿ホルモン不適合分泌症候群
SNRI	serotonin & norepinephrine reuptake inhibitors	セロトニン・ノルアドレナリン再取り込み阻害薬
SSI	surgical site infection	手術部位感染
SSRI	selective serotonin reuptake inhibitors	選択的セロトニン再取り込み阻害薬
T-MDS	therapy-related MDS	二次性治療関連 MDS
TAM	tamoxifen	タモキシフェン
TCA	tricyclic antidepressants	三環系抗うつ薬
TF	tissue factor	組織因子
TKI	tyrosine kinase inhibitor	チロシンキナーゼ阻害薬
TMA	thrombotic microangiopathy	血栓性微小血管症
TNF	tumor necrosis factor	腫瘍壊死因子
TPO-RAs	thrombopoietin-receptor agonists	トロンボポエチン受容体作動薬
TRL	therapy-related leukemia	二次性治療関連白血病
TSH	thyroid stimulationg hormone	甲状腺刺激ホルモン
TTP	thrombotic thrombocytopenic purpura	血栓性血小板減少性紫斑病
UGT	UDP-glucuronosyltransferase	UDP グルクロン酸転移酵素
ULN	upper limit of normal	基準値上限
VEGF	vascular endothelial growth factor	血管内皮細胞増殖因子
VES-13	vulnerable elders survey-13	-
VOD	veno-occlusive disease	静脈閉塞性肝疾患
VTE	venous thromboembolism	静脈血栓塞栓症

レジメン・抗がん薬一覧表

※本書で取り上げたレジメン・抗がん薬の略称一覧表です

略号／本書内表記	内容
ABVD療法	ドキソルビシン＋ブレオマイシン＋ビンブラスチン＋ダカルバジン
AC療法	ドキソルビシン＋シクロホスファミド
BD療法	ボルテゾミブ＋デキサメサゾン
BEP療法	ブレオマイシン＋エトポシド＋シスプラチン
CAF療法	シクロホスファミド＋ドキソルビシン＋フルオロウラシル
CBD療法	シクロホスファミド＋ボルテゾミブ＋デキサメサゾン
CEF療法	シクロホスファミド＋エピルビシン＋フルオロウラシル
CHASE療法	シクロホスファミド＋シタラビン＋デキサメタゾン＋エトポシド
CHOP療法	シクロホスファミド＋ドキソルビシン＋ビンクリスチン＋プレドニゾロン
CMF療法	シクロホスファミド＋メトトレキサート＋フルオロウラシル
COP療法	シクロホスファミド＋ビンクリスチン＋プレドニゾロン
CS療法	シスプラチン＋S-1
EC療法	エピルビシン＋シクロホスファミド
EPOCH療法	エトポシド＋プレドニゾン＋ビンクリスチン＋シクロホスファミド＋ドキソルビシン
FAC療法	フルオロウラシル＋ドキソルビシン＋シクロホスファミド
FEC療法	エピルビシン＋シクロホスファミド
FOLFIRINOX療法	レボホリナート＋フルオロウラシル＋オキサリプラチン＋イリノテカン
FOLFIRI療法	フルオロウラシル＋レボホリナート＋イリノテカン
FOLFOXIRI療法	レボホリナート＋フルオロウラシル＋オキサリプラチン＋イリノテカン
FP療法	フルオロウラシル＋シスプラチン
IRIS療法	イリノテカン＋S-1
mFOLFOX6療法	フルオロウラシル＋レボホリナート＋オキサリプラチン
MOPP療法	メクロレタミン＋ビンクリスチン＋プロカルバジン＋プレドニゾン
R-CHOP療法	リツキシマブ＋シクロホスファミド＋ドキソルビシン＋ビンクリスチン＋プレドニゾロン
sLV/5-FU2療法	レボホリナート＋フルオロウラシル
SMILE療法	デキサメタゾン＋メトトレキサート＋イホスファミド＋L-アスパラギナーゼ＋エトポシド

略号／本書内表記	内容
SOX療法	S-1＋オキサリプラチン
SP療法	S-1＋シスプラチン
TC療法	シクロホスファミド＋ドセタキセル
TPF療法	ドセタキセル＋シスプラチン＋フルオロウラシル
VMP療法	ボルテゾミブ＋メルファラン＋プレドニゾロン
XELOX療法	カペシタビン＋オキサリプラチン

略号／本書内表記	一般名（欧文）	一般名（和文）
Bmab，BV	bevacizumab	ベバシズマブ
CBDCA	carboplatin	カルボプラチン
CDDP	cisplatin	シスプラチン
Cmab	cetuximab	セツキシマブ
CPA	cyclophosphamide	シクロホスファミド
CPT-11	irinotecan	イリノテカン
DEX	dexamethazone	デキサメタゾン
DTX	docetaxel	ドセタキセル
DXR	doxorubicin	ドキソルビシン
ETP	etoposide	エトポシド
IFM	ifosfamide	イホスファミド
5-FU	fluorouracil	フルオロウラシル
L-Asp	L-asparaginase	L-アスパラギナーゼ
L-OHP	oxaliplatin	オキサリプラチン
L-PAM	melphalan	メルファラン
6-MP	mercaptopurine	メルカプトプリン
MTX	methotrexate	メトトレキサート
PSL	prednisolone	プレドニゾロン
PTX	paclitaxel	パクリタキセル
TAM	tamoxifen	タモキシフェン
VCR	vincristine	ビンクリスチン

第1章
配慮を要する患者での がん薬物療法

1 高齢

注意 高齢者評価，多剤併用，薬物相互作用

Point

- 高齢がん患者は急速に増加しているが，高齢者に対する確立された標準治療は少ない
- 高齢者ではがん薬物療法による副作用が強く現れる可能性がある
- 年齢に捉われず，患者個々の状態や認知度や理解力に合わせた治療を行う

1 高齢がん患者の概要と問題点

- がん統計によるとがんの罹患は高齢になるほど高くなり，2012年の**がん罹患者の70％が高齢者**である[1]．しかし，一般的な臨床試験においては非高齢者が対象となり，高齢者に対する標準療法はほとんど確立されていない
- 高齢者では加齢に伴いさまざまな生理機能が変化し，薬物代謝能や臓器予備能が低下する．そのため薬物動態の変化により予期せぬ有害事象が起こる可能性がある（表1）
- 身体機能の評価としてはperformance status（PS）が使用されてい

表1 ●加齢による生理機能と薬物動態の変化

	生理機能の変化	薬物動態の変化
吸収	胃酸分泌の低下 消化管蠕動運動の低下 腸繊毛面積の減少 消化管血液量の減少	経口薬物の吸収低下
分布	体脂肪率の上昇	脂溶性薬物の分布容積の増加
	体内水分量の減少 血清アルブミン濃度の低下	水溶性薬物の分布容積の減少
代謝	肝体積の減少 肝血流量の減少 チトクロームP450の活性減少	肝での薬物代謝の低下
排泄	糸球体濾過量の低下 尿細管機能の低下	腎臓からの薬物排出の低下

た．しかし高齢者においては，PSだけでは老化による個体差を把握することは難しく，**高齢者評価（GA）**を用いることが適切である．GAは身体機能に加え，社会的，精神心理的要素を含めて総合的に高齢者を評価するツールである（表2）[2]

2 高齢者で考慮するがん薬物療法

国内診療ガイドラインに記載されている代表的なレジメンを紹介する．

1）切除不能Ⅲ期非小細胞肺がん（NSCLC）の化学放射線同時併用（CRT）レジメン

対象疾患	対象患者	推奨（推奨グレード）
切除不能Ⅲ期NSCLCのCRTレジメン[3]	71歳以上のPS＝0,1	CBDCA＋PTXやCDDP＋DTXよりもCBDCA単剤が推奨される（推奨グレードB）

表2 ●がん領域における高齢者評価ツール

		簡略化された包括的高齢者評価ツール		スクリーニングツール		
		CSGA	Mini-DS	G8	VES-13	fTRST
CGA構成因子	①身体機能	○	○		○	○
	②認知機能	○				○
	③精神状態	○				
	④栄養状態	○	○	○		
	⑤合併症	○	○			○
	⑥社会的サポート	○	○			○
	⑦多剤併用薬	○				○
簡便性	施行時間（分）	30～40	15	3	3	2
有用性	感度（%）	−	−	87	69	92
	特異度（%）	−	−	59	74	50
関連性	予後	○		○	○	○
	有害事象			○	○	
その他	年齢	−	−	○	○	

文献2より引用

2) Ⅳ期NSCLCの1次治療

対象疾患	対象患者	推奨（推奨グレード）
非扁平上皮がん*EGFR*遺伝子高感受性変異[4]	75歳以上のPS＝0,1	ゲフィチニブ単剤またはエルロチニブ単剤（推奨グレードA） 一次療法で用いられる細胞障害性抗がん薬（推奨グレードB）
非扁平上皮がん*ALK*遺伝子転座陽性[5]	75歳以上のPS＝0,1	アレクチニブ単剤（グレードA） 一次療法で用いられる細胞障害性抗がん薬（推奨グレードC1）
非扁平上皮がん（*EGFR*変異陰性，*ALK*遺伝子転座陰性，*ROS1*遺伝子転座陰性，もしくは不明），PD-L1 < 50％[6]	75歳以上のPS＝0,1	第3世代抗がん薬単剤（推奨グレードA） カルボプラチン併用療法を考慮（推奨グレードC1）
扁平上皮がん，PD-L1 < 50％[7]	75歳以上のPS＝0,1	第3世代抗がん薬単剤（推奨グレードA） カルボプラチン併用療法を考慮（推奨グレードC1）

3) 乳がん

対象疾患	対象患者	推奨（推奨グレード）
ホルモン受容体陽性[8]	年齢を問わず	術後内分泌療法（推奨グレードA）
がん薬物療法対象患者[8]	65歳以上	標準療法が有用であることが報告されている（推奨グレードB）．アントラサイクリン系抗がん薬によるうっ血性心不全，ドセタキセル＋シクロホスファミド療法による発熱性好中球減少に注意が必要

3 高齢者を対象とした臨床試験の報告

1) 切除不能・再発胃がんにおけるがん薬物療法

- 全身状態が良好であれば，S-1＋シスプラチン（SP）療法が推奨されるが，その他の高齢者にはS-1単剤療法が選択される[9]
- 70歳以上の高齢者に対してS-1＋オキサリプラチン療法がSP療法よりも効果的で安全である報告[10]もある

2) 大腸がん術後補助がん薬物療法[11]

- 70歳以上の高齢者においても60歳以下の患者と同等の効果が得られている
- オキサリプラチンの追加に関しては，個々の患者で検討する必要

がある（推奨度エビデンスレベル1A）

3）びまん性大細胞型B細胞リンパ腫（DLBCL）における薬物療法

- 高齢者においても，全身状態がよく治癒を目的として治療する患者には，標準治療であるR-CHOP療法が施行される
- 高齢者の場合は死亡関連死が増加するという報告[12]があり，G-CSF製剤の投与が必要である
- 全身状態が良好な80歳以上の超高齢者においては，CHOPを半量にした低用量R-CHOP（R-miniCHOP）療法が有用との報告[13]もある

4 薬物相互作用

慢性疾患を抱える高齢者では複数の薬剤を服用している場合が多い．併用する薬剤の種類が増えることで副作用の発生頻度が増加し，「高齢者の安全な薬物療法ガイドライン2015」においても問題視されている（第3章-3参照）．また慢性疾患治療薬と抗がん薬，支持療法薬と支持療法薬の薬物相互作用などを確認する．

例）多剤併用で注意が必要な薬物相互作用の例

吸収の低下	酸化マグネシウムとレボフロキサシンやミノマイシンによるキレート形成
	レボチロキシンナトリウムと鉄剤によるキレート形成
	ゲフィチニブやエルロチニブとプロトンポンプ阻害薬による胃内pHの変化
薬効減弱	タモキシフェンとパロキセチン
低カリウム血症	アビラテロンとループ利尿薬

5 高齢者評価

- 一般にがん薬物療法の治療方針は，腎機能や肝機能を中心とした臓器機能，患者の年齢やPSを参考に決定される．また特に，高齢者では臓器や病気のみにとらわれず，患者の意思や生活にも配慮しながら診療を行うことが必要である
- がん領域で利用するために開発されたGAツールには，**CSGA**がよく用いられる[14]．これは老年医学領域で使用されるGAと比較して簡略化されている
- G8，VES-13などのスクリーニングツールも知られている．しかし，これらのツールを用いたGAの臨床応用はまだ研究段階である

Pitfall

最近では高齢がん患者の治療方針の決定や有害事象の予測を目的として，年齢やPS以外に，身体機能，合併症，栄養状態などを多面的に評価するGAが有用と考えられている．がん薬物療法の対象となる高齢者は，一般に老年医学領域で使用されるGAがそのまま有用であるとは限らないため，がん患者専用のツールやスクリーニングツールがいくつか開発されている．

〈安藤雄一〉

6 治療戦略

1）高齢がん治療のゴール

- 高齢者に対するがん薬物療法の目的は延命と症状緩和の場合が多い
- 医療者と患者および患者家族と十分に話し合い治療方針を決める
- がん薬物療法による延命効果と生活の質のバランスを考えながら治療を選択する

2）各臓器機能

- 高齢者は非高齢者に比べ生理機能が低下していることが多いため，事前に腎機能や肝機能が正常に保たれていることを確認する
- 筋肉量の低下によりクレアチン生成量が減少するため，高齢者では**血清クレアチニン値は腎機能の指標として適切ではないことがある**．年齢と体重を加味したクレアチニンクリアランスの算出が必須である
- 高齢者は年齢とともに肝血流量が減少し，肝での薬物代謝能が低下する

3）栄養状態，認知機能，社会的サポート

- 高齢者は非高齢者に比べて投与前から栄養状態が低い場合があるため，悪心・嘔吐リスクに応じた適切な制吐薬を投与する．非高齢者に比べ経口摂取困難になった場合，栄養状態が悪いと**脱水**になりやすい
- 高齢者は認知機能やADLの低下を伴うことが多いため，生物学的年齢に捉われず，患者個々の理解力を把握し，理解力が不足している場合には社会支援が必要になる．メディカルソーシャルワーカーなども含め支援する

4）多剤併用薬剤

- 高齢者は慢性疾患の薬剤を多く服用しているケースが多い．相互

作用やアドヒアランスの面からも不要な薬剤を削除することや，処方変更など検討する

- 抗がん薬との薬物相互作用だけでなく，慢性疾患の薬剤と支持療法の相互作用にも注意する．また，他院で処方される薬剤との同効薬の併用も確認する

5) 投与後の有害事象

- 高齢者は臓器予備機能の低下により，がん薬物療法の副作用が強く現れる可能性がある
- 高齢者は生理機能の変化により脱水が起きやすい．また，体調変化の自覚症状が乏しく発見が遅くなることがある．そのため非高齢者よりも時間をかけてモニタリングする

IC インフォームド・コンセントのコツ!

一般に高齢者は，医療者の説明の内容があまり理解できていなくても，理解しているような素振りや反応を示すことが少なくない．認知機能の低下を背景に認めることもある．副作用の予防やセルフケア，緊急時の対応など重要な点は治療の開始時だけでなく治療期間中も同じ説明をくり返すように心がける．

〈安藤雄一〉

看護のポイント

- 高齢者は，加齢に伴う変化や病気・障害を抱えることにより，無力な状態に陥ることがある．家族のサポートに加え，訪問看護などの社会資源の利用を提案し，患者・家族が最小限の負担で安心して在宅療養できるよう支援する
- 治療上の意思決定に関しては，簡潔な説明を心がけ，本人が自らの状況を理解でき自己決定できるよう援助する

〈田﨑亜希子〉

<文献>

1）「がん情報サービス がん登録・統計」（国立がん研究センター がん対策情報センター）：http://ganjoho.jp/reg_stat/index.html
2）林 直美，安藤雄一：がん領域における包括的高齢者評価の臨床応用の可能性．週刊日本医事新報，4775：25-31，2015
3）「肺癌診療ガイドライン 2016年版」（日本肺癌学会/編），p100，金原出版，2016
4）「肺癌診療ガイドライン 2016年版」（日本肺癌学会/編），p122，金原出版，2016
5）「肺癌診療ガイドライン 2016年版」（日本肺癌学会/編），p125，金原出版，2016
6）「肺癌診療ガイドライン 2016年版」（日本肺癌学会/編），p131，金原出版，2016

7）「肺癌診療ガイドライン 2016年版」（日本肺癌学会/編），p137，金原出版，2016
8）「乳癌診療ガイドライン1 治療編 2015年版」（日本乳癌学会/編），p112，金原出版，2015
9）「胃癌治療ガイドライン 医師用 2014年5月改訂」（日本胃癌学会/編），p39，2014
10）Bando H, et al：Efficacy and safety of S-1 and oxaliplatin combination therapy in elderly patients with advanced gastric cancer. Gastric Cancer, 19：919-926, 2016
11）「大腸癌治療ガイドライン 医師用 2016年版」（大腸癌研究会/編），p63，2016
12）Thieblemont C & Coiffier B：Lymphoma in Older Patients. J Clin Oncol, 25：1916-1923, 2007
13）Peyrade F, et al：Attenuated immunochemotherapy regimen (R-miniCHOP) in elderly patients older than 80 years with diffuse large B-cell lymphoma: a multicentre, single-arm, phase 2 trial. Lancet Oncol, 12：460-468, 2011
14）Hurria A, et al：Developing a cancer-specific geriatric assessment: a feasibility study. Cancer, 104：1998-2005, 2005

〈野村久祥〉

2 うつ

注意 LH-RH アゴニスト，QT 間隔を延長させる分子標的治療薬，抗 VEGF 抗体薬

Point

- 患者の精神状態を医療チーム内で共有し，うつ病の発症予防に注意する
- がん薬物療法中はうつ病のスクリーニングを行い，疑いがあれば精神科的治療を開始する
- がん患者のうつ病治療には選択的セロトニン再取り込み阻害薬（SSRI），セロトニン・ノルアドレナリン再取り込み阻害薬（SNRI），三環系抗うつ薬（TCA）が使用されるケースが多く，薬物相互作用に注意する

1 うつ病を合併したがん患者の問題点

- がん患者のうつ有病率は**15～25％**であり[1]，患者自身だけでなくその家族にも悪影響を及ぼす
- がん患者の末期を除く全病期においてうつ状態の患者割合は38％[2]，終末期のがん患者では11％[3]という報告がある．病期によってうつ状態の患者割合は異なることに注意する
- がん患者の自殺率は一般人口の**約2倍**とされており，診断後1週間以内が最も危険性が高いと報告されている[4]
- がん患者のうつ病の症状は，がんそのものによる症状とがん薬物療法に起因する場合との鑑別が困難である．一般的にがん患者におけるうつ病，うつ状態は過少認識されやすい[5]
- 早期に発見し抗うつ薬などによる薬物治療や精神的サポートの実施が望ましいが，専門医がいない場合には見過ごされることが多い
- 抗うつ薬と抗がん薬の薬物相互作用に注意が必要である

2 うつ病患者に対して注意すべきがん薬物療法（表1）

1）細胞障害性抗がん薬

- アルキル化薬のイホスファミド，テモゾロミド，微小管阻害薬のパクリタキセル，ビンブラスチン，ビンクリスチン，白金製剤のオキサリプラチン，抗腫瘍性抗生物質のドキソルビシン，トポイ

表1 ●単剤でのうつ病の発症頻度

分類	薬剤	適応・使用目的など	頻度
アルキル化薬	イホスファミド	小細胞肺がん・前立腺がん・骨肉腫・軟部肉腫・子宮頸がんなど	5％未満
	テモゾロミド	悪性神経膠腫	10％未満
微小管阻害薬	パクリタキセル	卵巣がん，非小細胞肺がん，乳がん，胃がん，子宮体がんなど	5％未満
	ビンブラスチン	悪性リンパ腫，絨毛性疾患，胚細胞腫瘍など	5％未満
	ビンクリスチン	白血病，悪性リンパ腫，小児腫瘍，褐色細胞腫など	頻度不明
白金製剤	オキサリプラチン	結腸・直腸がん，治癒切除不能な膵がん，胃がんなど	0.1％未満
抗腫瘍性抗生物質	ドキソルビシン	悪性リンパ腫，肺がん，消化器がん，乳がん，膀胱腫瘍，骨肉腫など	1％未満
トポイソメラーゼ阻害薬	イリノテカン	小細胞肺がん，非小細胞肺がん，卵巣がん，胃がん，結腸・直腸がんなど	頻度不明
ホルモン薬	エキセメスタン	閉経後乳がん	5％未満
	ビカルタミド，フルタミド	前立腺がん	1％未満
	タモキシフェン	乳がん	0.1％未満
	レトロゾール	閉経後乳がん	頻度不明
分子標的薬治療薬	ダサチニブ	慢性骨髄性白血病，フィラデルフィア染色体陽性急性リンパ性白血病	10％未満
	イマチニブ		1％未満
	アキシチニブ	根治切除不能または転移性の腎細胞がん	10％未満
	ソラフェニブ	腎細胞がん，肝細胞がん，甲状腺がん	10％未満
	トラスツズマブ	HER2過剰発現が確認された乳がんおよび胃がん	2％未満
	スニチニブ	消化管間質腫瘍，腎細胞がん，膵神経内分泌腫瘍	2％未満
	ニロチニブ	慢性期または移行期の慢性骨髄性白血病	1％以上
	エルロチニブ	EGFR遺伝子変異陽性非小細胞肺がん	1％未満
	ラパチニブ	HER2過剰発現の乳がん	1％未満
	ボルテゾミブ	多発性骨髄腫，マントル細胞リンパ腫	5％未満
その他	レナリドミド	多発性骨髄腫，5番染色体欠失を伴う骨髄異形成症候群	1％未満
	インターフェロン	腎がん，多発性骨髄腫，慢性骨髄性白血病	5％未満

文献6を参考に作成

ソメラーゼ阻害薬のイリノテカンにはうつ病が発症することが報告されているが，発症機序やリスク因子は不明である
- パクリタキセルやドセタキセルはアルコールが添加されているため，抗うつ薬との併用により中枢神経抑制作用を増強することがある

2）ホルモン薬（LH-RHアゴニスト）
- 有害事象として更年期障害やうつ病が発症することがある．更年期障害に対するSSRIの安易な投与は避けるべきである

3）分子標的治療薬
- 分子標的治療薬はQT間隔を延長させる副作用が報告されており，抗うつ薬との併用により**QT間隔の延長がさらに増強する**おそれがある（表2）
- 重大な副作用にQT間隔の延長が認められる抗うつ薬は，エスシタロプラム，セルトラリン，トラゾドン，ミアンセリン，ミルタザピンなどがあり，頻度が高いものとしては，クロミプラミンが5％以上または不明，マプロチリンが0.1～5％未満，イミプラミン，ノルトリプチリンは頻度不明である
- 抗VEGF抗体薬とSNRIやTCAとの併用による**高血圧**に注意する

4）支持療法薬
- ジフェンヒドラミンとミルタザピンの併用により**H_1受容体遮断作用が増強**されるおそれがある

5）デュロキセチン
- 末梢神経障害に用いるデュロキセチンとSSRI，SNRIを併用すると**セロトニン作用**（不安，興奮，錯乱，発汗，下痢，発熱，高血圧，頻脈など）が増強することがある
- デュロキセチンはTCAとの併用により**出血傾向が増強**することがある

6）インターフェロン
- 自殺企図，躁状態，不眠，不安などの精神神経症状発現の可能性があり，患者およびその家族に十分理解させることが必要である

表2 ●単剤でのQT間隔を延長させる頻度

分類	薬剤	適応・使用目的など	頻度
分子標的治療薬	ダサチニブ	慢性骨髄性白血病，フィラデルフィア染色体陽性急性リンパ性白血病	2.7%
	アキシチニブ	根治切除不能または転移性の腎細胞がん	1〜10％未満
	ソラフェニブ	腎細胞がん，肝細胞がん，甲状腺がん	不明
	スニチニブ	消化管間質腫瘍，腎細胞がん，膵神経内分泌腫瘍	6.5%
	ニロチニブ	慢性期または移行期の慢性骨髄性白血病	2.5%
	パゾパニブ	悪性軟部腫瘍，根治切除不能または転移性の腎細胞がん	0.6%
	クリゾチニブ	ALK融合遺伝子陽性の非小細胞肺がん	2.7%
	レゴラフェニブ	結腸・直腸がん，消化管間質腫瘍	1％未満または不明
	ボルテゾミブ	多発性骨髄腫，マントル細胞リンパ腫	5％未満
	ボスチニブ	慢性骨髄性白血病	1.6%
	ベムラフェニブ	BRAF遺伝子変異を有する悪性黒色腫	2.0%
	レンバチニブ	根治切除不能な甲状腺がん	8.0%
	ラムシルマブ	胃がん，結腸・直腸がん，非小細胞肺がん	5％未満
アルキル化薬	ベンダムスチン	B細胞性非ホジキンリンパ腫，マントル細胞リンパ腫	10％未満
抗腫瘍性抗生物質	アムルビシン	非小細胞肺がん，小細胞肺がん	5％以上
ホルモン薬	エンザルタミド	去勢抵抗性前立腺がん	1％未満
	デガレリスク	前立腺がん	5％未満
その他の抗腫瘍薬	三酸化ヒ素	急性前骨髄球性白血病	5〜50％未満
制吐薬	パロノセトロン	5-HT_3拮抗薬	1〜10％未満

文献6を参考に作成

3 薬物相互作用

1）SSRI（エスシタロプラム，セルトラリン，パロキセチン，フルボキサミン）（表3）

- タモキシフェンとパロキセチンの併用において，パロキセチンのCYP2D6阻害作用により，タモキシフェンの代謝が阻害され活性

表3 ●抗うつ薬によるCYP阻害作用

分類	薬剤名	CYP阻害作用				
		2D6	1A2	3A4	2C9	2C19
SSRI	エスシタロプラム	＋	−	−	−	−
	セルトラリン	＋	−	−	−	−
	パロキセチン	＋＋＋	＋	＋	＋	＋
	フルボキサミン	＋	＋＋＋	＋＋	＋＋＋	＋＋＋
SNRI	デュロキセチン	＋＋	−	−	−	−
	ミルナシプラン	−	−	−	−	−
TCA	アミトリプチリン	＋	＋＋	−	＋	＋＋＋
	イミプラミン	＋	＋＋	＋	＋	＋＋＋
	クロミプラミン	＋？	＋＋？	−	＋？	＋＋＋
	ノルトリプチリン	＋	−	−	−	＋
その他	アトモキセチン	−	−	−	−	−
	トラゾドン	＋	−	−	−	−
	ミルタザピン	−	−	−	−	−

−＝阻害作用なし，＋＝弱い阻害作用，＋＋＝中等度の阻害作用，＋＋＋＝強い阻害作用
?＝特定の薬剤により利用可能なデータが存在せず，構造的に類似した化合物から推定し示した
文献7を参考に作成

代謝物のエンドキシフェンの血中濃度が約60％低下し，乳がんによる死亡リスクが増加したと報告がある[8]．その後のメタ解析で，CYP2D6阻害薬によるタモキシフェンの治療効果への影響を否定する報告がある[9]が，**タモキシフェン服用中の乳がん患者では投与を避けるよう**推奨されている[10]

- オランザピンはフルボキサミンのCYP1A2阻害作用によりクリアランスが低下し，血漿中濃度が上昇する[11]
- フルボキサミンは広範囲かつ強力なCYP阻害作用を有し，CYP3A4で代謝される抗がん薬（シクロホスファミド，イホスファミド，ドセタキセル，パクリタキセル，ビノレルビン，デキサメタゾン，ドキソルビシン，イリノテカン）の血中濃度を上昇させ，その副作用を強める危険性がある[12]（表3）

2）TCA

- アモキサピンは弱いドパミン拮抗作用があり，メトクロプラミドやオランザピンなどの**制吐薬との併用に注意**する

IC インフォームド・コンセントのコツ!

> うつ病を合併する患者は，がんの診断前から投薬歴のある場合，がんの診断をきっかけに発症する場合などさまざまであり，がんの病状によっても変化することが予測される．患者・家族には，気持ちのつらさは変動することをあらかじめ伝えておき，不眠や不安などがあれば気軽に医療者に相談できる環境や雰囲気の醸成を心がける．
>
> 〈満間綾子〉

4 治療戦略

1）がん薬物療法中の患者へのうつ病治療

【精神的サポートへの対応】

- 何に困っているのか患者の訴えをしっかり聞くことが重要である．気持ちの背景や家庭・家族への問題など，すぐに話しにくいような問題に対して問いかけることが役に立つ場合がある
- 精神科への受診に対する患者の心理的抵抗感に配慮し，介入時は臨床心理士と情報を共有する
- うつ状態のスクリーニング法として日本語版の妥当性が示されているものは，**Hospital Anxiety and Depression Scale**[13)]，**つらさと支障の寒暖計**[14)]などがあり，短時間で実施できる
- 抗うつ薬開始初期の自己服薬中断を避けるためにも，効果が現れるまでに時間がかかることを十分説明する

【抗うつ薬の選択】

- がん患者のうつ病に対する治療アルゴリズム（図）を参考に薬剤を選択する．NICEガイドライン[16)]（2009）では薬物相互作用が少ないセルトラリンとCitalopram（本邦未承認）が推奨されている．ただし，5-HT_2A，5-HT_2C，5-HT_3受容体刺激による食欲低下，不安，不眠，性機能障害，悪心，下痢などの有害事象の確認が必要であり，特に投与開始1～2週間は注意深くモニタリングを行う

【効果と副作用の評価】

- 抗うつ薬の薬効は比較的穏やかに発現するため，効果は急速に認められないことを理解し，継続した服用の必要性を患者に説明する
- TCAは口渇・便秘・せん妄など，SSRIやSNRIは食欲不振・悪心・嘔吐など，がん薬物療法と関連する副作用を認める場合がある．またSNRIは前立腺疾患を有する患者の排尿障害に注意が必要である

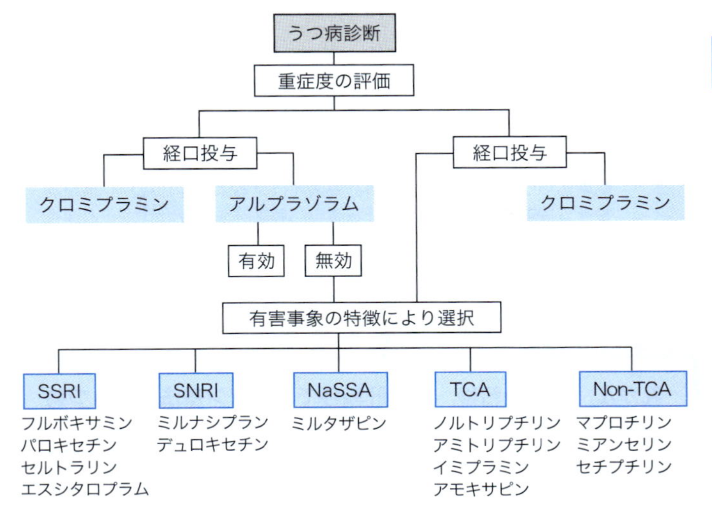

図●がん患者のうつ病に対する治療アルゴリズム
文献15を参考に作成

2）うつ病治療中の患者へのがん薬物療法

【医療スタッフとの連携】

- 担当医師，看護師，精神科医，薬剤師，臨床心理士で情報を共有し協働する
- 定期的にスクリーニングを行い，その結果患者がどのような問題を抱えているかを評価し，精神科医や臨床心理士と連携できる体制を整えておく

【抗うつ薬との相互作用の確認】

- 抗うつ薬の薬物代謝酵素阻害作用を十分理解し，レジメンに含まれる医薬品や服用薬との相互作用を確認する．必要に応じて医師・薬剤師間で協議する

看護のポイント

- 抗がん薬投与中や終末期には，うつ症状は全身倦怠感や不眠などの身体症状として捉えられがちである．「抑うつ気分」「興味・喜びの喪失」「罪責感や無価値感」「自殺念慮」などの，うつ症状に特有の心理的症状に目を向けるよう心がける
- うつ症状であることを認めたくない場合も多いので，その気持ちに配慮しつつ，十分な休養や精神療法が行えるよう症状緩和や環境調整を支援する．必要時，精神看護専門看護師や臨床心理士らと連携する

〈服部聖子〉

症例から学ぶがん薬物療法

乳がん，多発骨転移，多発肝転移でホルモン療法中にうつ病となった症例

52歳女性，ER（＋），PgR（＋），HER2（1＋）．既往歴は総胆管結石，左尿管結石（水腎症）．50歳で自然閉経．多発骨転移，多発肝転移，右乳腺の原発乳がんと診断．診断後より不安が強く，睡眠障害，精神的不安定，抑うつの症状出現．腰椎，左大腿に放射線照射中．水腎症を認めるため薬物療法よりホルモン療法に変更，フルベストラントで治療開始となった．

■この症例への対応

- フルベストラント治療初回より「つらさと支障の寒暖計」を使用し，精神的なモニタリングを開始した
- 経時的なモニタリングの結果，2つのパラメータ（つらさ，支障）のいずれもがうつ病・適応障害のカットオフ値4点以上，3点以上が継続したため，主治医，看護師，薬剤師，臨床心理士間で情報を共有した

■対応のポイント

- うつ病・適応障害のスクリーニングのためにフルベストラント投与ごとに「つらさと支障の寒暖計」を用いモニタリングを行った
- カットオフ値が高値継続により神経科受診．CYP阻害作用の少ないミルタザピンで治療が開始された

■症例の経過

- 抗うつ薬の即効性は期待できない．ミルタザピンの副作用を確認しながらほかの医療スタッフと連携しモニタリングを継続した
- その結果，悲観的で自己嫌悪の発言が少なくなり，精神的な安定が認められ，フルベストラントによる治療は継続できた

<文献>

1) Akechi T, et al：Major depression, adjustment disorders, and post-traumatic stress disorder in terminally ill cancer patients: associated and predictive factors. J Clin Oncol, 22：1957-1965, 2004

2) Derogatis LR, et al：The prevalence of psychiatric disorders among cancer patients. JAMA, 249：751-757, 1983

3) Minagawa H, et al：Psychiatric morbidity in terminally ill cancer patients. A prospective study. Cancer, 78：1131-1137, 1996

4) Fang F, et al：Suicide and cardiovascular death after a cancer diagnosis. N Engl J Med, 366：1310-1318, 2012

5) Passik SD, et al：Oncologists' recognition of depression in their patients with cancer. J Clin Oncol, 16：1594-1600, 1998

6)「日本医薬品集 医療薬 2016」（日本医薬品集フォーラム/監），じほう，2015

7) Schellander R & Donnerer J：Antidepressants: clinically relevant drug interactions to be considered. Pharmacology, 86：203-215, 2010

8) Kelly CM, et al：Selective serotonin reuptake inhibitors and breast cancer mortality in women receiving tamoxifen: a population based cohort study. BMJ, 340：c693, 2010

9) Cronin-Fenton DP & Lash TL：Clinical epidemiology and pharmacology of CYP2D6 inhibition related to breast cancer outcomes. Expert Rev Clin Pharmacol, 4：363-377, 2011

10) L'Espérance S, et al：Pharmacological and non-hormonal treatment of hot flashes in breast cancer survivors: CEPO review and recommendations. Support Care Cancer, 21：1461-1474, 2013

11) Mäenpää J, et al：Pharmacokinetic (PK) and pharmacodynamic (PD) interactions between fluvoxamine and olanzapine. Clin Pharmacol Ther, 61：225, 1997

12) Yap KY, et al：Clinically relevant drug interactions between anticancer drugs and psychotropic agents. Eur J Cancer Care (Engl), 20：6-32, 2011

13) Zigmond AS & Snaith RP：The hospital anxiety and depression scale. Acta Psychiatr Scand, 67：361-370, 1983

14) Akizuki N, et al：Development of an Impact Thermometer for use in combination with the Distress Thermometer as a brief screening tool for adjustment disorders and/or major depression in cancer patients. J Pain Symptom Manage, 29：91-99, 2005

15) Okamura M, et al：Clinical experience of the use of a pharmacological treatment algorithm for major depressive disorder in patients with advanced cancer. Psychooncology, 17：154-160, 2008

16)「Depression in adults with a chronic physical health problem: recognition and management（Clinical guideline 91）」：https://www.nice.org.uk/guidance/CG91

〈三宅知宏〉

3 肥満

注意 カルボプラチン，ビンクリスチン，分子標的治療薬

Point

- 抗がん薬の投与量は，肥満の程度にかかわらず実体重を用いて算出する
- 肥満に伴い，高血圧，糖代謝異常，脂質代謝異常，高尿酸血症を合併していないか確認する
- 治療開始後は，がん薬物療法に伴う摂食量の変動による体重の変化に注意する

1 肥満を合併したがん患者の問題点

- 肥満は多くの疫学研究においてがんのリスク要因として特定されている．body mass index（BMI）が高くなるにつれて，子宮体がん，大腸がん，乳がん（閉経後）など，さまざまながんの発症リスクが上昇する[1〜3]
- 抗がん薬の推奨用量は，一部の分子標的治療薬を除き，体表面積に基づいて算出される．体表面積に基づいた抗がん薬の用量設定において，体重は実体重を用いるのが一般的だが，肥満患者の場合，その絶対量が大きくなる．そのため，副作用のリスクが高くなるという懸念から，肥満患者に対しては，投与量の上限を設けたり理想体重を用いるなど，投与量が調節されている可能性がある[4]．しかし，あくまでも**実体重を用いて**算出すべきである
- 肥満患者は非肥満患者に比べて，多くのがん種で**予後不良**であり[5〜7]，またがん薬物療法による好中球減少などの副作用が少ないと報告されている[8, 9]．その理由として，肥満患者に対しては，前述したように抗がん薬の投与量が根拠なく減量されている可能性がある[10, 11]．曖昧な減量は治療強度を低下させ，過小治療につながる
- 治療開始後は，がん薬物療法の副作用による食欲低下や，制吐療法で使用されるステロイドによる食欲増進などに伴い，体重が変動する可能性がある

Pitfall

肥満患者においても，体表面積は標準的な式を用いて算出する(BoydやDuBois式など)．従来，副作用の増大をおそれて減量して投与されることがあったが，肥満だけを理由として減量する必要はない．ただし肥満に伴いさまざまな合併症を有している可能性があり，肝機能や腎機能などに障害が認める場合には，用いる抗がん薬の薬物動態を考慮して適宜減量する必要がある．

〈下方智也〉

2 肥満患者に対して注意すべきがん薬物療法（表）

- 抗がん薬の投与量は，肥満の程度にかかわらず実体重を用いることが原則であるが[12]，以下の抗がん薬は原則に当てはまらない

1）カルボプラチン

- 投与量はtarget AUCと腎機能に基づいて算出する

2）ビンクリスチン

- 末梢神経障害および筋障害を抑制するため，1回投与量の上限が2 mg/bodyと設定されている

3）ブレオマイシン

- 投与量は体表面積にかかわらず固定されていたり，1回投与量の上限が設定されている．間質性肺炎または肺線維症など重篤な肺症状を起こすことがあるので，総投与量に注意する〔300 mg（力価）以下〕

4）分子標的治療薬

- 多くの経口分子標的治療薬は，体重や体表面積にかかわらず投与量が固定されている

3 薬物相互作用

- 食欲抑制薬のマジンドールと抗がん薬において，治療上で考慮すべき相互作用は報告されていない

4 治療戦略

1）肥満患者における投与量計算

- 米国臨床腫瘍学会から，肥満患者への抗がん薬投与のガイドライン[12]が発表されており，これは日本人にも適応可能と考えられる

表●投与量算出に注意が必要な抗がん薬

抗がん薬	主な適応	投与量
カルボプラチン	・頭頸部がん ・肺小細胞がん ・非小細胞肺がん ・卵巣がん など	・腎機能（GFR）と目標（target）AUCを用いたCalvertの式により投与量を決定する Calvertの式：CBDCA投与量（mg）＝Target AUC×（GFR＋25） （米国では，最大GFRを125 mL/分とする．上限量：AUC 6で900 mg，AUC 5で750 mg，AUC 4で600 mg）
ビンクリスチン	・白血病（急性白血病，慢性白血病の急性転化時を含む） ・悪性リンパ腫 など	体表面積をもとに計算するが，投与量の上限は2 mg/body
ブレオマイシン	・悪性リンパ腫 ・胚細胞腫瘍（精巣腫瘍，卵巣腫瘍，性腺外腫瘍） など	・ホジキンリンパ腫でのABVD療法（ドキソルビシン＋ブレオマイシン＋ビンブラスチン＋ダカルバジン療法）は体表面積をもとに計算するが，1回投与量の上限は15 mg/body ・胚細胞腫瘍でのBEP療法（ブレオマイシン＋エトポシド＋シスプラチン療法）は30 mg/bodyで固定 ・総投与量は300 mg（力価）以下．ただし，胚細胞腫瘍に対し，確立された標準的なほかの抗がん薬との併用療法にあっては360 mg（力価）以下
経口分子標的治療薬 ・チロシンキナーゼ阻害薬 ・mTOR阻害薬 など	・非小細胞肺がん ・乳がん ・大腸がん ・消化管間質腫瘍 ・腎細胞がん ・白血病 など	・体重や体表面積にかかわらず各分子標的治療薬で固定されている ・重度の副作用が発現した肥満患者への投与量の減量については，非肥満患者が副作用を発現した場合と同様の方法で行う

※AUC：血中濃度曲線下面積

- 抗がん薬の投与量は，**肥満の程度にかかわらず実体重**を用いることが推奨されており，治療目標が治癒にある患者の場合は，十分量での投与が特に重要である．肥満患者に対して実体重を用いて投与量算出を行った場合，非肥満患者と比べて予後に差はなく，副作用の程度も変わらない[13, 14]．したがって，肥満だけでは抗がん薬を減量する理由にはならない
- 肥満に伴う高血圧，糖代謝異常，脂質代謝異常，高尿酸血症などの合併症に注意が必要である．これらに伴う腎機能・心機能などの臓器障害を有する患者においては，患者の状態に応じた投与量調節を考慮する
- 腎機能の評価としてCockcroft–Gaultの式を用いる場合，肥満患者では実体重を用いると高めに推算されるため，補正体重や除脂肪体重を用いる[15〜17]．実測CcrやeGFR式を用いる場合は体表面積補正を外す
- 体重は，がん薬物療法開始時だけでなく治療中も定期的に測定し，体重変動が激しい場合には，測定頻度を増やす．体重変化が大きい場合には投与量を再計算する

2）重度の副作用が発現した場合の投与量の減量について

- 肥満患者に重度の副作用が発現した場合には，**非肥満患者と同様の方法**で投与量を減量する

3）肥満と薬物動態

- 肥満患者においては非肥満患者と比べて，シスプラチン，パクリタキセルでクリアランスが有意に増加し，肥満のある女性においてはドキソルビシンでクリアランスが有意に減少した．しかし，肥満患者に対する投与量調節は勧められないことが示されている[18]

◆看護のポイント◆

- がん薬物療法施行中は，消化器系の副作用のために食事が摂りづらくなる反面，味覚障害により濃い味を好むことも多い．患者の食生活をともに振り返り，食べることの幸せを削がないよう，食材や味付けで工夫できる部分がないか考える
- 乳がんなど一部のがんでは肥満による悪化が報告されており，体重増加に伴う患者の不安についても配慮する

〈田﨑亜希子〉

症例から学ぶがん薬物療法

肥満患者に対しmFOLFOX6＋BV療法が導入になった症例

60歳代，男性．大腸がん．既往歴や合併症は特になし．PS：0，BMIが32.3 kg/m²の肥満患者．

術後再発（多発性リンパ節転移，多発肺転移）にてmFOLFOX6＋BV療法が導入となった．

■この症例への対応

- L-OHP，5-FU，およびBVは実体重を用いて投与量を算出した
- 治療開始前の血圧は133/93 mmHg．治療継続とともに血圧が上昇する可能性があるため，慎重にモニタリングした
- 3コース目開始時に180/90 mmHgへと上昇を認めたため，アムロジピン2.5 mg/日開始．4コース目開始時，154/94 mmHgのためアムロジピンを5 mg/日へ増量した．5コース目開始時，146/84 mmHgと十分な低下を認めなかったため，バルサルタン40 mg/日を併用した
- 治療開始後は，がん薬物療法に伴う摂食量の変動による体重変化に注意した．7コース目までは悪心は出現せず経過していたが，8コース目を施行後，Grade 2の悪心が出現し，食事摂取量が低下した．9コース目開始時の体重を確認したところ，4 kgの体重減少を認めた．9コース目よりアプレピタントを併用した

■対応のポイント

- L-OHP，5-FUは米国臨床腫瘍学会のガイドラインに基づき実体重を用いて投与量を算出した．BVについてはガイドラインで言及されていないため，臨床試験において肥満患者も含めてすべて実体重を用いていたことを確認し，実体重を用いて投与量を算出した
- 血圧上昇時には，「高血圧治療ガイドライン」に準じて降圧薬を投与する．降圧薬としては，Ca拮抗薬またはアンジオテンシン受容体拮抗薬が推奨されるが，現時点では厳密な優先順位はない
- 投与量算出時の体重より4 kgの体重減少を認めたが，4.5 %の体重変化であり，本コースでの投与量の再計算は必要ないと判断した．制吐療法の強化としてアプレピタントを併用し，悪心の出現と体重の推移を慎重にモニタリングする

■症例の経過

- 11コース目までは減量が必要な有害事象は出現せず経過．12コース目でGrade 3の末梢神経障害が出現したため，L-OHPは休薬し，sLV/5-FU2＋BV療法で治療を継続した
- アムロジピン5 mg/日とバルサルタン40 mg/日の併用にて血圧は130/80 mmHg前後と良好に推移した
- アプレピタントを併用することで，その後悪心は出現せず経過した．体重も治療開始時と同程度にまで戻り，以後，体重はわずかな増減で推移した

<文献>

1）Matsuo K, et al：Association between body mass index and the colorectal cancer risk in Japan: pooled analysis of population-based cohort studies in Japan. Ann Oncol, 23：479-490, 2012

2）Wada K, et al：Body mass index and breast cancer risk in Japan: a pooled analysis of eight population-based cohort studies. Ann Oncol, 25：519-524, 2014

3）Bhaskaran K, et al：Body-mass index and risk of 22 specific cancers: a population-based cohort study of 5·24 million UK adults. Lancet, 384：755-765, 2014

4）Field KM, et al：Chemotherapy dosing strategies in the obese, elderly, and thin patient: results of a nationwide survey. J Oncol Pract, 4：108-113, 2008

5）Lu Y, et al：Obesity and survival among black women and white women 35 to 64 years of age at diagnosis with invasive breast cancer. J Clin Oncol, 29：3358-3365, 2011

6）Meyerhardt JA, et al：Influence of body mass index on outcomes and treatment-related toxicity in patients with colon carcinoma. Cancer, 98：484-495, 2003

7）Zhang M, et al：Body mass index in relation to ovarian cancer survival. Cancer Epidemiol Biomarkers Prev, 14：1307-1310, 2005

8）Georgiadis MS, et al：Obesity and therapy-related toxicity in patients treated for small-cell lung cancer. J Natl Cancer Inst, 87：361-366, 1995

9）Wright JD, et al：Carboplatin dosing in obese women with ovarian cancer: a Gynecologic Oncology Group study. Gynecol Oncol, 109：353-358, 2008

10）Griggs JJ, et al：Undertreatment of obese women receiving breast cancer chemotherapy. Arch Intern Med, 165：1267-1273, 2005

11）Colleoni M, et al：Relation between chemotherapy dose, oestrogen receptor expression, and body-mass index. Lancet, 366：1108-1110, 2005

12）Griggs JJ, et al：Appropriate chemotherapy dosing for obese adult patients with cancer: American Society of Clinical Oncology clinical practice guideline. J Clin Oncol, 30：1553-1561, 2012

13) Rosner GL, et al : Relationship between toxicity and obesity in women receiving adjuvant chemotherapy for breast cancer: results from cancer and leukemia group B study 8541. J Clin Oncol, 14 : 3000–3008, 1996

14) Barrett SV, et al : Does body mass index affect progression-free or overall survival in patients with ovarian cancer? Results from SCOTROC I trial. Ann Oncol, 19 : 898–902, 2008

15) Wilhelm SM & Kale-Pradhan PB : Estimating creatinine clearance: a meta-analysis. Pharmacotherapy, 31 : 658–664, 2011

16) Nyman HA, et al : Comparative evaluation of the Cockcroft-Gault Equation and the Modification of Diet in Renal Disease (MDRD) study equation for drug dosing: an opinion of the Nephrology Practice and Research Network of the American College of Clinical Pharmacy. Pharmacotherapy, 31 : 1130–1144, 2011

17) Demirovic JA, et al : Estimation of creatinine clearance in morbidly obese patients. Am J Health Syst Pharm, 66 : 642–648, 2009

18) Sparreboom A, et al : Evaluation of alternate size descriptors for dose calculation of anticancer drugs in the obese. J Clin Oncol, 25 : 4707–4713, 2007

〈若林雅人〉

4 妊娠・授乳

注意 メトトレキサート，トラスツズマブ，トレチノイン

Point

- 妊娠・授乳中の抗がん薬使用に関するエビデンスはきわめて限定されている
- 治療方針の決定においては，患者の状態と推奨される治療方針（薬物療法），期待できる予後について丁寧に説明し，患者と家族の価値観，未来に対する考え方を尊重しつつ，自律的な決定を助ける
- 妊娠中の抗がん薬使用に関する情報提供については，「妊娠と薬情報センター」の利用を強く推奨する

1 妊娠・授乳中のがん薬物療法の問題点

- 一般に，妊娠中の薬剤曝露による胎児への影響は，子宮内曝露の時期と薬剤の投与量および胎盤通過性に関連している
- **多くの抗がん薬は胎盤を通過する**ことが知られており[1]，動物実験で催奇性が認められるものも多いが，ヒト妊婦での安全性を検証した大規模な臨床試験はなく，症例報告や小規模なコホート研究に限定される[2]
- 医薬品添付文書上，ほとんどの抗がん薬が妊婦・授乳婦には「**投与禁忌**」とされている

Pitfall

- 「乳癌診療ガイドライン2015年版」（日本乳癌学会/編）には妊娠期乳がんの手術療法，がん薬物療法に対するCQが設けられている．推奨Gradeは，手術療法：B，がん薬物療法：C1～Dであり，病期に応じた治療法を選択するうえで留意すべき点が述べられている
- 内分泌療法，抗HER2療法は，妊婦および胎児への影響を含めた報告があることから妊娠期の投与は勧められないこと，ビスホスホネート製剤も胎児の発育への影響，出生後の副甲状腺機能低下により低カルシウム血症をきたす報告から妊娠期での投与は勧められないことが記載されている
- 最新の情報や報告から，産科，麻酔科，小児科医と連携して対応する

〈満間綾子〉

- **ほとんどの抗がん薬が乳汁中に分泌される**と考えられる．抗がん薬投与後の授乳は，毒性と胎児の未熟性から推奨されない[2)]

2 妊娠中の患者に対して注意すべきがん薬物療法

- 抗がん薬の妊娠中の使用に関して，主な報告を表1にまとめた

1）制吐薬

- わが国の「産婦人科診療ガイドライン」では，悪阻に対して使用可能な薬剤としてジメンヒドリナート，プロメタジン，メトクロプラミド，オンダンセトロン，メチルプレドニゾロンがあげられている[4)]

【5-HT_3受容体拮抗薬】

- オンダンセトロンに関しては，妊娠悪阻に対する使用での複数の疫学研究がある[5)]
- グラニセトロンに関しては妊娠期に使用された報告が少なく，動物実験では先天異常や流産などのリスクを上昇させる報告はない[6)]

【アプレピタント】

- 妊娠期の使用に関する疫学報告はない．動物実験では催奇性を示唆する報告はない[6)]

【ドパミン受容体拮抗薬】

- **メトクロプラミド**は，**妊婦での使用経験が多く**，動物実験でも疫学研究でも催奇性に影響しないとの報告がある[6)]
- ドンペリドンは動物実験で催奇性が報告されており，添付文書では**妊婦に禁忌**とされている

【ステロイド】

- 妊娠初期のステロイドの使用は大奇形の発生リスクを全体としては増加させないが，口唇口蓋裂のリスクが3.4倍に増加したという報告がある[7)]
- 妊娠中期以降では，子宮内胎児発育遅延に関連する
- ステロイドの胎児毒性を考える際，胎盤通過性の違いが重要な因子となる（表2）．このため，母体の制吐目的で使用する場合は胎盤通過性の高いデキサメタゾンよりも，メチルプレドニゾロンなどを使用することを推奨する報告もある[8)]

表1 ●抗がん薬の妊娠中の使用に関する疫学報告の例

分類	妊娠初期	妊娠中期以降
アントラサイクリン系薬剤	・血液悪性腫瘍58例（うち48例でドキソルビシン使用）の追跡調査：流産2例，胎児死亡2例，出生した生産54例では先天異常なし ・**アントラサイクリン系薬剤**（ドキソルビシン99例，ダウノルビシン50例）使用報告：妊娠初期に投与を受けた27例のうち，先天異常3例，流産2例，胎児死亡1例	・**ドキソルビシン**：乳がんや悪性リンパ腫の治療で複数の使用報告あり．血液悪性腫瘍の84例，乳がんのFAC療法54例の報告，欧米を中心とした乳がんのレジストリ登録症例104例で，それぞれ有意な有害事象の増加なし．ドキソルビシンの投与量が1回量70 mg/m^{2}を超えるとリスクが高まるとの報告もある
アルキル化薬	・**シクロホスファミド**：催奇形性（口蓋裂，眼や四肢の異常）と流産率の増加が報告されているが，正常児の出生の報告もある．血液悪性腫瘍39例（うち26例でシクロホスファミド使用）の追跡調査では，流産2例，胎児死亡2例，出生した35例では先天異常なし ・**ダカルバジン**：ホジキンリンパ腫に対しダカルバジンを含んだがん薬物療法を施行した19例（ABVD療法12例，MOPP療法5例，ABVD/MOPP療法2例）では全例で先天異常なし	・**ブスルファン**：妊娠中に使用した15例（うち8例は第1三半期）のうち，第2三半期に使用した2例で奇形の報告あり（幽門狭窄，片側腎無形成） ・**シクロホスファミド**：乳がんや悪性リンパ腫の治療で多数の使用報告あり影響は少ないとされる ・**イホスファミド**：11例のうち，5例で羊水過少の報告あり，腎障害の可能性も報告されている ・**ダカルバジン**：ホジキンリンパ腫26例（ABVD療法10例，MOPP療法14例，ABVD/MOPP療法2例）の症例報告では全例で先天異常なし，成長発達も正常
代謝拮抗薬	・**メトトレキサート（MTX）**：妊娠初期の投与は流産の誘因となるほか，頭蓋骨異形成などを特徴とする多発奇形を生じる（MTX胎芽病）．血液悪性腫瘍に対する6例の投与（妊娠中MTX総投与量120～250 mg）では全例で先天異常を認めなかったとの報告もある ・**フルオロウラシル，シタラビン**：いずれも動物実験で催奇形性が確認されており，ヒトでの多発奇形の症例報告もあるが，正常児の報告もある ・**6-メルカプトプリン**：妊娠全期間を通して，妊娠・胎児への影響は比較的少ないと考えられている．炎症性腸疾患に対するコホート研究および疫学調査では，催奇形性リスク上昇なし	・**メトトレキサート**：少数の症例報告であるが，児に影響を認めなかったとする報告がある ・**フルオロウラシル**：乳がんの治療で多数の使用報告がある．FAC療法55例とCMF療法11例の追跡調査で有意な有害事象の増加なし ・**シタラビン**：急性白血病19例の追跡調査では，全例で先天異常・発達異常・染色体異常を認めず．多施設調査では急性白血病12例のうち正常児の出生11例（うち早産4例），胎児死亡1例

（次ページに続く）

（続き）

分類	妊娠初期	妊娠中期以降
タキサン系薬剤	・動物実験では胚毒性あり，催奇形性は認められていない ・妊娠初期の投与はドセタキセル1例のみで，出生した児に先天異常は認められていない	・データは少ないが卵巣がん，乳がん，子宮頸がん，肺がんなどで使用報告がある ・パクリタキセル33例，ドセタキセル6例，両方を使用した2例の報告では，出生児に異常なし
白金製剤	・**シスプラチン**：正常1例（35 mg/m^2）と先天異常1例（小眼球症，タモキシフェン/ダカルバジン/カルムスチン併用）が報告されている	・**シスプラチン**：76例について検討したレビューではほとんどの症例で出生した児に重篤な異常は認められていない．児の聴力障害や子宮内胎児発育遅延の報告もあり，羊水量の注意深いモニターと出生後の児の腎機能や聴力のフォローアップが必要 ・**カルボプラチン**：これまでに少なくとも9例の報告があり，全例で妊娠・胎児への重篤な影響は認められていない
抗体製剤	・ヒト免疫グロブリンのうち，IgGは胎盤通過性があるが，妊娠初期には胎盤通過せず，14週以降に特異的輸送系から胎児に移行すると考えられている．このため，一般的には第1三半期の投与では催奇性リスクをあげない．ただし，ベバシズマブでは動物実験で骨格系欠損の報告がある	・**トラスツズマブ**：2013年のレビューでは18例が報告されており，トラスツズマブ投与中に妊娠し妊娠6週までに投与を中止した3例では全例で正常児の出生．妊娠中期以降まで投与された15例では，11例で羊水過少が認められ，うち4例で児の死亡 ・**リツキシマブ**：これまでに少なくとも20例以上の報告がある．出生直後の児の血液検査で高頻度にBリンパ球分画の減少または消失が報告されている．これらの児では，Bリンパ球数は生後1～6カ月の間に完全に回復すると報告されている
トレチノイン（ATRA）	・妊娠初期の投与で20%以上に頭蓋顔面異常，中枢神経異常，心奇形などを特徴とする先天異常が認められ，流産率も高い ・妊娠初期の急性前骨髄球性白血病（APL）の治療では多くの場合ATRA投与後に人工妊娠中絶が選択されるが，これまでに2例の正常児の出生の報告もある	・妊娠中期以降に投与された24症例（ATRA単剤またはほかの抗がん薬併用）では，全例で先天異常を認めていない ・ATRA単独投与の症例のうち1例で新生児に一過性不整脈，1例で出生直後の心停止（後遺症なく回復）が報告されている

※妊娠中の投与に関する疫学報告については，投与時点での最新の情報を得ることが必要である

文献1～3を参考に作成

表2 ●ステロイドの力価ならびに胎児への移行性

一般名	ステロイド作用の力価	胎児への移行性
ヒドロコルチゾン	1	わずか
プレドニゾロン	4	10%
メチルプレドニゾロン	5	30～70%
デキサメタゾン	25	100%
ベタメタゾン	25	30～50%

文献2より改変して転載

2）G-CSF

- G-CSFの妊娠中の使用に関しては報告が少ないが，習慣性流産の治療にも用いられている 適応外
- 慢性好中球減少症の患者における観察研究では，妊娠中の使用による有害事象や流早産の増加は否定されている[9]

3）解熱鎮痛薬

- 妊娠初期のNSAIDs使用は流産率を上げるとする疫学報告がある[10]が，否定する研究報告もある．催奇性に関しては，全体として否定的な疫学研究が報告されている
- 妊娠後期の使用は，胎児動脈管の収縮から児の肺高血圧症を起こす可能性があるため，投与する場合にはプロスタグランジン合成阻害作用の弱いアセトアミノフェンが推奨される[2]

3 薬物相互作用

- 妊娠中は循環血漿量の増加や消化管運動の低下，薬物代謝酵素分子種活性の変化（表3）など，薬物動態に変化を生じることが推測される
- しかし，妊娠中の薬物動態変化に伴う抗がん薬の至適用量設定について研究された報告はない

4 治療戦略

1）科学的情報の収集とリスクコミュニケーション

- 一般に，**大奇形の自然発生率は3～5％と報告されている．**また，**全妊娠の約15％は自然流産に終わる．**薬剤の妊娠への影響について患者に説明する場合，これらのベースラインリスクと比較して，薬剤の使用によってどの程度リスクが上昇するのかを評価し，丁

表3 ●妊娠に伴う薬物代謝酵素分子種活性の変化

肝臓薬物代謝酵素	妊娠中・後期の活性変化	モデル基質薬物と臓器/全身クリアランスの妊娠中変化
CYP1A2	↓	テオフィリン，カフェイン(70%↓)
CYP2C9	↑	フェニトイン(50%↑)
CYP2C19	↓	プログアニル(50%↓)
CYP2D6	↑	メトプロロール(100%↑)
CYP3A4	↑	ミタゾラム(90%↑)
UGT1A1	?	?
UGT1A4	↑	ラモトリギン(65%↑)
UGT1A9	?	?
UGT2B7	→	?

文献11より改変して転載

寧に説明する[2)]

- 多くの抗がん薬は妊娠・授乳期の女性には医薬品添付文書上，投与禁忌とされている．このため，使用にあたっては患者および家族にその理由も含めた説明を行う必要がある．「産婦人科診療ガイドライン」には，「添付文書上いわゆる禁忌の医薬品のうち，特定の状況下では妊娠中であっても投与が必要か，推奨される代表的な医薬品」として，がんに対する抗悪性腫瘍薬があげられている[4)]

2）妊娠初期

- 受精後から着床後早期のごく限られた期間（〜妊娠4週）では，薬剤による影響で多数の細胞が障害を受けた場合には胎芽死亡，少数の細胞のみが障害を受けた場合は完全に修復して正常発生を継続するため，薬剤などの外的要因による先天異常は問題とならない．この時期を「全か無かの時期（all or none period）」とよぶ
- 妊娠初期のがん薬物療法は，一般的に先天異常や流産，胎児死亡のリスクを伴う[1, 2)]．第1三半期の抗がん薬投与による大奇形の発生リスクは10〜20％とされている[1)]．母体の予後に大きな影響がないと判断されれば，がん薬物療法の延期が選択される場合もあるが，待機的治療が難しい場合や，がん薬物療法の実施が妊娠の継続を困難にすることが予測される場合，妊娠を終了してがん治療を行う
- 病状進行の早い疾患の場合，治療開始の遅延により母体・胎児の予後が悪化する可能性がある

3）妊娠中期・後期

- 妊娠中期以降の薬物療法においては，薬剤の胎児毒性が問題となる．多くの抗がん薬で子宮内胎児発育遅延，低出生体重，早産が報告されている[1)]．ただし，原疾患や母体の全身状態の影響が除外できないため，評価は難しい[2)]
- 分娩時の骨髄抑制を避けるため，**分娩前2～3週以内は骨髄抑制作用のある薬剤の投与は避ける**ことが望ましい[1, 2)]

4）授乳期

- ほとんどの薬剤は乳汁中に移行する．抗がん薬はその毒性の強さから，**投与後の授乳は一般的に推奨されていない**[2, 12)]．このため，授乳期の抗がん薬使用に関する報告はきわめて少ない
- 乳汁分泌量がごく少量である薬剤や，消化管吸収が悪いことが明らかな薬剤で，患者が授乳を強く希望する場合には，個別の検討も考慮する．ただし，その場合でも児の未熟性には十分な配慮が必要である[2)]

5）妊娠と薬情報センターの利用

- 妊娠中の抗がん薬使用に関しては，国立成育医療研究センター内にある**「妊娠と薬情報センター」の利用**を強く推奨する．妊娠と薬情報センターでは，海外の催奇性情報サービスや公表文献データベースからの情報に加え，トロント大学の妊娠と薬に関するネットワークとも提携している
- 妊娠と薬情報センターを利用したカウンセリングは，国立成育医療研究センターや全国で設置が進められている拠点病院において行われている．詳細はウェブサイトを参照されたい（http://www.ncchd.go.jp/kusuri/index.html）．

看護のポイント

- がん薬物療法が必要となった時期の妊娠の段階により治療方針が変わるため，妊娠継続やがん薬物療法の開始については，患者と胎児へのリスクを十分把握する
- 妊娠・授乳期のがん薬物療法により，患者がそれまで想像していた妊娠・出産・授乳を含む育児の過程と全く異なる経過をたどることがある．その思いに寄り添い，できないことに目を向けるより，できることを探して提案していく

〈田﨑亜希子〉

症例から学ぶがん薬物療法

浸潤性子宮頸がん合併妊娠における術前化学療法の一例[13]

36歳女性，未経妊．妊娠18週で浸潤性子宮頸がん（子宮頸部前唇に32 mm大の腫瘍，cStageⅠB1期）と診断．患者と家族に強い挙児希望があり．標準的治療は広汎子宮全摘術だが，術前化学療法後に帝王切開術＋根治切除術を計画．術前化学療法として，妊娠20週以降に白金製剤を含むがん薬物療法の実施が予定された．

■この症例への対応

- 妊娠20週以降に実施する白金製剤を含むレジメン選択にあたり，カルボプラチン，シスプラチン，パクリタキセルに関する妊婦への使用について情報収集を行い，医療者間で協議しTC（パクリタキセル＋カルボプラチン）療法を提示．施行前に，妊娠と薬情報センターの利用を患者に勧めた
- 生理的な循環血漿量の増加に伴い血清クレアチニン値が低値（0.36mg/dL），実測Ccr＝158mL/分と高値であったため，Calvertの式から計算されるカルボプラチンの投与量は高用量となる．安全性を考慮して，Ccrが高値に計算されていても上限を125 mL/分とするcappingの方法により用量補正を行った
- 制吐薬には妊婦への投与報告が多いオンダンセトロンを選択．TC療法3コース施行後，妊娠32週で分娩予定となった．胎児の肺成熟を目的としたステロイドはTC療法時のデキサメタゾン使用を考慮し，分娩24時間前にベタメタゾン12 mgの単回投与を推奨した

■薬剤変更のポイント

- 妊娠中は循環血漿量の増加により血清クレアチニン値が比較的低値になることが知られている．これまで，妊娠中のカルボプラチン用量設定に関する報告はない．妊娠中は生理的にGFRが増大するため，実測Ccrに基づくカルボプラチンの用量設定についても検討した．しかし，過量投与になる可能性を懸念し，やむなくcappingの方法を選択した
- ベタメタゾンは34週未満での分娩時に児の肺成熟目的で使用されるが，初回の母体ステロイド投与後7日以上経過している場合は12 mgの単回投与が推奨されている．デキサメタゾンは胎盤通過性が高く，胎児に移行していると考えた

■症例の経過

- TC療法3コース施行後，妊娠32週で予定帝王切開術＋広汎子宮全摘出術施行．出生児に先天異常，発育遅延，骨髄抑制は認

めず．妊娠中のTC療法による有害事象は食欲不振Grade 2，悪心Grade 1，脱毛Grade 2で，産褥期感染症を含む母体合併症は認めなかった

<文献>

1）Pereg D, et al：Cancer in pregnancy: gaps, challenges and solutions. Cancer Treat Rev, 34：302-312, 2008

2）「妊娠と授乳 第2版」（伊藤真也，村島温子/編），南山堂，2014

3）Lambertini M, et al：Targeted agents for cancer treatment during pregnancy. Cancer Treat Rev, 41：301-309, 2015

4）「産婦人科診療ガイドライン産科編2014」（日本産科婦人科学会／日本産婦人科医会/編・監），pp66，109 日本産科婦人科学会，2014

5）Pasternak B, et al：Ondansetron in pregnancy and risk of adverse fetal outcomes. N Engl J Med, 368：814-823, 2013

6）「Drugs in Pregnancy and Lactation tenth Edition」（GG Brggs & RK Freeman, eds），Wolters Kluwer, 2014

7）Park-Wyllie L, et al ：Birth defects after maternal exposure to corticosteroids: prospective cohort study and meta-analysis of epidemiological studies. Teratology, 62：385-392, 2000

8）Amant F, et al：Breast cancer in pregnancy. Lancet, 379：570-579, 2012

9）Boxer LA, et al：Use of granulocyte colony-stimulating factor during pregnancy in women with chronic neutropenia. Obstet Gynecol, 125：197-203, 2015

10）Li DK, et al：Exposure to non-steroidal anti-inflammatory drugs during pregnancy and risk of miscarriage: population based cohort study. BMJ, 327：368, 2003

11）「向精神薬と妊娠・授乳」（伊藤真也，他/編），pp58-62，南山堂，2014

12）「Medications & Mother's Milk 2014」（TW Hale & HE Rowe, eds），Hale Pub, 2014

13）日置三紀，他：浸潤性子宮頸がん合併妊娠における術前化学療法に対する薬学的介入の一例．第3回日本臨床腫瘍薬学会学術大会，2015

〈日置三紀〉

5 妊孕性の温存

注意 アルキル化薬，シスプラチン，ベバシズマブ

Point

- 若年患者に対するがん薬物療法は，性腺機能に影響を及ぼす場合があり，将来，子どもをもつことができなくなる，すなわち妊孕性の廃絶の可能性がある．このことは，患者のQOLに大きく影響する
- がん患者の妊孕性には，がん薬物療法の種類，放射線治療や手術，患者の年齢などが影響する
- 治療方針の決定においては，患者の状態と推奨される治療方針，期待できる予後について丁寧に説明し，患者と家族の価値観，未来に対する考え方を尊重しつつ，自律的な決定を助ける

1 妊孕性温存を希望するがん患者の問題点（表1）

【がん治療による性腺機能障害】

- 若年がん患者においては，がん治療（放射線療法，がん薬物療法，手術）によって生殖機能に永続的な影響を及ぼす場合があり[2)]，治療後のQOL低下に関連する
- がん薬物療法による妊孕性低下のリスクは抗がん薬の種類，期間，累積投与量，患者の年齢などによって異なり[3)]，治療前に評価して患者に情報提供を行う必要がある

Pitfall

妊孕性温存の希望がある場合，精子保存など治療開始前に比較的容易に対応できる場合もあるが，一方でがん種，腫瘍量や進行度によっては治療をすぐ開始しなければならない場合もある．生命予後やQOLにつながる問題であり，個々の患者の病状，価値観，治療とのバランスなど多職種でコミュニケーションを十分にとってかかわることが求められる．

〈満間綾子〉

表1 ●妊孕性温存に際して考慮すべき生殖にかかわる男女差

	男性	女性
生殖期間	比較的長い	35歳以降低下して42歳以降の妊娠は稀になる
生殖腺	精祖細胞の増殖あり	卵祖細胞の増殖は胎生期に終了
生殖細胞	精液中に多数 成熟精子は減数分裂が終了している	自然では一周期で1個の卵子 排卵時減数分裂途中
生殖細胞の採取	マスターベーション	外科的処置（採卵，腹腔鏡）
生殖細胞の利用	胚として子宮に （ないし人工授精）	胚，組織として女性の身体に
生殖細胞の使用開始	がん治療中にも可能	がん治療終了後 （原則としてがんの根治が見込める状況にあること）
民法上の子の扱い	婚姻中に妻の懐胎した子は実子（夫の子）と推定	出産の事実で実子

文献1より引用

2 妊孕性温存を希望する患者に対して注意すべきがん薬物療法（表2）

- 抗がん薬の性腺機能への影響に関するエビデンスは，比較的投与経験の長い薬剤に限定されており，分子標的治療薬などの新規薬剤では，ヒトでの妊孕性に関するデータが不足している
- 米国FDAでは，医薬品添付文書の“Use of Specific Populations”の項目内に“Females and Males of Reproductive Potential”として，治療後の妊娠や妊孕性に影響を及ぼす薬剤については具体的なデータが示されている（米国医薬品添付文書検索ページ：https://dailymed.nlm.nih.gov/dailymed/index.cfm）

3 薬物相互作用

- 該当なし

表2●性腺機能に影響を与える薬剤とリスク分類
A）男性

	治療プロトコール	患者および投与量など	使用対象疾患
高リスク（治療後，一般的に無精子症が遷延／永続的に起こる）	アルキル化薬※＋全身放射線照射	-	白血病への造血幹細胞移植の前処置，リンパ腫，骨髄腫，ユーイング肉腫，神経芽細胞腫
	アルキル化薬※＋骨盤／精巣への放射線照射	-	肉腫，精巣腫瘍
	シクロホスファミド	総量 ＞ 7.5g/m^2	造血幹細胞移植の前処置など
	プロカルバジンを含むレジメン	-	ホジキンリンパ腫など
	テモゾロミドまたはカルムスチンを含むレジメン＋頭蓋照射	-	脳腫瘍
	精巣への放射線照射	＞2.5 Gy（成人男性） ＞15 Gy（小児）	精巣腫瘍，急性リンパ性白血病，非ホジキンリンパ腫，肉腫，胚細胞腫瘍
	全身放射線照射		造血幹細胞移植
	頭蓋放射線照射	＞40Gy	脳腫瘍
中間リスク（治療後，無精子症が遷延／永続的に起こることがある）	白金製剤を含むレジメン	**BEP療法：** 2～4サイクル **シスプラチン：** 総量＞400 mg/m^2 **カルボプラチン：** 総量＞2 g/m^2	精巣腫瘍
	散乱による精巣への放射線照射	1～6 Gy	ウィルムス腫瘍，神経芽種
低リスク（治療による一時的な造精能の低下が起こる）	アルキル化薬※以外の薬剤を含むレジメン	ABVD療法，CHOP療法，COP療法，白血病に対する多剤併用療法	ホジキンリンパ腫，非ホジキンリンパ腫，白血病
	精巣に対する放射線照射	＜0.2～0.7 Gy	精巣腫瘍
	アンスラサイクリン系薬剤＋シタラビン	-	急性骨髄性白血病
超低リスクまたはリスクなし（造精能に影響なし）	ビンクリスチンを含む多剤療法	-	白血病，リンパ腫，肺がん
	放射性ヨウ素	-	甲状腺がん
	散乱による精巣への放射線照射	＜0.2 Gy	さまざまながん種

※アルキル化薬：ブスルファン，カルムスチン，シクロホスファミド，イホスファミド，lomustine（日本未承認），メルファラン，プロカルバジン
文献3を参考に作成

B）女性

	治療プロトコール	患者および投与量など	使用対象疾患
高リスク （治療後＞70％の女性に無月経が起こる）	アルキル化薬※＋全身放射線照射	−	白血病への造血幹細胞移植の前処置，リンパ腫，骨髄腫など
	アルキル化薬※＋骨盤放射線照射	−	肉腫，卵巣がん
	シクロホスファミド	＞40歳：総量5 g/m² ＜20歳：総量7.5 g/m²	造血幹細胞移植の前処置など
	プロカルバジンを含むレジメン	−	ホジキンリンパ腫
	テモゾロミドまたはカルムスチンを含むレジメン＋頭蓋照射	−	脳腫瘍
	全腹部または骨盤放射線照射	＞6 Gy（成人女性） ＞10 Gy（思春期後） ＞15 Gy（思春期前）	ウィルムス腫瘍，神経芽細胞腫，肉腫，ホジキンリンパ腫，卵巣
	全身放射線照射	−	造血幹細胞移植
	頭蓋放射線照射	＞40Gy	脳腫瘍
中間リスク （治療後30～70％の女性に無月経が起こる）	シクロホスファミド	30～40歳：総量5g/m²	乳がんなど
	AC療法	＜40歳：AC療法×4＋パクリタキセルまたはドセタキセル	乳がん
	抗体製剤（ベバシズマブ）	−	大腸がん，非小細胞肺がん，乳がん
	FOLFOX4	−	大腸がん
	シスプラチンを含むレジメン	−	子宮頸がん
	腹部／骨盤放射線照射	10～15 Gy（思春期前） 5～10 Gy（思春期後）	ウィルムス腫瘍，神経芽細胞腫，急性リンパ性白血病，非ホジキンリンパ腫など
低リスク （治療後＜30％の女性に無月経が起こる）	アルキル化薬※以外の薬剤を含むレジメン	ABVD療法，CHOP療法，COP療法，白血病に対する多剤併用療法	ホジキンリンパ腫，非ホジキンリンパ腫，白血病
	CMF,CEF,CAF	30歳未満	乳がん
	アンスラサイクリン系薬剤＋シタラビン	−	急性骨髄性白血病
超低リスクまたはリスクなし	ビンクリスチンを含む多剤療法	−	白血病，リンパ腫，乳がん，肺がん
	放射性ヨウ素	−	甲状腺がん

4 治療戦略

1）がん薬物療法が性腺機能に与える影響

- がん治療が患者の性腺機能に与える影響について個別に評価し，妊孕性温存の希望がある場合には，必ず**がん治療を行う前に情報提供を行う**
- 「乳がん患者の妊娠出産と生殖医療に関する診療の手引き」では，必要な情報提供の内容と，がん患者で妊孕性温存を考慮する要因について表3のように記載されている[1]

IC インフォームド・コンセントのコツ！

- がん治療を行ううえで，妊孕性に影響を及ぼす薬剤のエビデンスは多様である．さらに初回治療から次治療，放射線療法を併用した集学的治療など，治療経過によっても，患者自身の妊孕性に関する希望や期待も変化する．日頃から患者の気持ちに寄り添うことで，不安や疑問に応える医療者の姿勢が伝わるよう配慮する
- 性腺機能は年齢や個体差の影響が大きく，治療期間中に休止した月経が再開するかどうかの予測は困難である．また月経が再開＝妊娠が可能とは限らないことなど，患者の状況に応じて説明する

〈満間綾子〉

2）がん患者に対する妊孕性温存の方法[1]

【精子凍結】

- 男性患者の場合，手術の影響で精巣摘除が必要な場合や，がん薬物療法・放射線療法の影響で無精子症となるリスクがある場合に考慮される
- 精巣腫瘍患者で無精子症・乏精子症をきたした患者や若年男児など射出精子を得ることが困難な場合の精巣組織凍結については，いまだ研究的手法であるが精巣内精子採取や精巣組織凍結が試みられる場合もある

【卵子凍結，受精卵（胚）凍結，卵巣組織凍結】

- 女性患者の場合，排卵誘発や採卵のためにがん薬物療法開始を遅らせる必要が生じることがあるが，治療開始遅延による予後への影響も考慮し，待機的ながん薬物療法が許容されるか検討する
- エストロゲン依存性に増殖するがんの場合，体外受精・胚移植に必要な卵子獲得のための調節卵巣刺激による一時的な血中エストロゲン濃度の上昇が，がんの進展に影響することが懸念される

表3 がん患者の妊孕性温存に関して考慮すべき要素

がん治療医からのがんと生殖に関する情報提供
① がん診断時の一般的な妊孕性評価
② がん薬物療法による妊孕性の低下，喪失の可能性
③ 至適治療期間後における妊孕性の低下，喪失の可能性
④ 妊孕性温存方法の概要と原疾患の治療に与える影響
⑤ 妊孕性温存の時間的許容度
⑥ がん・生殖医療専門医へのアクセス方法

患者の自律的決定支援のために必要な要素（倫理的分析）	
①医学的適応 (Medical Indication)	・がん治療の目標，患者の年齢・全身状態，合併疾患，再発リスク ・治療による妊孕性の低下，妊孕性温存のための治療可能性
②患者の意向 (Patient Preference)	・患者の治療選択，理解度，精神的対応能力，自己決定ができる状況か ・妊孕性の低下に関する許容がどの程度できるか
③QOL (Quality of Life)	・がん治療の実施有無による妊娠出産の可能性，QOLの見通し ・治療による(妊孕性の低下を含めた) QOLの変化
④患者をめぐる周囲の状況 (Contextual Features)	・家族の問題，経済的，文化的，宗教的問題など

文献1を参考に作成

- 血中エストロゲン濃度の上昇を避けるために，アロマターゼ阻害薬（レトロゾール）を併用した調節卵巣刺激を推奨する意見もある 適応外
- パートナーがいる女性では，最も安全で挙児の可能性が高い方法は受精卵凍結保存法であるが，パートナーとの死別・離別時には使用できなくなることに留意が必要である
- パートナーがいない場合には未受精卵子凍結が第一選択となる．卵巣組織凍結はいまだ研究的な手法であるが，卵巣刺激を必要とせず，時期の制約もないため今後の発展が期待されている

【がん薬物療法中の卵巣保護目的のGnRHアゴニスト併用】

- GnRHアゴニストを投与することにより未成熟卵胞優位の状態をつくり，抗がん薬による卵巣毒性から卵胞を保護する方法が検討されている
- ゴセレリンを若年乳がん術後補助療法に使用することで，がん薬物療法後の卵巣機能不全の頻度を減らし，治療後の妊娠を増加させたとする臨床試験の結果が報告されている[4)]

- しかし，GnRHの投与による卵巣保護の有効性については，否定的な報告もあり，妊孕性温存に関する有効性についてはまだ結論が得られていない[1]
- また，がん薬物療法と内分泌療法を併用することにより，がん薬物療法療法の効果を損ねることがタモキシフェンで示されているため，注意が必要である

◆看護のポイント◆

- 配偶者や子どもの有無にかかわらず，治療開始前に妊孕性への影響について説明する
- 治療の延期を最小限にしなければならないため，提供する情報量とその受け止めに注意しながら意思決定を支援する
- 子どもをもつことは贅沢と思う患者や，将来より今の患者を一番に考える家族は多い．患者が将来の人生について考えることは治療意欲の向上に繋がるため，患者・家族の気持ちを傾聴し，最善の選択を支援する
- 性に関する価値観は個人差が大きいため，医療者の価値観を押しつけないよう注意する

〈田﨑亜希子〉

<文献>

1）「乳がん患者の妊娠出産と生殖医療に関する診療の手引き 2014年版」（「乳癌患者における妊孕性保持支援のための治療選択および患者支援プログラム・関係ガイドラインの開発」班，日本がん・生殖医療研究会/編），金原出版，2014
2）Wallace WH, et al：Fertility preservation for young patients with cancer: who is at risk and what can be offered? Lancet Oncol, 6：209-218, 2005
3）Loren AW, et al：Fertility preservation for patients with cancer: American Society of Clinical Oncology clinical practice guideline update. J Clin Oncol, 31：2500-2510, 2013
4）Moore HC, et al：Goserelin for ovarian protection during breast-cancer adjuvant chemotherapy. N Engl J Med, 372：923-932, 2015

〈日置三紀〉

6 社会的な配慮

注意 医療費，社会的支援，補完代替医療，アドヒアランス

Point

- 高額療養費制度などさまざまな支援制度が存在する
- 患者の就労機会の確保に配慮する
- 治療や療養生活全般に関する相談窓口として，がん相談支援センターがある
- 補完代替医療や嗜好品は，がん薬物療法に影響を与える可能性がある
- アドヒアランスの維持や改善のために，医療者は多面的な観点から患者を支援する

1 高額ながん薬物療法を受けるがん患者

- 分子標的治療薬や免疫チェックポイント阻害薬により治療成績は向上したが，患者の経済的な負担が大きい（表1）
- がんの進行度や治療法および治療期間によって医療費は大きく変わり，医療費の将来的負担による治療継続に不安をもつ患者は少なくない
- レジメン別治療費や高額療養費制度[1]をまとめたパンフレットなどを用い，患者に情報提供を行うとともに，がん相談支援センターと連携し，患者がもつ医療費への疑問や不安の解消に努める
- 抗がん薬の後発医薬品の使用は，患者負担軽減など経済的なメリットが得られるが，先発医薬品の再審査・特許期間の満了後に効能追加が申請されるため，発売直後の後発医薬品の適応は，先発医薬品と異なることがある

2 がん薬物療法と療養生活を両立するがん患者[2, 3]

- 国立がん研究センターの推計では，年間約85万人が新たにがんと診断されており，このうち約3割が就労世代（20～64歳）である
- 患者や家族から治療と職業生活の両立支援の希望があれば，医療機関はがん患者や家族に診断書などによる職場への提供と情報のやりとりに協力する

表1●主な免疫チェックポイント阻害薬・分子標的治療薬と治療費

商品名	ヤーボイ® 点滴静注液	オプジーボ® 点滴静注	キイトルーダ® 点滴静注	サイラムザ® 点滴静注液
一般名	イピリムマブ	ニボルマブ	ペムブロリズマブ	ラムシルマブ
規格（薬価）	50 mg （¥485,342）	20 mg （¥75,100） 100 mg （¥364,925）	20 mg (¥84,488) 100 mg (¥410,541)	100 mg （¥75,265） 500 mg （¥355,450）
1回量薬価※1	¥1,941,368	¥440,025 ¥665,325	¥495,029 ¥821,082	¥355,450 ¥430,715
用量	180 mg (3 mg/kg)	120 mg (2 mg/kg)※2 180 mg (3 mg/kg)※3	120 mg (2 mg/kg) 200 mg (固定用量)	480 mg (8 mg/kg)※4 600 mg (10 mg/kg)※5
用法	3週ごと(4回)	2週ごと，3週ごと	3週ごと	2週ごと，3週ごと
1カ月または 1サイクル薬価※1	¥1,941,368	¥440,025 ¥1,330,650	¥495,029 ¥821,082	¥710,900 ¥430,715

※1　2017年6月時点の薬価と標準的使用量（体表面積1.6 m², 体重60 kg),
※2　1回2 mg/kg（体重）を3週間間隔
※3　1回3 mg/kg（体重）を2週間間隔
※4　1回8 mg/kg（体重）を2週間間隔
※5　1回10 mg/kg（体重）を3週間間隔

- がん相談支援センターには，医療ソーシャルワーカーなどの相談員が常駐しており，患者や家族からの治療や療養生活全般などの質問や相談に応じる体制が整備されている
- 通院困難な患者において，療養生活の質の維持や服薬管理，副作用の対応などが困難となる場合は，地域の診療所や訪問看護ステーションと連携した居宅療養管理指導が利用できる

3 補完代替医療と嗜好品に関する問題を抱える患者

1）補完代替医療（CAM）

- がん患者の44.6％（1,382/3,100名）が，がんの進行抑制や治療などの目的で，健康食品やサプリメントなどのCAMを行っている[4]が，その利用を医療者に報告する患者は少ない
- CAMや嗜好品は，医薬品との薬物相互作用により治療効果に影響を及ぼす可能性（表2）があるため，医療者はこれらの使用状況を確認するとともに，科学的根拠に基づいた使用について指導する

表2●嗜好品・食品・サプリメントと抗がん薬との薬物相互作用

嗜好品	抗がん薬	相互作用	作用機序	対策
たばこ	エルロチニブ	エルロチニブの作用減弱	多環式芳香族炭化水素によるCYP1A2誘導作用	禁煙
アルコール	プロカルバジン	紅潮，悪心，頻脈，多汗，頭痛などの症状	ジスルフィラム様作用	禁酒
セイヨウオトギリソウ (St. John's wort)	ゲフィチニブ イマチニブなどCYP3Aで代謝される薬剤	作用減弱	セイヨウオトギリソウによるCYP3A4誘導作用	併用注意
グレープフルーツジュース	ゲフィチニブ イマチニブなどCYP3Aで代謝される薬剤	作用増強	グレープフルーツによるCYP3A4阻害作用	併用注意
ビタミンA	トレチノイン	ビタミンA過剰症(頭痛，吐き気，疲労，皮膚乾燥)に類似した症状	ビタミンA過剰	併用禁忌
	パクリタキセル	副作用増強	CYP2C8競合阻害	併用注意

各薬剤添付文書を参考に作成

- CAMは医薬品と異なり有効性や安全性が十分に担保されていないこと，安易な選択は最適な治療法や治療機会を逸する可能性があること，全額自己負担のため非常に高額になる可能性があることを患者に説明する

IC インフォームド・コンセントのコツ!

CAMについては，その有効性はもちろん安全性についての信頼できる情報がほとんど得られない．明らかに有害でない限りは患者の希望を尊重するという姿勢でよいが，患者は医療者に何らかの助言を求めていることもある．そのような場合，患者からの相談に耳を傾けるとともに，医療者としての考えを明確に伝えることも必要である．

〈安藤雄一〉

2）喫煙

- 喫煙者の15～20％で慢性閉塞性肺疾患（COPD）を発症する
- COPDは発熱性好中球減少症における重症化のリスク因子であり，放射線肺炎の発症リスクも高くなるため，積極的に禁煙支援をする[5]

3）アルコール摂取（飲酒）

- 慢性的な過剰飲酒により，アルコール性肝障害などの肝疾患，脳卒中，がんなどが引き起こされる
- アルコール摂取などで肝機能障害を有する患者では，抗がん薬の毒性増強や効果減弱がもたされる可能性がある
- プロカルバジンはアルコールに対する耐性を低下させるおそれがあるので，治療中は禁酒させる

4）アドヒアランス

- アドヒアランスに影響する因子として，患者の理解度や服用薬剤数，治療計画の特徴，社会的支援の充実，情報提供の満足度などがあり，これらが複雑に絡んでいる[6]
- アドヒアランスの維持や改善には，医療者がその障壁となる要因を把握し，患者の服薬管理能力に合わせた薬剤服用法の簡便化や剤形の工夫など多面的な観点から情報提供を行い，患者の意思決定を支援する

Pitfall

アドヒアランスとは，患者自身が治療に関心をもち，治療の意味や目的をよく理解したうえで，治療方針の決定にも参加ながら適切な治療を受けるという患者側の態度を意味する．一方，コンプライアンスは，患者が医師から指示されたとおりに正確に治療を受けることに視点が絞られており，この点でアドヒアランスとコンプライアンスは異なる．

〈安藤雄一〉

4 がん薬物療法を受ける患者に提供する社会的支援の流れ

- 就労状況および経済的負担などから問題点を明らかにする
- 就労機会の確保に努め，経済的支援制度を活用することで，治療環境を整備する
- 在宅に移行する場合，多職種共同による退院時共同指導の実施ならびに地域の診療所や訪問看護ステーションとの連携を図り，居宅療養管理指導などを行う

看護のポイント

- ADLや認知機能に問題がある場合，治療計画に基づく通院介助や服薬管理，副作用モニタリングや急変時の対応を支援できる家族がいるか把握する．介護保険制度などによる人的・物的資源の活用も考慮する
- 就労患者では，就労状況や職場の理解，治療と就労への価値観や葛藤などを拝聴する
- 経済的な心配を話しやすい環境づくりを心がけ，必要時には，医療ソーシャルワーカーと連携する

〈服部聖子〉

<文献>

1）「高額療養費制度を利用される皆さまへ」（厚生労働省）：http://www.mhlw.go.jp/stf/seisakunitsuite/bunya/kenkou_iryou/iryouhoken/juuyou/kougakuiryou/index.html

2）「事業場における治療と職業生活の両立支援のためのガイドライン」（厚生労働省），pp22-23，2016：http://www.mhlw.go.jp/stf/houdou/0000113365.html

3）「がん患者が就労継続しやすい愛知づくりに向けた提言」（愛知県）：http://www.pref.aichi.jp/soshiki/kenkotaisaku/0000081063.html

4）Hyodo I, et al：Nationwide survey on complementary and alternative medicine in cancer patients in Japan. J Clin Oncol, 23：2645-2654, 2005

5）Rancati T, et al：Factors predicting radiation pneumonitis in lung cancer patients: a retrospective study. Radiother Oncol, 67：275-283, 2003

6）Ruddy K, et al：Patient adherence and persistence with oral anticancer treatment. CA Cancer J Clin, 59：56-66, 2009

〈渡邉裕之〉

第2章
副作用リスクを高める病態でのがん薬物療法

A. 循環器疾患

1 高血圧

注意 ベバシズマブ，スニチニブ，アキシチニブ

Point

- 高血圧を引き起こす抗がん薬を使用する場合，血圧の定期的な測定は必須である
- 一般的な降圧目標は140/90 mmHg以下であり，ハイリスク患者では130/80 mmHg以下をめざす
- 血圧が上昇した場合は，早期から降圧薬を開始し，積極的に血圧コントロールを図る

1 高血圧を合併した患者の問題点

- 高血圧を合併症した患者に血管内皮細胞増殖因子（VEGF）阻害薬や哺乳類ラパマイシン標的蛋白質（mTOR）阻害薬を投与すると，高血圧性クリーゼを含む重篤な高血圧を引き起こす可能性が高い
- VEGF阻害薬によって引き起こされる高血圧は，**蛋白尿**を伴うことも多いため，血圧管理と同時に，蛋白尿のモニタリングも必要である
- 高血圧は，脳卒中，心臓病，腎臓病などの強力な原因疾患であり，心血管イベントや腎臓病の発症を引き起こすリスクが高まることが懸念される
- 血圧上昇を引き起こす抗がん薬を投与する場合は，厳格な血圧管理が必要であるが，抗がん薬による高血圧をマネジメントするガイドラインは現時点では存在しない

2 高血圧を合併した患者に対して注意すべきがん薬物療法

高血圧を引き起こす抗がん薬を表1に示す．このうちの代表的な抗がん薬について以下に解説する．

1）ベバシズマブ

- 致命的な高血圧性クリーゼは稀で，1％の頻度で発現する
- ベバシズマブの血圧上昇は用量依存的である[5]．高血圧症の患者に本剤を投与すると，蛋白尿の発現率が上昇することがあると添付文書に記載されている

表1 ●高血圧を引き起こす抗がん薬

薬剤	全Gradeの高血圧	Grade 3/4の高血圧
ベバシズマブ	22〜24%	8%
ラムシルマブ	20%	9%
スニチニブ	15〜34%	7%
ソラフェニブ	17〜29%	4〜11%
アキシチニブ	40〜84%	11〜74%
パゾパニブ	36〜46%	4〜7%
レゴラフェニブ	28〜49%	7〜23%
レンバチニブ	69%	43%
バンタチニブ	24%	6%
エベロリムス	4〜30%	1%
テムシロリムス	0〜5%	−

文献1〜4を参考に作成

- 転移性大腸がん患者を対象としたメタ解析の結果では，ベバシズマブを投与して血圧が上昇した患者では治療有効性が高かったとの報告がある[6)]
- 血圧コントロール不能の高血圧，高血圧脳症，高血圧性クリーゼが現れたときは投与を中止し，再発のリスクがあるため再投与は行わない

2）スニチニブ

- 投与開始7日までに収縮期血圧および拡張期血圧が上昇し，治療中止1〜2週間で血圧は低下する[7)]
- 腎がん患者および消化管間質腫瘍患者において，スニチニブによる高血圧は治療効果の指標となったとの報告があり[8)]，**血圧コントロールを行い，治療継続**することが有用である

3）アキシチニブ

- 海外のデータを含むメタ解析の結果より，全Gradeでの高血圧は40%，Grade 3/4は13%で発現している[1)]
- 日本人を対象とした試験の結果では，全Gradeでの高血圧が84%，Grade 3/4の高血圧は70%と高かった[2)]
- 胃細胞がんにおいて血圧上昇は薬物動態および有効性と相関する[9, 10)]

4) レゴラフェニブ

- 切除不能な大腸がんを対象とした試験では，全Gradeおよび Grade 3/4の高血圧の発現は，28％および7％であった[11]
- 増悪した消化管間質腫瘍の試験では，全Gradeおよび Grade 3/4の高血圧の発現率は，49％および23％と高かった[12]

5) レンバチニブ

- レンビマ® 適正使用ガイドでは，国際共同試験の全体では高血圧事象の初発までの期間は中央値16日であるが，日本人集団で中央値8日であり，投与早期から血圧が上昇する傾向がある
- 放射性ヨウ素治療抵抗性・難治性の分化型甲状腺がん患者において，全Grade および Grade 3/4の高血圧の発現率は69％および43％と高かった[13]

3 薬物相互作用

- 非ジヒドロピリジン系Ca拮抗薬（ジルチアゼム，ベラパミル），VEGF阻害薬のなかで，スニチニブ・ソラフェニブはCYP3A4で代謝される．したがって，スニチニブ・ソラフェニブによる高血圧に対して，CYP3A4阻害薬であるであるジルチアゼムおよびベラパミルを併用すると，スニチニブ・ソラフェニブの血中濃度が上昇する可能性がある[14]

4 治療戦略

- 一部の分子標的治療薬（**ベバシズマブ，スニチニブ，アキシチニブ**）では，高血圧が発症するほど，治療成績が良好であったと報告されている．すなわち，**高血圧は治療の有効性を示す**指標となりうる
- したがって，高血圧が発症したからといって，安易な減量や中止は避けるべきである．降圧薬を積極的に使用して，できるだけ減量せずに治療を継続していくことが望ましい
- ただし，心血管イベントリスクが高い患者では，特に血圧管理に注意しながら，がん薬物療法を実施する

IC インフォームド・コンセントのコツ！

血圧管理を要す患者では日頃から自己血圧測定が指導されている．血管新生阻害作用を有する分子標的治療薬では自宅で血圧上昇をきたす可能性が高い．あらかじめ，患者の状態に応じた数値を設定し，

その数値を超えたら「すぐに受診する」，「病院に連絡する」，内服薬であれば「休薬して受診する」といった具体的な指示を出しておき，患者・家族および医療者間で共有する．早期の対応で血圧がコントロールできれば休薬期間も少なく，治療効果の向上につながることをよく説明し，患者・家族の協力を得る．

〈満間綾子〉

1）VEGF阻害薬の開始前にすべきこと

- VEGF阻害薬の開始前に，血圧が適切にコントロールされているか，**血圧を測定**する
- 開始前に，「高血圧治療ガイドライン2014」[15] を参照して降圧目標をクリアしているか評価する．例えば，心血管イベントリスクが高い患者（糖尿病患者，慢性腎臓病や脂質異常症，喫煙，家族歴などの危険因子の重積）では，可能ならば**130/80 mmHg未満**をめざす．また糖尿病がなくても蛋白尿が陽性ならば，130/80 mmHg未満をめざす
- もし，基準をクリアしていない場合は，循環器専門医に相談して，降圧薬を開始する．もともと降圧薬を内服されている場合は増量およびほかの降圧薬を追加して適切な血圧管理を行ってから，高血圧を引き起こす抗がん薬を開始することが望ましい
- 生活スタイルの同時の介入を開始し，減塩食や運動療法を促すことも推奨される[16]

2）降圧目標はどのように設定するか

❶ 減量・中止の基準が，添付文書に明記されているレンバチニブ，レゴラフェニブ，ラムシルマブは，添付文書に従う．参考にレゴラフェニブの減量・中止基準を表2に示す．なお，高血圧のGradeは「CTCAE v.4」に準じる

❷ 添付文書に減量・中止基準がない抗がん薬は，高血圧をマネジメントするガイドラインは現時点では存在しないため，降圧目標として，「高血圧治療ガイドライン2014」[15] を目安とする

3）降圧薬はどのように選択するか

今のところ，抗がん薬よる高血圧に対する降圧薬の選択についてのガイドラインは存在しない．近年の総説[1] では，後述の通り，抗がん薬，主に**VEGF阻害薬**による高血圧の積極的な降圧薬による管理を推奨している．

以下に選択のポイントを示す．

表2 ●レゴラフェニブの中止・休薬・減量基準

高血圧のGrade	用量調節および処置
Grade 2（無症候性）	本剤の投与を継続，降圧薬投与を行う．降圧薬による治療を行ってもコントロールできない場合，本剤の投与量を40 mg（1錠）減量する
Grade 2（症候性）	症状が消失し，血圧がコントロールできるまで休薬し，降圧薬による治療を行う．投与再開後，降圧薬による治療を行ってもコントロールできない場合，本剤の投与量を40 mg（1錠）減量する
Grade 3	症状が消失し，血圧がコントロールできるまで休薬し，降圧薬による治療を行う．本剤の投与を再開する場合，投与量を40 mg（1錠）減量する．投与再開後，降圧薬による治療を行ってもコントロールできない場合，本剤の投与量をさらに40 mg（1錠）減量する
Grade 4	本剤の投与を中止する

標準用量は1日1回160 mg（4錠）である．減量して投与を継続する場合には，40 mg（1錠）ずつ減量すること（1日1回80 mgを下限とすること）

❶ VEGF阻害薬で高血圧が発現したときの第一選択薬として，**アンギオテンシン変換酵素阻害薬（ACE-I），アンギオテンシン受容体拮抗薬（ARB）**，あるいはCa拮抗薬を単剤で開始するよう推奨している〔糖尿病，蛋白尿，あるいは慢性腎臓病（CKD）を合併する患者では，ACE-I，あるいはARBどちらか単剤で開始する〕．ただし，患者の状態を把握して，降圧効果が不良の場合は，早い段階から循環器専門医と連携をとることが重要である

❷ ❶でも効果を認めない場合は，
- ▶ 薬物療法や生活スタイルの遵守を強化する
- ▶ 1剤目を増量する（最大量まで漸増可）
- ▶ ACE-I，ARB，Ca拮抗薬のなかで，1剤目で使用しなかった降圧薬を追加する（最大量まで漸増可）．ただし，ACE-IとARBの併用は避ける
- ▶ 上記3項目でも血圧管理が不良の場合は，サイアザイド系利尿薬，β遮断薬，アルドステロン拮抗薬などのほかの機序の降圧薬の追加を検討する

❸ ❶・❷で血圧管理不良の場合は，VEGF阻害薬の減量・中止を考慮する．一般的に，VEGF阻害薬を中止・休薬するとすみやかに血圧が低下するといわれている

- すでに降圧薬を内服されている場合は，前述手順で降圧薬の増量や追加を行うことが望ましい

看護のポイント

- 治療前のアセスメントとして高血圧の程度と重要臓器の合併症の程度を把握する．特に，VEGF阻害薬などによる血圧上昇時は積極的に降圧薬を使用するが，永久に内服が必要などの誤解や内服薬が増えることへの抵抗感のある患者には，副作用マネジメントの必要性を説明する
- 便秘時には，努責により血圧が上昇する可能性があるため，排便コントロールにも留意する

〈田﨑亜希子〉

症例から学ぶがん薬物療法

ベバシズマブによる高血圧に対して，降圧薬で対応した症例

50歳代，男性．直腸がん．肝転移あり．Stage Ⅳ．高血圧症．アムロジピン2.5 mg/日内服中．腹腔鏡下直腸前方切除術を施行後，外来にてmFOLFOX6＋ベバシズマブ（BV）療法を開始となった．PS0．BV開始時，訪床して血圧を確認したところ138/88 mmHgであった．BV2回目施行時に，血圧は160/110 mmHgに上昇していた．蛋白尿は陰性であった．

■この症例への対応

- アムロジピン錠 5 mg/日に増量した
- しかし次クールにその降圧効果を評価したところ，血圧は160/110 mmHgと変わらず，軽い頭痛も認めたため，オルメサルタン錠 20 mg/日が追加された

■対応へのポイント

- BV投与後に血圧を測定し，血圧上昇を認め得た場合は，積極的に降圧薬の追加・増量を行う
- 高血圧以外に特に合併症はなかったため，140/90 mmHg以下を目標とした

■症例の経過

- その結果，血圧は130/80 mmHgで安定し，同処方継続にてBVを減量・中止することなく治療を継続することができた
- またARBによる血清カリウム値の上昇はなかった
- 治療継続にて肝転移巣の縮小を認め，肝切除術を施行された．その後レジメンは，FOLFIRI＋BV療法に変更され，降圧薬にて血圧の上昇を認めず，治療継続となった

<文献>

1）Brinda BJ, et al：Anti-VEGF-Induced Hypertension: a Review of Pathophysiology and Treatment Options. Curr Treat Options Cardiovasc Med, 18：33, 2016

2）Tomita Y, et al：Key predictive factors of axitinib（AG-013736）-induced proteinuria and efficacy: a phase II study in Japanese patients with cytokine-refractory metastatic renal cell Carcinoma. Eur J Cancer, 47：2592-2602, 2011

3）Li W, et al：Vascular and Metabolic Implications of Novel Targeted Cancer Therapies: Focus on Kinase Inhibitors. J Am Coll Cardiol, 66：1160-1178, 2015

4）Herrmann J, et al：Vascular Toxicities of Cancer Therapies: The Old and the New--An Evolving Avenue. Circulation, 133：1272-1289, 2016

5）An MM, et al：Incidence and risk of significantly raised blood pressure in cancer patients treated with bevacizumab: an updated meta-analysis. Eur J Clin Pharmacol, 66：813-821, 2010

6）Cai J, et al：Correlation of bevacizumab-induced hypertension and outcomes of metastatic colorectal cancer patients treated with bevacizumab: a systematic review and meta-analysis. World J Surg Oncol, 11：306, 2013

7）Azizi M, et al：Home blood-pressure monitoring in patients receiving sunitinib. N Engl J Med, 358：95-97, 2008

8）Rini BI, et al：Hypertension as a biomarker of efficacy in patients with metastatic renal cell carcinoma treated with sunitinib. J Natl Cancer Inst, 103：763-773, 2011

9）Motzer RJ, et al：Axitinib versus sorafenib as second-line treatment for advanced renal cell carcinoma: overall survival analysis and updated results from a randomised phase 3 trial. Lancet Oncol, 14：552-562, 2013

10）Rini BI, et al：Axitinib dose titration: analyses of exposure, blood pressure and clinical response from a randomized phase II study in metastatic renal cell carcinoma. Ann Oncol, 26：1372-1377, 2015

11）Grothey A, et al：Regorafenib monotherapy for previously treated metastatic colorectal cancer（CORRECT）：an international, multicentre, randomised, placebo-controlled, phase 3 trial. Lancet, 381：303-312, 2013

12）Demetri GD, et al：Efficacy and safety of regorafenib for advanced gastrointestinal stromal tumours after failure of imatinib and sunitinib（GRID）：an international, multicentre, randomised, placebo-controlled, phase 3 trial. Lancet, 381：295-302, 2013

13）Schlumberger M, et al：Lenvatinib versus placebo in radioiodine-refractory thyroid cancer. N Engl J Med, 372：621-630, 2015

14）Yeh ET & Bickford CL：Cardiovascular complications of cancer therapy: incidence, pathogenesis, diagnosis, and management. J Am Coll Cardiol, 53：2231-2247, 2009

15）「高血圧治療ガイドライン2014」（日本高血圧学会高血圧治療ガイドライン作成委員会/編），pp31-38，ライフサイエンス出版，2014

16）James PA, et al：2014 evidence-based guideline for the management of high blood pressure in adults: report from the panel members appointed to the Eighth Joint National Committee（JNC 8）. JAMA, 311：507-520, 2014

〈野田哲史〉

A. 循環器疾患

2 不整脈

注意 三酸化ヒ素，バンデタニブ，トレミフェン

Point

- QT延長をきたす抗がん薬を投与する場合は，定期的な心電図モニタリングと電解質管理を行う
- 徐脈や心ブロックを起こしやすい抗がん薬として，パクリタキセルとサリドマイドがある
- 心房細動の治療のため，ワルファリンを投与している場合は，抗がん薬との薬物相互作用に十分注意する

1 不整脈を合併した患者の問題点

- 催不整脈作用のある抗がん薬は，**心室再分極遅延（QT延長）**あるいは**徐脈**をきたすものに分けられる

1）QT延長

- がん患者の10～36％でQT延長を認めていると報告されており[1]，QT延長をきたす薬剤を投与する場合は，突然死を引き起こすリスクの可能性が高まる[2]
- QTをモニタリングして，抗がん薬に応じた減量や中止を行うが，添付文書に減量・中止基準が記載されていない場合も多い
- 支持療法として使われる**制吐薬**や**抗うつ薬**にQT延長をきたす薬剤があるため，可能な限り投与を避ける

2）徐脈

- 徐脈を合併する患者に，徐脈・心ブロックをきたしやすい抗がん薬（パクリタキセル，サリドマイドなど）を投与する場合には，注意が必要である
- 徐脈は，一般的に脈拍が60回/分未満と定義されているが，脈拍が50回/分を下回っていても症状が出ない患者も多い．また，徐脈から起因する倦怠感，身体的活動の制限，失神，めまいが出現している患者もいるが，徐脈と診断されていないケースもある[3]
- 心房細動の治療のためにワルファリンを投与されている患者では，抗がん薬の併用によりPT-INRが変動することがある

2 不整脈を合併した患者に対して注意すべきがん薬物療法

本稿では，QT延長あるいは徐脈をきたしやすい代表的な抗がん薬について概説する．

1）QT延長をきたしやすい抗がん薬

【トレミフェン】

- QT延長（先天性QT延長症候群を含む）またはその既往のある患者では，**投与禁忌**である

【バンデタニブ】

- 先天性QT延長症候群のある患者は**投与禁忌**である
- QT延長のおそれまたはその既往のある患者は，QT延長のおそれがあるので慎重投与である

【スニチニブ】

- QT延長またはその既往のある患者には，再発のおそれがあるため**原則禁忌**である．特に必要とする場合は慎重に投与する

【三酸化ヒ素】

- 第I相・第II相試験の結果から，38％の患者がQT延長を引き起こし，そのうち28％の患者がQTは500 msec以上であった[4)]
- 本剤によるQT延長は投与開始して**1～5週間で発現しやすく**，投与終了後8週間でベースラインに戻る[5)]
- 心電図検査での適切な読影や異常時の処置方法については循環器専門医の助言を得ることが望ましい
- 投与開始前には**12誘導心電図を実施**し，血清電解質（カリウム，カルシウム，マグネシウム）およびクレアチニンについて検査する
- 電解質異常が認められている場合は，是正し，QT延長をきたす薬剤の併用は避ける
- 本剤投与中は，添付文書に従って，**12誘導心電図を最低週2回**実施し，さらに心電図モニターなどによる監視も考慮する

【セツキシマブ，パニツムマブ】

- 本剤の投与により，低マグネシウム血症，低カリウム血症および低カルシウム血症があらわれることがある
- セツキシマブは，不整脈の既往のある患者には慎重投与である
- QT延長，痙攣，しびれ，全身倦怠感などを伴う低マグネシウム血症が現れることがあるので，症状の発現に十分注意する
- 低マグネシウム血症に起因した，低カルシウム血症，低カリウム血症などの電解質異常を伴う場合には，症状が重篤化することがある

2）徐脈をきたしやすい抗がん薬

【パクリタキセル】

- 頻度は0.1以下～30％である[3)]
- 添加物であるクレモホールによって放出されたヒスタミンが心臓組織のヒスタミン受容体に作用するメカニズムが考えられている[6)]
- 本剤による重篤な過敏症のため，頻脈，徐脈が現れることがある
- 徐脈，房室ブロック，脚ブロック，心筋梗塞，うっ血性心不全の既往のある患者では，徐脈のリスクが高まる[1)]

【サリドマイド】

- 徐脈の頻度は，0.12～55％である
- 甲状腺機能低下により徐脈を起こすことがある[3)]

3）その他

【シクロホスファミド】

- 濃度依存性（用量が＞150 mg/kg，＞1.5 g/m²/日）に心毒性のリスクが高まると報告されている[7)]
- 血液がんの移植前処置に用いるシクロホスファミド大量療法では，不整脈を含む心合併症を認める場合がある[7)]

【メドロキシプロゲステロン】

- 心房細動のある患者は**禁忌**である

【イブルチニブ】

- 不整脈またはその既往歴のある患者に投与すると，心房細動などの不整脈があらわれることがある
- 投与に際しては定期的に心機能検査（12誘導心電図検査など）を行う

【オファツムマブ】

- 不整脈や狭心症などの心機能障害を合併またはその既往のある患者に投与する場合には，投与中または投与直後に心電図，心エコーなどによるモニタリングを行う

【腫瘍崩壊症候群】

- 腫瘍崩壊症候群では，大量のカリウムが放出され，高カリウム血症をきたす危険性がある
- 高カリウム血症では，心室性頻脈，心室細動，心停止などの**致死的な不整脈**を誘発することがある[8)]
- 血清カリウム値が**6.5 mEq/L以上**となると致死性不整脈の危険が高まる[9)]

表1 ● QT延長をきたす抗がん薬

	抗がん薬	全Grade	重篤
▲●□	トレミフェン	−	−
▲○	バンデタニブ[10]	16〜18％	3.7〜12％
○	三酸化ヒ素[4]	38％	28％
○	ラパチニブ	17％	−
◎	スニチニブ	6.5％	0.3％
○	セリチニブ	5.7％	−
○	オシメルチニブ	2.9％	−
○	クリゾチニブ	2.7％	−
○	ダサチニブ	2.7％	−
○	ニロチニブ	2.5％	−
○	ベムラフェニブ	2％	−
○	ボスチニブ	1.6％	−
	エリブリン	5％未満	−

▲：先天性QT延長症候群を含み，QT延長既往のある患者は禁忌
●：QT延長またはその既往のある患者は禁忌
□：重度の徐脈等の不整脈，心筋虚血などの不整脈を起こしやすい心疾患のある患者には慎重投与
○：QT延長またはその既往のある患者は慎重投与
◎：QT延長またはその既往のある患者は原則禁忌
−：データなし
バンデタニブ，三酸化ヒ素以外は添付文書より引用

- 低カルシウム血症も，テタニー症状，低血圧，痙攣，心不全以外にも不整脈があり，場合によっては突然死することがある[7]ので十分な電解質の管理が必要である

3 薬物相互作用

1）QT延長をきたす薬物相互作用

- QT延長をきたす主な薬物相互作用を（表1，2）に記す
- QT延長を起こすまたは悪化させる薬剤との併用する場合は，治療上の有益性が危険性を上回る場合にのみ使用する

2）徐脈をきたす薬物相互作用

【セリチニブ】

- β遮断薬，非ジヒドロピリジン系Ca拮抗薬，クロニジンとの併用は，徐脈を起こすおそれがあるので，可能な限り併用しないこと

表2 ● QT延長が原因の併用禁忌，併用注意の主要な組合わせ

	トレミフェン	三酸化ヒ素	ニロチニブ	ダサチニブ	ラパチニブ	バンデタニブ	ラムシルマブ	クリゾチニブ	セリチニブ	オシメルチニブ
プロカインアミド	●	○	○	○	○	○	○		○	○
キニジン	●	○	○	○	○	○	○		○	○
ベプリジル		○	○							
ジソピラミド		○	○	○	○	○	○			○
ソタロール	●	○	○	○	○		○		○	
アミオダロン	●	○	○						○	
クラリスロマイシン		○	○			○				
ピモジド		○	○	○	○		○	○		
イミプラミン		○		○			○	○		
ハロペリドール		○	○			○				
オンダンセトロン						○				○

●：併用禁忌，○併用注意
トレミフェンとクラスIA不整脈（キニジン，プロカインアミド）およびクラスIII不整脈（アミオダロン，ソタロール）との併用は，Torsade de pointesを含む心室性頻脈，QT延長を起こすおそれがあるため，**併用禁忌**である

【パクリタキセル・サリドマイド】

- 徐脈をきたすようなβ受容体拮抗薬，Ca拮抗薬，ジゴキシンとの併用は控える[1, 4]

【レブラミド】

- ジゴキシンと併用すると，ジゴキシンの血中濃度が上昇するため，併用注意である

3）心房細動の予防・治療のためワルファリンを投与している場合

- ワルファリンと併用注意になっている抗がん薬は，5-FU系抗がん薬，メルカプトプリン，イマチニブ，ゲフィチニブ，ソラフェニブ，タモキシフェン，ビカルタミド，フルタミドで，それぞれPT-INRの上昇をきたす

4 治療戦略

- 不整脈を合併したがん患者に，催不整脈性抗がん薬を投与する場合は，**投与開始前**から循環器専門医と連携する

- 投与前および投与中は定期的に**心電図**および**電解質検査**を行い，また，脈拍，血圧測定を行うなど，患者の状態を十分に観察する
- 不整脈への抗がん薬の影響を最小限に努めて，抗がん薬を投与していく

1）QT延長をきたしやすい薬剤を投与する場合の治療戦略

- Torsade de pointesタイプの危険因子の1つとして，低カリウム血症や低マグネシウム血症がある
- QT延長をきたす抗がん薬を投与する前に，これらの電解質を補正する
- 投与前と投与後は週1～2回の頻度で心電図検査を実施し，QT延長をきたす薬剤の併用を避ける
- 減量・中止基準が添付文書に明記されている三酸化ヒ素，バンデタニブ，クリゾチニブ，セリチニブは，添付文書に従う
- 添付文書に減量・中止基準が記載されていない抗がん薬は，下記のように対処するのが望ましい[1, 11]
  - ❶ 抗がん薬を投与開始して，QTが500 msec以上に延長している場合，あるいはベースラインより60 msec以上延長した場合は，抗がん薬の投与を中止し，QTが460 msecまで回復するまで再投与しない．460 msec以下になれば，減量して投与を再開する必要がある
  - ❷ QTが500 msec以上に延長して，動悸，心不全，低血圧，失神の症状が出現する，あるいはTorsade de pointesが生じた場合は，循環器専門医と連携したうえで入院加療を要し，QT延長をきたした抗がん薬の投与は中止することが望ましい
- セツキシマブ，パニツムマブは血清マグネシウムが1.2 mEq/Lを下回った場合はマグネシウムの補充をしながら治療を継続する
  - ▶ 本剤投与開始前，また，本剤投与中および投与終了後も血清中電解質（マグネシウム，カリウムおよびカルシウム）をモニタリングする
  - ▶ 電解質異常が認められた場合には，必要に応じ電解質補充を行う
  - ▶ Grade 2以上の低マグネシウム血症（＜1.2 mEq/L）の場合はマグネシウムの補正を行い，Grade 3（＜0.9 mEq/L）になった場合は減量もしくは投与の中止を検討する[12]
  - ▶ 低マグネシウム血症に起因した，低カルシウム血症，低カリウム血症などの電解質異常を伴う場合は，QT延長をきたす場合がある

▸ QTの著明な延長などの治療を有する心電図異常を認めた場合には，抗EGFR薬の治療中止または中断を検討する(「ベクティビックス®適正使用ガイド」を参照)

- 三酸化ヒ素をQT延長のため使用できない場合は，ゲムツズマブオゾガマイシン，またはタミバテロンの使用を考慮する
  ▸ 再発の急性前骨髄球性白血病（APL）の再開導入療法で，QTの延長のため三酸化ヒ素を使用できない場合は，第一選択薬はゲムツヅマブオゾガマイシンであり，第二選択薬としてタミバテロンの投与を考慮する[13]

2）徐脈をきたす抗がん薬を投与する場合の治療戦略

- 抗がん薬投与で症候性の徐脈を認めた場合は，注意深くモニタリングして投与を継続することは可能である
- 疲労感，浮遊感・立ちくらみ，めまい，失神などの症候性の徐脈が出現した場合は，循環器専門医と連携して徐脈のアセスメントおよび治療を行い，抗がん薬の減量・中止を考慮する[1]

Pitfall

徐脈から意識低下を伴う場合には，基本的な鑑別（A：alcohol，I：insulin，U：uremia，E：encephalopathy/endocrinology/electrolytes，O：opiate/overdose，T：trauma/temperature，I：infection，P：psychogenic/porphyria　S：seizure/shock/stroke）を念頭に対処する．

患者の特性（アルコール摂取やインスリン使用の有無）によって鑑別すべき優先順位が異なるため，日頃から生活歴，既往歴，併用薬剤なども把握しておく．がんの臓器に注目しがちだが広い視野をもった診療を心がける．

〈満間綾子〉

【パクリタキセル】

- 重篤な刺激伝導障害があらわれた場合には，適切な処置を行い，その後の本剤投与に際しては継続的に心電図のモニタリングを行うなど，患者の状態を十分に観察する
- 過敏症を予防するための前投薬に抗ヒスタミン薬を使う．これは，メカニズムを考慮すると徐脈を予防することにもなる
- 房室伝導の異常や臨床的に血行力学的効果を伴う徐脈を認めた場合は，投与の中止が望ましい[3]

【サリドマイド】

- 徐脈が無症候性の場合は，とりわけ治療を中止する必要はないが，注意深くモニタリングを行い，減量を考慮してもよい
- 症候性の徐脈が出現した場合は，投与を中止する
- 第Ⅲ度の房室ブロックとなった患者は，ペースメーカーの埋め込みの適応となる
- 徐脈が発現した場合は，甲状腺機能低下による徐脈を除外するために，TSH，T_3，T_4など内分泌ホルモン検査の測定を追加すべきである[3)]

3）シクロホスファミド大量療法を投与する場合

- シクロホスファミド投与中は心電図モニターの装着が望ましい[14)]

4）心房細動でワルファリンを投与された患者に，PT-INR上昇をきたす抗がん薬を投与する場合

- 原則，抗がん薬の投与を開始して，頻回にPT-INRを測定してワルファリンの投与量の調節を行う
- PT-INRのコントロールが不良な場合は，循環器専門医と相談して新規経口抗凝固薬への切り替えを考慮する

◆看護のポイント◆

- 倦怠感やめまいが不整脈によるものである可能性を念頭におき，出現のタイミングや自覚される症状を細やかに把握する
- 患者には脈拍測定方法を教育し，自身でも状況を知ることができるようかかわる
- 循環器系の副作用のある抗がん薬を使用する際は，不整脈を診療している医療機関と連携をとりながら，モニタリングを強化する

〈田﨑亜希子〉

<文献>

1）Tamargo J, et al：Cancer chemotherapy and cardiac arrhythmias: a review. Drug Saf, 38：129-152, 2015

2）Kannankeril P, et al：Drug-induced long QT syndrome. Pharmacol Rev, 62：760-781, 2010

3）Yeh ET & Bickford CL：Cardiovascular complications of cancer therapy: incidence, pathogenesis, diagnosis, and management. J Am Coll Cardiol, 53：2231-2247, 2009

4）Barbey JT, et al：Effect of arsenic trioxide on QT interval in patients with advanced malignancies. J Clin Oncol, 21：3609-3615, 2003

5）Soignet SL, et al：United States multicenter study of arsenic trioxide in relapsed acute promyelocytic leukemia. J Clin Oncol, 19：3852-3860, 2001
6）Arbuck SG, et al：A reassessment of cardiac toxicity associated with Taxol. J Natl Cancer Inst Monogr, ：117-130, 1993
7）Floyd JD, et al：Cardiotoxicity of cancer therapy. J Clin Oncol, 23：7685-7696, 2005
8）「腫瘍崩壊症候群（TLS）診療ガイダンス」（日本臨床腫瘍学会/編），pp4-7，金原出版，2013
9）「重篤副作用疾患マニュアル 腫瘍崩壊症候群」（厚生労働省），pp9-13：http://www.mhlw.go.jp/topics/2006/11/dl/tp1122-1e17.pdf
10）Zang J, et al：Incidence and risk of QTc interval prolongation among cancer patients treated with vandetanib: a systematic review and meta-analysis. PLoS One, 7：e30353, 2012
11）Zipes DP, et al：ACC/AHA/ESC 2006 Guidelines for Management of Patients With Ventricular Arrhythmias and the Prevention of Sudden Cardiac Death. Circulation, 114：e385-e484, 2006
12）「頭頸部がん薬物療法ガイダンス」（日本臨床腫瘍学会/編），pp30-38，金原出版，2015
13）「造血器腫瘍診療ガイドライン 2013年版」（日本血液学会/編），p47，金原出版，2013
14）「造血細胞移植ガイドライン　移植前処置（2014年10月）」（日本造血細胞移植学会/編），p27：https://www.jshct.com/guideline/guidelines_nm.shtml

〈野田哲史〉

A. 循環器疾患

3 虚血性心疾患

注意 5-FU，カペシタビン，ソラフェニブ

Point

- 5-FU，カペシタビンによる心虚血は，冠動脈疾患の既往のある患者ではリスクが増大する
- 5-FU，カペシタビンによる心虚血が発症した場合，投与を中止し，循環器専門医と連携して心虚血の治療を行う
- 虚血性心疾患を合併する患者に抗がん薬を投与する際，虚血性疾患の是正を図ることが重要である

1 虚血性心疾患を合併した患者の問題点

- 虚血性心疾患には，**狭心症**，**心筋梗塞**，**虚血性心不全**があり，ときに致死性の不整脈により死に至ることもある
- 抗がん薬には心筋虚血を引き起こすものがあり，虚血性心疾患を合併した患者への投与には十分注意する必要がある
- 現在のところ，虚血性心疾患を合併したがん患者への適切な評価やマネジメントをするために推奨されるガイドラインは存在しない

2 虚血性心疾患を合併した患者に対して注意すべきがん薬物療法

- 虚血性心疾患とは，冠動脈が動脈硬化などの原因で狭窄し心筋虚血となる疾患である．心筋虚血をきたしやすい抗がん薬とその頻度を表に示す

1）5-FU

- 5-FUによる心筋虚血では，無症候性のT波の変動，胸痛，急性冠動脈虚血症候群や心筋梗塞が起こることがある[1, 2)]
- メカニズムは血管の攣縮であり，**投与して2～5日以内**に発現し，投与を中止すると数時間～5日以内に消失するとされ可逆的である[3)]
- ボーラス投与と比較して，**持続点滴**の方が心疾患のリスクが高まる[4)]
- 5-FUによる心臓障害のリスクが高まる因子として，5-FUの**高用**

表●心筋虚血をきたしやすい抗がん薬

抗がん薬	頻度
5-FU	1.0～7.6％
カペシタビン	4.6％
パクリタキセル	0.2～4％
ソラフェニブ	2.7～3.0％
ドセタキセル	1.7％
ベバシズマブ	0.6～1.5％

量投与（＞800 mg/m^2）[5]，**シスプラチンの併用**[6]がある
- 心疾患，特に冠動脈疾患の既往のある患者では，5-FUによる冠疾患のリスクが4倍上昇したと報告されている[1]

2）カペシタビン
- 心筋虚血や心室性不整脈を引き起こすおそれがあり[7]，冠動脈疾患の既往歴のある患者には慎重投与である
- カペシタビン＋オキサリプラチン併用療法を行った大腸がん患者では，4.6％で狭心症が発症したと報告されている[8]

3）パクリタキセル
- 心筋虚血の頻度は0.2～4％で[10]，急性冠動脈虚血症候群の既往のある患者では起こりやすいと報告されている[9]
- メカニズムは血管の攣縮が影響している

4）ソラフェニブ
- 心筋虚血の頻度は，2.7～3％である[9]

5）ドセタキセル
- 心筋虚血の頻度は1.7％で，急性冠動脈虚血症候群の既往のある患者では起こりやすいと報告されている[9]
- ときに心不全，血圧低下，不整脈，動悸などがあらわれることがあるため，心・循環器系に対する観察を十分に行う

6）ベバシズマブ
- 冠動脈疾患などの重篤な心疾患のある患者は，うっ血性心不全が悪化または現れるおそれがあるため，慎重投与である
- 頻度は0.6～1.5％と報告されている[9]

7）トラスツズマブ

- 冠動脈疾患（心筋梗塞，狭心症など）の患者またはその既往歴のある患者は症状が悪化するおそれがある，または心不全などの心障害があらわれやすいため，慎重投与である

8）トラスツズマブ エムタンシン

- 冠動脈疾患（心筋梗塞，狭心症など）の患者またはその既往歴のある患者は慎重投与である

9）エストラムスチン

- 虚血などの重篤な冠血管疾患，またはその既往歴のある患者は**投与禁忌**である

10）メドロキシプロゲステロン

- 虚血性心疾患の危険因子である，動脈硬化のある患者は**禁忌**である

3 薬物相互作用

- 特になし

4 治療戦略

- 抗がん薬を投与する前に，ベースラインの虚血性心疾患の既往歴とリスク因子をアセスメントする
- 関連診療科と連携しながら是正可能な危険因子は治療を行う
- 虚血性心疾患を是正したうえで，抗がん薬の投与を行うことが目標である

1）5-FU，カペシタビン

- 急性の心筋虚血が出現した場合は，直ちに中止する[3)]
- 心筋虚血の治療を行うため，循環器専門医と連携して，硝酸薬やCa拮抗薬などを投与する
- 再投与時に関しては，過去の報告では，47％の患者で症状を伴う心筋虚血が再発し，死亡例が13％で認められたため，**再投与は避けるの**が望ましい[11, 12)]
- 5-FU・カペシタビン以外に治療の選択肢がない場合は，十分に心虚血の再発とそれによるリスクについて説明し，5-FUやカペシタビンを50～70％減量することや，投与24時間前から硝酸薬ある

いはCa拮抗薬を3日間前投薬して治療を再開することを考慮する．投与中は，モニター心電図を装着して厳密に管理する[10, 13]

- 5-FUあるいはカペシタビンで心筋梗塞を発症した症例では再投与は避ける[10]

2）ソラフェニブ

- ソラフェニブ投与中に心筋虚血を発症した場合は，循環器専門医と連携をとり，症状に応じて，一時的あるいは永久に中止することを考慮する[10]

3）ベバシズマブ

- 脳卒中や心筋梗塞を12カ月以内に発症した患者は，臨床試験で除外されているため，これらの患者へのベバシズマブの投与の有用性や不利益についてはエビデンスがない．関連診療科の専門医と連携して，投与すべきか考慮する

Pitfall

がん治療において，虚血性心疾患を合併した患者では手術，がん薬物療法ともにリスクが高い状況にある．がん治療の目的が腫瘍縮小による症状緩和であれば，放射線治療の適応や疼痛緩和に使用可能な薬剤をあらかじめ緩和ケアチームと検討する，手術が可能であった場合の術後リハビリの計画をたてるなど多職種の視点でかかわることで，より効果的な対応が可能となる．日頃から多職種とも意見を交わし耳を傾ける姿勢がキャンサーボードの質の向上につながる．

〈満間綾子〉

4）その他

- ほかの薬剤では，虚血性心疾患の予防策については，明確なエビデンスがない．各種ガイドラインに沿った治療を行ったうえで，禁忌でなければ，慎重に投与するのが望ましい

◆看護のポイント◆

- 高血圧・脂質異常症・糖尿病・喫煙・肥満など冠危険因子の是正が必要であり，生活習慣の見直しを行う
- がん治療中であっても優先度を下げることなく食事療法や運動療法が継続できるよう患者のライフスタイルに合った具体的な方法を提案する

〈田﨑亜希子〉

＜文献＞

1） de Forni M, et al：Cardiotoxicity of high-dose continuous infusion fluorouracil: a prospective clinical study. J Clin Oncol, 10：1795-1801, 1992

2） Van Cutsem E, et al：Incidence of cardiotoxicity with the oral fluoropyrimidine capecitabine is typical of that reported with 5-fluorouracil. Ann Oncol, 13：484-485, 2002

3） Tamargo J, et al：Cancer chemotherapy and cardiac arrhythmias: a review. Drug Saf, 38：129-152, 2015

4） Polk A, et al：Cardiotoxicity in cancer patients treated with 5-fluorouracil or capecitabine: a systematic review of incidence, manifestations and predisposing factors. Cancer Treat Rev, 39：974-984, 2013

5） Gradishar WJ & Vokes EE：5-Fluorouracil cardiotoxicity: a critical review. Ann Oncol, 1：409-414, 1990

6） Khan MA, et al：A retrospective study of cardiotoxicities induced by 5-fluouracil (5-FU) and 5-FU based chemotherapy regimens in Pakistani adult cancer patients at Shaukat Khanum Memorial Cancer Hospital & Research Center. J Pak Med Assoc, 62：430-434, 2012

7） Coughlin S, et al：Capecitabine induced vasospastic angina. Int J Cardiol, 130：e34-e36, 2008

8） Ng M, et al：The frequency and pattern of cardiotoxicity observed with capecitabine used in conjunction with oxaliplatin in patients treated for advanced colorectal cancer (CRC). Eur J Cancer, 41：1542-1546, 2005

9） Yeh ET & Bickford CL：Cardiovascular complications of cancer therapy: incidence, pathogenesis, diagnosis, and management. J Am Coll Cardiol, 53：2231-2247, 2009

10） Herrmann J, et al：Vascular Toxicities of Cancer Therapies: The Old and the New--An Evolving Avenue. Circulation, 133：1272-1289, 2016

11） Saif MW, et al：Fluoropyrimidine-associated cardiotoxicity: revisited. Expert Opin Drug Saf, 8：191-202, 2009

12） Rosa GM, et al：Update on cardiotoxicity of anti-cancer treatments. Eur J Clin Invest, 46：264-284, 2016

13） Jensen SA & Sørensen JB：Risk factors and prevention of cardiotoxicity induced by 5-fluorouracil or capecitabine. Cancer Chemother Pharmacol, 58：487-493, 2006

〈野田哲史〉

A. 循環器疾患

4 血栓症

注意 サリドマイド，レナリドミド，ベバシズマブ

Point

- サリドマイド，レナリドミド，ポマリドミドを投与される多発性骨髄腫の患者は，抗凝固薬や抗血小板薬などの予防投与を考慮する
- エストラムスチンは，深部静脈血栓症の患者には禁忌である
- 血栓症の治療のためワルファリンを投与している場合は，抗がん薬との薬物相互作用に十分注意する必要がある

1 血栓症を合併した患者の問題点

- 一般的に，静脈血栓塞栓症（VTE）は1％以上の発現率であり，その主な内訳は，深部静脈血栓症（DVT）は0.5％で，肺塞栓症は0.7％である[1)]
- がん患者では，血液凝固系が活性化して血栓塞栓症が発症しやすい
- 抗がん薬はがん細胞の凝固効果を増幅させて直接血管壁を障害するため，がん患者でのVTEの発症頻度は7％以上である[2)]
- 特に**血液がん**では，静脈血栓症のリスクが非がん患者に比べ**28倍**に増大する[3)]
- 血栓症を合併した患者に，血栓塞栓を形成しやすい抗がん薬を投与する場合は，血栓形成のリスクを評価する．また，抗血栓薬または抗凝固薬の予防投与についてリスク＆ベネフィットを考慮する必要がある

2 血栓症を合併した患者に対して注意すべきがん薬物療法

1）免疫調整薬

【サリドマイド】

- 単剤投与時には静脈血栓症の発症頻度は5％未満とされ，抗がん薬やデキサメタゾンとの併用時には静脈血栓症の頻度が著明に高くなる[4)]（表1）
- 特に**ドキソルビシンとの併用時**には，この頻度が投与患者の**10～27％**にまで高まる[4)]
- これらのリスク因子以外にも，未治療例への投与，11番染色体異

表1 ●抗血栓療法予防なしでのサリドマイドおよびレナリドミドの静脈血栓症の発現率

治療レジメン	静脈塞栓症発生率	
	初発治療	再発治療
サリドマイド		
単独療法	3～4％	2～4％
デキサメタゾン併用	14～26％	2～8％
メルファラン併用	10～20％	11％
ドキソルビシン併用	10～27％	58％
シクロホスファミド併用	3～11％	4～8％
多剤併用	16～34％	15％
レナリドミド		
単独療法	－	0～33％
デキサメタゾン併用	8～75％	8～16％
シクロホスファミド併用	－	14％
ボルテゾミブ併用	－	0％

－：データなし
文献4より引用

常，活性化プロテインC耐性症がDVTの独立したリスク因子としてあげられている[5)]

【レナリドミド】

- 再発患者において，単剤ではDVTの発症リスクは上昇しないが，**デキサメタゾンの併用時**は，新規患者では**8～75％**，再発患者では**8～16％**であった（表1）[4)]
- 再発患者において，抗血栓療法の予防薬を投与せずにレナリドミド＋デキサメタゾン療法を行った際の静脈血栓症の発生頻度は，デキサメタゾン単独療法の患者より高かった（8～16％ vs. 4％，表1）
- 血栓予防薬なしでレナリドミドとデキサメタゾン480 mgを併用した患者では，デキサメタゾン160 mgを併用した患者と比較して静脈血栓症の発生頻度は高かった（23％ vs. 8％）[4)]

【ポマリドミド】

- DVTの発現率は，抗血栓療法を予防投与したうえで低用量の**デキサメタゾン**併用した場合，**2～4％**であった[6, 7)]

表2 VEGF阻害薬による静脈血栓症および動脈血栓症の発症率

	静脈血栓症発症率		動脈血栓症発症率	
薬剤	全Grade	Grade 3/4	全Grade	Grade 3/4
ベバシズマブ	12%	6%	3.3%	2%
スニチニブ	7〜13%	5〜9%	1.2%	−
ソラフェニブ	2%	0%	1.3%	−
アキシチニブ	1.1%	−	1.7%	−
パゾパニブ	13%	6%	1.2%	−
バンデタニブ	2%	−	0%	−
レゴラフェニブ	2%	−	−	−
ラムシルマブ	4%	2.5%	1.8%	0.9%
レンバチニブ	5.4%	3.8%	5.4%	2.7%

−：データなし
文献9を参考に作成

2）ステロイド

- 高用量のステロイドは血栓形成のリスクを高める

3）ホルモン薬

- ASCOの「静脈血栓症の予防・治療ガイドライン」[8]では，静脈血栓症のリスク因子としてホルモン薬があげられている

【エチニルエストラジオール】

- 血栓性静脈炎，肺塞栓症またはその既往歴のある患者には**禁忌**である
- 血液凝固能の亢進により，これらの症状が増悪することがある

【メドロキシプロゲステロン】

- 脳梗塞，心筋梗塞，血栓静脈炎などの血栓性疾患またはその既往歴のある患者は**禁忌**である

4）VEGF阻害薬

- VEGF阻害薬は，血管内皮細胞の恒常性を変化させ，血管内皮細胞の再生能を障害し，血栓塞栓症のリスクを高める
- VEGF阻害薬による動脈塞栓症および静脈血栓症の頻度を表2に示す

【ベバシズマブ】

- 血栓塞栓症の既往のある患者は，心筋梗塞，脳梗塞，DVT，肺塞

栓症などがあらわれるおそれがあるため，慎重投与である

- メタ解析の結果から，65歳以上と動脈血栓症の既往歴がある場合は動脈血栓症のリスクが上昇するとされている[10]．なお，静脈血栓症の頻度の増加は認められなかった
- ベバシズマブ投与で動脈塞栓症を発症した場合は，重度の動脈塞栓症が再発し，死亡に至る可能性があるため，**再投与はしない**（「ベバシズマブ® 適正使用ガイド」参照）

【ソラフェニブ】

- 血栓塞栓症の既往のある患者は，心筋虚血，心筋梗塞などが現れるおそれがあるので，慎重投与である

【レゴラフェニブ】

- 血栓塞栓症またはその既往歴のある患者は慎重投与であり，心筋虚血，心筋梗塞などが現れるおそれがある

【ラムシルマブ】

- 重篤な動脈血栓症が現れ，死に至るケースが報告されている
- 重度の動脈血栓症の現れた患者では，本剤の**再投与はしない**

5）エルロチニブ

- 進行膵がんを対象としたエルロチニブ＋ゲムシタビン療法では，11％でGrade 3/4の血栓塞栓症の有害事象が発症して，3.9％でDVTを発症したと報告されている[11, 12]

6）エストラムスチン

- 血栓性静脈炎，脳血栓，肺塞栓などの血栓塞栓障害，またはその既往のある患者は**禁忌**である
- エストロゲン様作用により，症状を悪化または再発させるおそれがある

7）ニボルマブ

- 静脈塞栓症の発症頻度は0.6％である

8）ポナチニブ

- 心筋梗塞，脳梗塞，網膜動脈閉塞症，末梢動脈閉塞性疾患，VTEなどの重篤な血管閉塞性事象が現れることがあり，死亡に至った例も報告されているので，添付文書上警告となっている
- 投与開始前に，虚血性疾患（心筋梗塞，末梢動脈閉塞性疾患など），VTEなどの既往歴の有無，心血管系疾患の危険因子（高血

圧，糖尿病，脂質異常症など）の有無を確認したうえで，投与の可否を慎重に判断する

3 薬物相互作用

1）メドロキシプロゲステロン

- 黄体ホルモン，卵胞ホルモン，副腎皮質ホルモンなどのホルモン薬を投与されている患者は，血栓症を起こすおそれが高くなるため，**併用禁忌**である

2）サリドマイド

- ドキソルビシン，デキサメタゾン，経口避妊薬との併用は，血栓塞栓症のリスクを高める危険性があるため併用注意である

3）ワルファリン

- 血栓症の治療のためワルファリンを投与している場合は，抗がん薬との薬物相互作用に十分注意する必要がある
- ワルファリンと併用注意になっている抗がん薬は，5-FU系抗がん薬，メルカプトプリン，イマチニブ，ゲフィチニブ，ソラフェニブ，タモキシフェン，ビカルタミド，フルタミドがある

4 治療戦略

1）注意点

【免疫調整薬】

- DVTまたは肺塞栓症の既往のある患者では，再発のリスクが増大するため，抗凝固薬や抗血小板薬を**予防投与**することを考慮する
- 患者個々の背景や前治療歴によって血栓塞栓症のリスクを評価して，抗血栓の予防薬を使い分ける[2, 4]
- 早期発見のための患者教育も重要である．例えば，下肢の腫脹や疼痛，突然発症する胸痛，息切れなどの静脈血栓症の注意すべき症状を患者に事前に説明する
- 静脈塞栓症が発症した場合は，ただちに抗がん薬の投与を中止して，循環器専門医と協働して，抗血栓療法を開始する．少なくとも**2〜3週間は休薬した後，再開する**のがよいと考えられている[13]

【免疫調整薬以外で血栓をきたしやすい抗がん薬】

- 入院患者か外来患者で，予防薬を推奨するかしないか，近年のASCOのガイドライン[8]に記載があるが，日本人でのエビデンスは十分でないため，循環器専門医と連携して，血栓のリスクを回

表3 抗血栓治療の予防を行った初発患者でのサリドマイドおよびレナリドミドの静脈血栓症の発症率

治療レジメン	静脈血栓症の発症率			
	低分子ヘパリン	低用量で固定量のワルファリン療法※	PT-INR 2～3を標的としたワルファリン療法	アスピリン
サリドマイド				
デキサメタゾン併用	−	13～25％	8％	−
メルファラン併用	3％	−	−	−
ドキソルビシン併用	9％	14％	−	18％
多剤併用	15～24％	31％	−	−
レナリドミド				
単独療法	−	−	−	−
デキサメタゾン療法	1.2％	−	−	2～14％
メルファラン療法	−	−	−	5％
ドキソルビシン療法	−	−	−	9％

※1～1.25 mg/日
−：データなし
文献4，15を参考に作成

避して，十分なモニタリングを行ったうえで，がん薬物療法を進めていくべきである

2）免疫調整薬を投与する際の対処法

- 血栓塞栓症のリスクの少ない患者では，**低用量アスピリン**（81～100 mg）の予防投与が推奨される
- リスクの高い患者には**ワルファリン**（PT-INRは2～3で調節）や**低分子ヘパリン**の予防投与が推奨される

【サリドマイド，レナリドミド】

- サリドマイド，レナリドミドではDVTを発症すると，生命予後が不良となる[14)]
- DVTのリスク因子を評価して，予防的に抗血栓療法，抗凝固療を行う必要がある（表3）
- DVTの発症リスクと対処法を表4に示す[4)]

【ポマリドミド】

- VTEのリスク（静脈血栓症の既往，身体の固定，エリスロポエチ

表4●サリドマイド，レナリドミドにおけるDVTの発症リスクと対処法

	患者個別のリスク	疾患関連リスク	治療関連リスク
DVTのリスク因子	・BMI≧30 mg/m²の肥満 ・VTEの既往歴 ・中心カテーテル，ペースメーカーの使用 ・手術，麻酔，外傷，心疾患，慢性腎疾患，糖尿病，急性感染症 ・エリスロポエチンの使用，血液凝固障害	過粘調	・480 mg/月の高用量のデキサメタゾンの使用 ・ドキソルビシン ・多剤併用レジメン
対処法	・リスク因子のない場合，患者個別・疾患関連のリスク因子が1つのとき，アスピリン81〜325 mgを1日1回の投与が推奨されている ・患者個別・疾患関連のリスク因子が2つ以上ある場合，治療関連のリスク因子がある場合は，低分子ヘパリン（エノキサパリン40 mgを1日1回）やワルファリン（PT-INR 2〜3）の投与が推奨されている．ただし，低分子ヘパリンは腎機能に応じて用量を調節し，Ccr<30 mL/分での使用は推奨されない．また，抗血栓薬による出血イベントには十分注意する必要がある		

文献4を参考に作成

ンの併用）がない場合は，ポマリドミド＋低用量デキサメタゾン併用の治療中は，アスピリンを予防投与する

- 前述のリスク因子がある場合，治療中は最低4カ月間，低分子ヘパリンを投与し，開始4カ月後にDVTのリスクを再評価して静脈血栓症のリスクがなければ，アスピリンに切り替えてもよい[12)]

3）免疫調整薬以外で血栓症をきたしやすい抗がん薬を投与する際の対処法

ここでは，2013年のASCO静脈血栓症の予防・治療ガイドライン[8)]を参照して血栓症への対応策について述べる．

- 入院患者では，血栓をきたしやすい抗がん薬をがん患者には，低分子ヘパリンが推奨されている．しかし，根拠となるがん患者へのデータは限定的であるため，日本人へは慎重に適応すべきである
- 外来患者では，抗血栓薬，抗凝固薬のルーチンでの予防投与は推奨されていない（予防投与による塞栓症のリスク軽減の効果は限定的であり，出血の合併症のリスクが懸念されるからであると考えられている）
- がん患者への静脈血栓症の予防や治療に，新規経口抗凝固薬は，

(ダビガトラン，リバーロキサバン，アピキサバン，エドキサバン)の有用性は限定的であり，現在のところ推奨されていない．しかし，新規経口抗凝固薬のがん患者への静脈血栓症の予防や治療のエビデンスの確立が待たれる

Pitfall

がん患者では，病期や治療効果の判定の画像で偶発的に血栓症が指摘されることがある．偶発的な肺塞栓症が判明した肺がん患者113例において，抗凝固療法の未施行群で死亡率が高かった（median OS 30.9 M vs 6.1 M）と報告されている[16]．予後や出血リスクによる治療の可否などバイアスは存在するが，ASCOガイドラインにおいても，偶発的VTEであっても症候性VTEと同様のVTE治療を行うことが述べられている．個々の患者背景によるリスク&ベネフィットを勘案して対応する．

〈満間綾子〉

4）ベバシズマブ

- ベバシズマブは塞栓症を発症するが，一方では出血リスクも高まる
- 抗凝固薬を投与している患者は出血があらわれるおそれがあるため，慎重投与となっており，循環器専門医と相談しながら，リスク&ベネフィットでの対処が必要である

◆看護のポイント◆

- 担がん状態であること自体が血栓のリスクであり，長時間の臥床を避ける，下肢の運動・マッサージを心がける，弾性ストッキングを着用するなど，生活面での教育を行う
- DVTの症状として足の色調の変化・腫脹・疼痛などがあり，診察時に観察するとともに，セルフチェックを勧める

〈田﨑亜希子〉

<文献>

1）Silverstein MD, et al : Trends in the incidence of deep vein thrombosis and pulmonary embolism: a 25-year population-based study. Arch Intern Med, 158 : 585-593, 1998

2）Sallah S, et al : Venous thrombosis in patients with solid tumors: determination of frequency and characteristics. Thromb Haemost, 87 : 575-579, 2002

3）Blom JW, et al : Malignancies, prothrombotic mutations, and the risk of venous thrombosis. JAMA, 293 : 715-722, 2005

4) Palumbo A, et al：Prevention of thalidomide- and lenalidomide-associated thrombosis in myeloma. Leukemia, 22：414-423, 2008

5)「多発性骨髄腫に対するサリドマイドの適正使用ガイドライン」（日本臨床血液学会医薬品等適正使用評価委員会），p21：http://www.mhlw.go.jp/houdou/2004/12/h1210-2.html

6) Leleu X, et al：Pomalidomide plus low-dose dexamethasone is active and well tolerated in bortezomib and lenalidomide-refractory multiple myeloma: Intergroupe Francophone du Myélome 2009-02. Blood, 121：1968-1975, 2013

7) San Miguel J, et al：Pomalidomide plus low-dose dexamethasone versus high-dose dexamethasone alone for patients with relapsed and refractory multiple myeloma (MM-003): a randomised, open-label, phase 3 trial. Lancet Oncol, 14：1055-1066, 2013

8) Lyman GH, et al：Venous thromboembolism prophylaxis and treatment in patients with cancer: American Society of Clinical Oncology clinical practice guideline update. J Clin Oncol, 31：2189-2204, 2013

9) Li W, et al：Vascular and Metabolic Implications of Novel Targeted Cancer Therapies: Focus on Kinase Inhibitors. J Am Coll Cardiol, 66：1160-1178, 2015

10) Scappaticci FA, et al：Arterial thromboembolic events in patients with metastatic carcinoma treated with chemotherapy and bevacizumab. J Natl Cancer Inst, 99：1232-1239, 2007

11) Moore MJ, et al：Erlotinib plus gemcitabine compared with gemcitabine alone in patients with advanced pancreatic cancer: a phase III trial of the National Cancer Institute of Canada Clinical Trials Group. J Clin Oncol, 25：1960-1966, 2007

12) Yeh ET & Bickford CL：Cardiovascular complications of cancer therapy: incidence, pathogenesis, diagnosis, and management. J Am Coll Cardiol, 53：2231-2247, 2009

13) Dimopoulos MA, et al：Expert panel consensus statement on the optimal use of pomalidomide in relapsed and refractory multiple myeloma. Leukemia, 28：1573-1585, 2014

14) Leleu X, et al：MELISSE, a large multicentric observational study to determine risk factors of venous thromboembolism in patients with multiple myeloma treated with immunomodulatory drugs. Thromb Haemost, 110：844-851, 2013

15) Larocca A, et al：Aspirin or enoxaparin thromboprophylaxis for patients with newly diagnosed multiple myeloma treated with lenalidomide. Blood, 119：933-9; quiz 1093, 2012

16) Sun JM, et al：Unsuspected pulmonary emboli in lung cancer patients：the impact on survival and the significance of anticoagulation therapy. Lung Cancer, 69：330-336, 2010

〈野田哲史〉

A. 循環器疾患

5 心不全

注意 アントラサイクリン，トラスツズマブ，スニチニブ

Point

- アントラサイクリン系抗がん薬の不可逆的な心毒性を回避するため累積投与量を確認する
- トラスツズマブによる心毒性は可逆的であるが，左心室駆動率（LVEF）をモニタリングする
- アントラサイクリン，トラスツズマブを投与する前にLVEFが50％を下回っている場合は，循環器専門医にコンサルテーションすることが望ましい

1 心不全を合併した患者の問題点

- アントラサイクリンは多様ながん種に用いられるが，心不全の患者への投与は心不全の増悪のリスクがあるため，困難である
- 合併症の予防や治療のために，**投与前から心臓専門医と連携する**ことが重要である．さらに，心不全を悪化させる支持療法やレジメンを適応する場合にも，十分な患者モニタリングが必須である

2 心不全を合併した患者に対して注意すべきがん薬物療法

1）アントラサイクリン

- **投与量依存的で不可逆的**な心筋障害が発現する
- 添付文書では，心機能異常をきたした患者には，アントラサイクリンのドキソルビシン，ダウノルビシン，アクラルビシン，ピラルビシン，エピルビシン，イダルビシン，ミトキサントロンが**禁忌**である
- アントラサイクリンには，累積最大投与量があり，投与ごとに累積投与量の確認が必須である（表）

2）トラスツズマブ

- トラスツズマブによる心筋障害は，**可逆的で用量依存的でない**[1)]
- LVEFの低下が発現するため，重篤な心障害がある患者には**原則禁忌**である

表●アントラサイクリン系の累積投与量

抗がん薬	上限量	力価換算
ドキソルビシン	500 mg/m²	1
エピルビシン	900 mg/m²	0.5
ピラルビシン	950 mg/m²	0.5
ダウノルビシン	25 mg/kg	0.75
ミトキサントロン	160 mg/m²	3
イダルビシン	120 mg/m²	－

- 75歳以上になると，トラスツズマブによる心毒性が高率となる
- トラスツズマブは単独で使用されるだけでなく，抗がん薬と併用されるレジメンも多く，併用薬によって，心筋障害の発現に注意する必要がある
- アントラサイクリン系抗がん薬と併用することで心不全のリスクが有意に高くなり，**原則併用禁忌**となっている

3）ペルツズマブ

- HER2陽性の手術不能または再発乳がんを対象としたドセタキセル＋トラスツズマブ＋ペルツズマブ療法の臨床試験[2]では，LVEFのベースラインが50％未満の患者は除外基準であるため，投与前にLVEFが50％未満の患者にはドセタキセル＋トラスツズマブ＋ペルツズマブ療法を慎重に投与する

4）トラスツズマブ エムタンシン

- 以下の患者は慎重投与である
  - ▶ LVEFが低下している患者
  - ▶ アントラサイクリン系抗がん薬の投与歴のある患者
  - ▶ 胸部への放射線治療中の患者またはその治療歴のある患者
  - ▶ うっ血性心不全・治療を要する重篤な不整脈・冠動脈疾患（心筋梗塞，狭心症など）・高血圧症の患者またはその既往歴のある患者

5）スニチニブ

- 心不全などの心障害があらわれ，死亡に至った例も報告されているので，添付文書上警告となっている．本剤投与開始前には，必ず患者の心機能を確認する
- LVEFの低下の多くは，第2コースまでに発現を認めることから，投与初期から経胸壁心エコー図検査などの心機能検査を行う

6）パゾパニブ

- 心機能障害のリスク因子を有する患者は慎重投与である
- 特に，アントラサイクリン系抗がん薬などの心毒性を有する薬剤，および放射線治療による治療歴のある患者への投与は，心機能が低下しやすいので注意する

7）メドロキシプロゲステロン

- 重篤な心不全のある患者には**禁忌**である

8）大量の輸液負荷を実施するレジメン

- **大量の輸液負荷**を実施するレジメンを施行する前に大量の輸液負荷に耐えうる心機能を有しているかどうか確認する
- シスプラチン，イホマイド，ペントスタチン，大量メトトレキサート療法では，腎機能低下を防止するための水分負荷により，心不全が増悪するリスクが高まる
- 腫瘍崩壊症候群の発症予防のためにも大量の輸液が必要であり，心不全が増悪するリスクが高まる
- 近年，60～80 mg/m^{2}のシスプラチンを含むレジメンでは，大量輸液の代替として，輸液量を少なくして経口飲水とする**ショートハイドレーション**法の使用が広まっている[3]が，心臓超音波検査でEF 60％以上があること，1時間あたり500 mLの補液に耐えうると心機能が保持されていることを確認する

9）ハロペリドール

- 緩和領域で制吐薬として使用されるが，重症の心不全患者には**禁忌**である
- 投与することで心筋に対する障害作用や血圧降下が報告されているため，投与は避ける

10）投与順序に留意すべきレジメン

- 投与順序によっても，心毒性を惹起する抗がん薬の組合わせがある
- 例えば，ドキソルビシンとパクリタキセルを投与する場合，最初にドキソルビシンを投与し，24時間間隔を空けてパクリタキセルを投与すると問題ないが，投与順序を逆にすると心不全のリスクが高まる[4, 5]

3 薬物相互作用

❶アントラサイクリンとトラスツズマブの併用は**原則禁忌**である

- ▸トラスツズマブと心毒性への影響が少ないとされるエピルビシンを併用した場合，心不全の発現はきわめて少なかったとの報告がある[6)]

❷シクロホスファミド＋ペントスタチンは**併用禁忌**である

- ▸シクロホスファミドは用量依存性の心毒性があり，ペントスタチンは心筋細胞に影響を及ぼすATPの代謝を阻害する
- ▸骨髄移植の患者で，シクロホスファミド投与中にペントスタチンを単回投与したところ，錯乱，呼吸困難，低血圧肺水腫などが認められ，心毒性により死亡したとの報告がある[7)]

❸シクロホスファミド・イホマイドとアントラサイクリンは併用注意である

- ▸心筋障害が増強されるおそれがある
- ▸併用療法終了後に遅発性心毒性が発現したとの報告があるため，治療終了後も長期間経過を観察するなど十分注意する

Pitfall

心不全リスクのある抗がん薬の投与中には定期的なモニタリングに基づき，抗がん薬治療の可否を検討する．一連のがん治療が終了した場合の定期受診について，小児がん領域ではフォローアップ外来などが設けられているが，成人での取り組みは各担当医に委ねられているのが現状である．がんサバイバーに対しては職場での健康診断を促すこと，放射線治療を含めたがん治療後の遅発性の心筋障害についてもリスクに応じて啓蒙することが必要である．

〈満間綾子〉

4 治療戦略

- 心不全のハイリスク患者は，投与前と投与中に，定期的な心エコーなどの心機能検査を行い，LVEFの低下を認めていないかなどをモニタリングする
- 合併症の予防や治療のために，投与前から心臓専門医と連携する
- 最終目標は，抗がん薬の治療効果を落とさず，心機能を保護することである
- 患者には動悸，息切れ，頻脈の初期症状を説明し，抗がん薬の心不全の早期発見に努める必要がある
- 心不全を合併した患者に対しては，アントラサイクリンの心毒性の発現を回避するため，アントラサイクリンの投与法を変更したレジメンや，比較的心毒性の少ないアントラサイクリンを含む別のレジメンへの変更を考慮する

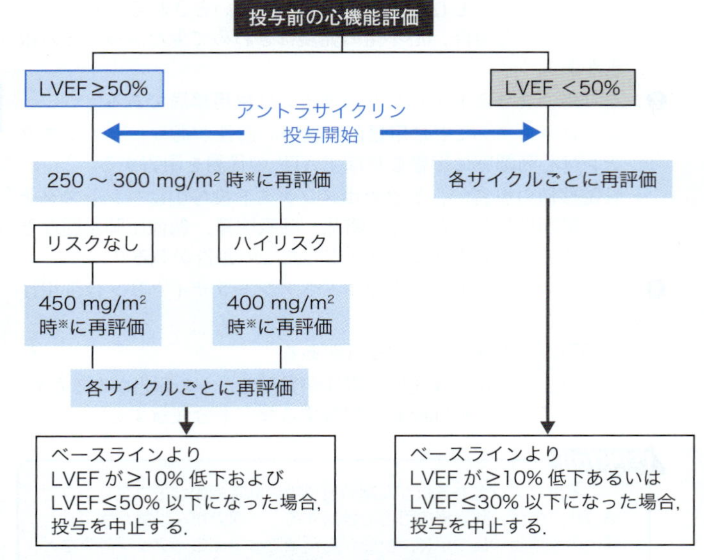

図1 ●アントラサイクリンの減量・中止基準のアルゴリズム
※累積投与量（ドキソルビシン換算）
文献8より引用

- 水分負荷を有する抗がん薬を投与する場合，心不全患者では水分負荷を要さないレジメンへの変更を考慮する

1）アントラサイクリン

- アントラサイクリンの減量・中止基準のアルゴリズム[8]を図1に示す
- 投与開始にLVEF＜50％の場合，循環器専門医と連携して治療を進めていくのが望ましい

2）トラスツズマブ

- トラスツズマブの減量・中止基準のアルゴリズム[9]を図2に示す
- 投与開始にLVEF＜50％の場合，循環器専門医と連携して治療を進めていくのが望ましい
- 正常患者では12週ごとに，無症候性の心機能障害患者（LVEF＜50％）では6週ごとに再評価を行う[9]

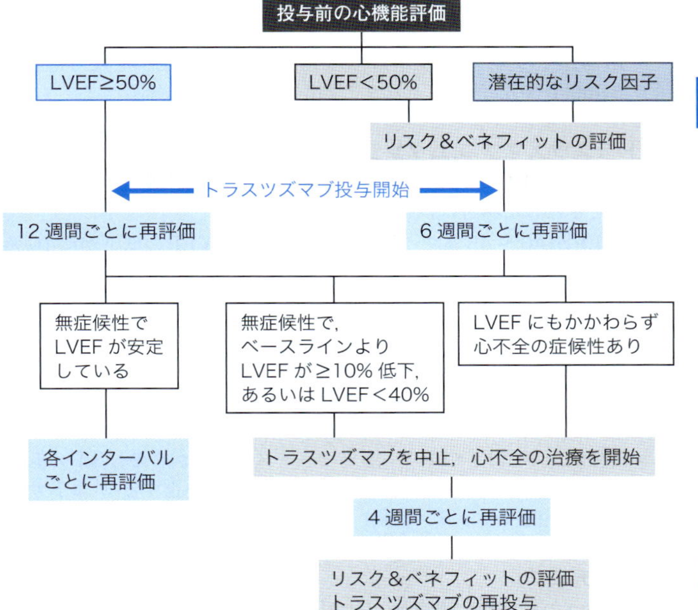

図2●トラスツズマブの減量・中止基準のアルゴリズム
文献9より引用

- 無症状であるがLVEFが**40%未満**となった場合，**いったん中止**する[9, 10]
- 無症状であるがベースラインの**10%以上，LVEFが低下**した場合，中止する[7]．なお，わが国の「乳癌診療ガイドライン」では**20%以上**LVEFが低下すれば中止となっている[10]
- LVEFが40%以上に回復した場合は，再投与を考慮してもよい[9]．しかし，再度心機能が低下する場合も約40%報告されているため，再投与は慎重にすべきである[10, 11]
- ベースラインより**30%以上LVEFが低下**し，動悸，息切れ，頻脈などの**心不全症状**があらわれた場合にはトラスツズマブの**永久中止**が望ましい[10]

3）ペルツズマブ

- 投与の中止基準は，**LVEF40%未満**，または**40～45%**である

- ベースラインからのLVEFの低下が≧10％となった場合は，投与を延期し，3週間後に再評価してLVEFが45％以上あるいは40～45％かつベースラインからのLVEFの低下が＜10％となった場合は再開できる（「パージェタ® 適正使用ガイド」参照）

4）トラスツズマブ エムタンシン

- LVEF＞45％では投与を継続する．また，症候性のうっ血性心不全をきたした場合は投与を中止する
- LVEFが40～45％でベースラインからのLVEFの低下が＜10％の場合は投与を継続し，次サイクルの投与前までにLVEFを再評価する
- LVEFが40～45％でベースラインからのLVEFの低下が≧10％，あるいはLVEF＜40％の場合は休薬し，3週間以内にLVEFを再評価して，LVEFが＞45％あるいは40～45％かつベースラインからのLVEFの低下が＜10％となった場合は再開できる
- 再評価してLVEFが40～45％でベースラインからのLVEFの低下が≧10％，あるいはLVEF＜40％の場合は中止する（「カドサイラ® 適正使用ガイド」参照）

5）スニチニブ

- 50 mgから治療を開始し，Grade 2/3（CTCAE v.3）の心機能障害を認めた場合，Grade 1になるまで休薬し，12.5 mg減量し再開する．Grade 4の心機能障害では，スニチニブの投与は中止して，他剤に変更する〔添付文書 2015年11月改訂（第10版）を参照〕

6）ラパチニブ

- 標準量1,250 mgで開始し，無症候性の駆出低下（LVEFがベースラインから20％以上低下かつ施設基準値を下回る）を認めた場合は休薬し，1～2週間で回復した場合，同量で継続する
- 2週間以上～3週間以内に回復した場合はカペシタビンとの併用においては1,000mg/日，アロマターゼ阻害薬との併用においては1,250 mg/日に減量して再開可能．駆出低下が3週間持続した場合は中止する
- 再度無症候性の心不全を認めた場合の用量調節は1回目の発現に準ずる．2段階減量は不可で，その場合は投与を中止する
- 症候性の駆出低下を認めた場合は中止する

7）心不全を合併している悪性リンパ腫の患者

- アントラサイクリンの投与法の変更や，ドキソルビシンからピラルビシンを含むレジメンへの変更を考慮する
- アントラサイクリンのピーク濃度が心毒性と関連する[5]ため，アントラサイクリンの心毒性が懸念される場合，ボーラス投与を避け，投与法を変更したレジメンを考慮する
  - ▶ 悪性リンパ腫の標準治療であるCHOP療法はドキソルビシン50 mg/m^2を30分でボーラス投与（day 1 or 2）するレジメンであるが，EPOCH療法は，ドキソルビシン10 mg/m^2（day 1〜4）を24時間かけて投与される
  - ▶ ただし通常のEPOCHでは有効性が損なわれる可能性がある[12]
- 初発のDLBCL（びまん性大細胞型B細胞リンパ腫）に対して，dose-adjust（血液毒性により用量調節する）したEPOCH（DA-EPOCH）療法は，心毒性の発現はなく良好な治療成績を示した[13]
- したがって，ドキソルビシンの投与法をボーラス投与から持続投与へ変更することで，心毒性は軽減され，CHOP療法と同等の効果が得られる可能性が示唆されている[14]
- ピラルビシン（THP-DXR）を用いる**THP-COP療法**は，症例数は少ないものの進行したリンパ腫に対してCHOP療法と同等の効果が示唆され，重篤な心筋障害が発現しなかった[15]ため，心不全合併例ではTHP-COP療法がCHOP療法の代替となりうる可能性がある

8）心不全を合併している乳がんの患者

- アントラサイクリンを含まないレジメンへの変更を考慮する[16]
- 術後乳がんにおいて心不全の患者にはアントラサイクリン系抗がん薬を含むレジメンAC療法，EC療法，FEC療法の代替療法としては，アントラサイクリンを含まないTC療法が推奨されている．ただし，TC療法では，65歳以上では発熱性好中球減少の頻度が高く，好中球を頻回にモニタリングする必要がある[17]

9）大量の輸液負荷が必要なレジメン

- 大量輸液負荷が必要ないレジメンへ変更する
- 大量の輸液負荷が困難な場合，例えば進行性の胃がんでは，シスプラチンを含むレジメンからオキサリプラチンを含むレジメンへの変更を，進行性の肺がんでは，シスプラチンを含むレジメンからカルボプラチンを含むレジメンへの変更を考慮する

- 大量輸液が必要なレジメンは，心不全を有する患者に使用する場合，輸液負荷に耐えうる心機能があるか循環器専門医との連携が必要である

10）心不全をきたした場合の治療方法

- 心不全を認めた場合は，循環器専門医と連携し，治療する
- ACE阻害薬とβ受容体拮抗薬の併用で治療効果を認める

◆看護のポイント◆

- がん薬物療法開始前に既往歴を聴取し，アントラサイクリン系抗がん薬の使用歴を把握する
- 呼吸困難・体重増加・下肢浮腫・尿量低下などに注意し，体重測定を習慣づける

〈田﨑亜希子〉

<文献>

1）Ewer MS & Lippman SM：Type II chemotherapy-related cardiac dysfunction: time to recognize a new entity. J Clin Oncol, 23：2900-2902, 2005

2）Baselga J, et al：Pertuzumab plus trastuzumab plus docetaxel for metastatic breast cancer. N Engl J Med, 366：109-119, 2012

3）「シスプラチン投与におけるショートハイドレーション法の手引き」（日本肺癌学会ガイドライン検討委員会　ショートハイドレーションに関わる手引き作成チーム/編），pp4-5，2015：https://www.haigan.gr.jp/uploads/photos/1022.pdf

4）Salvatorelli E, et al：Paclitaxel and docetaxel stimulation of doxorubicinol formation in the human heart: implications for cardiotoxicity of doxorubicin-taxane chemotherapies. J Pharmacol Exp Ther, 318：424-433, 2006

5）Tamargo J, et al：Cancer chemotherapy and cardiac arrhythmias: a review. Drug Saf, 38：129-152, 2015

6）Untch M, et al：First-line trastuzumab plus epirubicin and cyclophosphamide therapy in patients with human epidermal growth factor receptor 2-positive metastatic breast cancer: cardiac safety and efficacy data from the Herceptin, Cyclophosphamide, and Epirubicin (HERCULES) trial. J Clin Oncol, 28：1473-1480, 2010

7）Gryn J, et al：Pentostatin increases the acute toxicity of high dose cyclophosphamide. Bone Marrow Transplant, 12：217-220, 1993

8）Schwartz RG, et al：Congestive heart failure and left ventricular dysfunction complicating doxorubicin therapy. Seven-year experience using serial radionuclide angiocardiography. Am J Med, 82：1109-1118, 1987

9）Martín M, et al：Minimizing cardiotoxicity while optimizing treatment efficacy with trastuzumab: review and expert recommendations. Oncologist, 14：1-11, 2009

10) 「乳癌診療ガイドライン1 治療編 2015年版」(日本乳癌学会/編), p88, 金原出版, 2015
11) Guarneri V, et al : Long-term cardiac tolerability of trastuzumab in metastatic breast cancer: the M.D. Anderson Cancer Center experience. J Clin Oncol, 24 : 4107-4115, 2006
12) Khaled HM, et al : A randomized EPOCH vs. CHOP front-line therapy for aggressive non-Hodgkin's lymphoma patients: long-term results. Ann Oncol, 10 : 1489-1492, 1999
13) Wilson WH, et al : Dose-adjusted EPOCH chemotherapy for untreated large B-cell lymphomas: a pharmacodynamic approach with high efficacy. Blood, 99 : 2685-2693, 2002
14) 「造血器腫瘍診療ガイドライン 2013年版」(日本血液学会/編), pp203-204, 金原出版, 2013
15) Tsurumi H, et al : Biweekly CHOP or THP-COP regimens in the treatment of newly diagnosed aggressive non-Hodgkin's lymphoma. A comparison of doxorubicin and pirarubicin: a randomized phase II study. J Cancer Res Clin Oncol, 130 : 107-113, 2004
16) 「乳癌診療ガイドライン1 治療編 2015年版」(日本乳癌学会/編), pp112-115, 金原出版, 2015
17) Jones S, et al : Docetaxel With Cyclophosphamide Is Associated With an Overall Survival Benefit Compared With Doxorubicin and Cyclophosphamide: 7-Year Follow-Up of US Oncology Research Trial 9735. J Clin Oncol, 27 : 1177-1183, 2009

〈野田哲史〉

B. 消化器疾患

1 胃十二指腸潰瘍

注意 テガフール・ギメラシル・オテラシルカリウム，
エストラムスチン，ゲフィチニブ

Point

- 消化性潰瘍の要因〔*Helicobacter pylori*（*H. pylori*），NSAIDsなど〕を確認する
- NSAIDsを3カ月以上服用している患者の約15％に胃潰瘍が発見されたという報告があるため注意する[1]

1 胃十二指腸潰瘍を合併したがん患者の問題点

- 最もよく観察される症状は**心窩部痛**である．出血，穿孔，狭窄を合併する場合は抗がん薬治療が困難となる場合がある
- NSAIDsによる胃十二指腸潰瘍を発症する患者側のリスク因子は，高齢（65歳以上），消化性潰瘍の既往，抗凝固薬と抗血小板薬の併用である．一方がん罹患率は高齢になるほど高くなっており[2]，がん患者でNSAIDsを使用している場合は高リスクになる可能性がある

2 胃十二指腸潰瘍患者において注意すべきがん薬物療法

1）ステロイド

- 制吐目的での使用，あるいは血液疾患の治療薬として大量投与が行われる．ステロイド単独での潰瘍発生には否定的な報告が多いものの[3]，**NSAIDsを併用**している患者ではステロイドのもつ胃酸分泌促進作用が増えることで胃粘膜攻撃因子が増え，潰瘍発生の**リスクが高まる**[4]

2）テガフール・ギメラシル・オテラシルカリウム（TS-1）

- 副作用として消化管潰瘍，消化管出血，消化管穿孔の報告があり，消化管潰瘍または出血のある患者へのTS-1使用は症状悪化のおそれがあり，慎重投与とされている

3）エストラムスチン

- 消化性潰瘍を悪化させる恐れがあるため，消化性潰瘍のある患者へのエストラムスチンの使用は**禁忌**とされている

4）ゲフィチニブ

- 消化管穿孔，消化管潰瘍，消化管出血は1％未満ではあるが報告がある．プロトンポンプ阻害薬は消化性潰瘍の予防または治療目的で投与されるが，ゲフィチニブの吸収が低下する可能性があるため併用には注意する

5）NSAIDs

- NSAIDsを3カ月以上服用している患者の約15％に胃潰瘍が発見されたという報告があるため注意する[1]
- 疼痛コントロールや発熱時の使用のほか，抗血小板薬としてのアスピリンも含まれる．抗凝固薬と抗血小板薬の併用，高用量のNSAIDs，複数のNSAIDsの併用は消化管潰瘍のリスクを高めるため注意する

IC インフォームド・コンセントのコツ！

> プロトンポンプ阻害薬など，消化性潰瘍の治療薬の必要性を理解してもらう．上部消化管内視鏡検査が必要な際には，躊躇せずに受けてもらうことが重要である．
>
> 〈前田 修〉

6）胃十二指腸潰瘍を発症する可能性がある抗がん薬

- 5-FU，シタラビン，アクチノマイシンD，ビンカアルカロイド，メトトレキサートは，急性食道・胃・十二指腸潰瘍を生じさせやすい[5〜7]

3 薬物相互作用

- NSAIDs潰瘍は，抗がん薬治療に含まれるステロイドの影響により潰瘍の発症もしくは重症化の可能性が考えられる
- H_2受容体拮抗薬やプロトンポンプ阻害薬は，がん薬物療法による消化管障害の予防に有効であるが[8]，胃内pHが上昇することで**吸収が低下**する経口分子標的治療薬がある
- 詳細な対応については**第3章-2．薬物相互作用**を参照

4 治療戦略

1）消化性潰瘍治療のゴール

- がん治療の妨げとならないよう自覚症状の消失，潰瘍治癒，出血・穿孔・狭窄といった重篤な合併症の防止と消化性潰瘍治癒後再発防止を目指す
- 再発防止のために，*H. pylori* 陽性胃十二指腸潰瘍では抗がん薬治療前に *H. pylori* 除菌を検討する
- NSAIDs潰瘍では，NSAIDsの中止あるいは減量を検討し，プロトンポンプ阻害薬の投与を行う

2）胃十二指腸潰瘍発症例におけるがん薬物療法中の注意

- 消化性潰瘍では *H. pylori* 除菌やNSAIDsの休薬を検討し，プロトンポンプ阻害薬などによる潰瘍治療を行う
- 細胞障害性抗がん薬の一部（フルオロウラシル，イリノテカンなど）には，治療中に急性の胃十二指腸潰瘍の発症が報告されている
- 抗がん薬治療中もプロトンポンプ阻害薬による予防治療を継続するが，潰瘍治療との相互作用が懸念される経口分子標的治療薬などを服用している場合は，潰瘍治療継続と抗がん薬治療のメリット，デメリットを担当医と相談する．また，服用の継続が治療の鍵となるため，メディカルスタッフ間で情報共有する

Pitfall

胃十二指腸潰瘍に限ったことではないが，丁寧な問診により既往歴や治療歴，現在の症状を把握する．他院からプロトンポンプ阻害薬などが処方されていることもあるので注意する．

〈前田 修〉

看護のポイント

- 胃十二指腸潰瘍の誘因となるNSAIDs・ステロイドの内服歴を把握するため，がん性疼痛の状況とリウマチなど自己免疫性疾患の既往を聴取する
- 消化管出血の徴候確認のために，便の性状や貧血症状のセルフチェックを患者に教育する
- 精神的負担も誘因となるため，患者のストレス状態を問診で把握し，気持ちの表出を促し，過ごし方を患者とともに考える

〈美濃正臣〉

<文献>

1）塩川優一，他：非ステロイド性抗炎症剤による上部消化管傷害に関する疫学調査．リウマチ，31：96-111，1991
2）Wolfe MM, et al：Gastrointestinal toxicity of nonsteroidal antiinflammatory drugs. N Engl J Med, 340：1888-1899, 1999
3）Piper JM, et al：Corticosteroid use and peptic ulcer disease：role of nonsteroidal anti-inflammatory drugs. Ann Intern Med, 114：735-740, 1991
4）「重大な副作用回避のための服薬指導情報【第1集】」（日本病院薬剤師会/編），pp113-115，じほう，1997
5）Slavin RE, et al：Cytosine arabinoside induced gastrointestinal toxic alterations in sequential chemotherapeutic protocols：a clinical-pathologic study of 33 patients. Cancer, 42：1747-1759, 1978
6）Suda K, et al：Continuous 5-fluorouracil infusion causing acute gastric mucosal lesions. Endoscopy, 25：426-427, 1993
7）Lewis JH：Gastrointestinal injury due to medicinal agents. Am J Gastroenterol, 81：819-834, 1986
8）Sartori S, et al：Randomized trial of omeprazole or ranitidine versus placebo in the prevention of chemotherapy-induced gastroduodenal injury. J Clin Oncol, 18：463-467, 2000

〈橋本浩伸〉

B. 消化器疾患

2 下痢・便秘・炎症性腸疾患（IBD）

注意 イリノテカン，ビンクリスチン，フルオロウラシル

Point

- 抗がん薬治療により下痢が悪化し脱水に至る可能性がある
- 抗がん薬や，支持療法薬によって便通異常となる場合がある
- 抗がん薬治療により炎症性腸疾患が悪化する場合がある

1 下痢・便秘・IBDなどを合併したがん患者の問題点

1）下痢

- 下痢の副作用をもつ抗がん薬を使用することで，さらに下痢が悪化し**脱水**に至る可能性がある
- **感染性腸炎**の可能性もあるため止瀉薬の使用について慎重に判断する必要がある

2）便秘

- 支持療法に用いる5-HT_3受容体拮抗薬により消化管運動が抑制され，便秘が悪化する可能性がある
- 便秘の副作用をもつ抗がん薬を使用することで，便秘がさらに悪化する可能性がある
- 消化管粘膜の腸クロム親和性細胞から分泌されたセトロニンが，消化管に存在する5-HT_3受容体を刺激し求心性迷走神経を経て嘔吐中枢に伝達される経路を介し，**嘔気・嘔吐が便秘により助長**される可能性がある
- 嘔気時に繁用される**メトクロプラミド**や**ドンペリドン**は，消化管に器質的閉塞のある患者に**禁忌**であるため，注意する

3）イレウス

- 麻痺性イレウスはゆるやかに症状が出現するため発症の時期を見極めにくい
- 麻痺性イレウスを起こしうる医薬品を2種以上使用すると，相加的に麻痺性イレウスを起こしうる
- 麻痺性イレウスを誘発しやすい医薬品を使用している症例に，排便・排ガスの減少，腹部膨満，嘔気のような症状が出現した場合

には腹部X線撮影にて腹部ガス像の状態を確認する[1)]

4）ストーマ

- 人工肛門・ストーマを装着した患者では，自分の意思で排便調節ができないため，下痢・便秘時の対応について患者教育が必要である
- 人工肛門で便秘が重症化すると腸閉塞のリスクが高まる

5）IBD

- 予後の観点から**抗がん薬治療が優先**されるが，がんよりも炎症性腸疾患の方が罹患歴が長い場合があり，その症状と薬物療法の状況によって抗がん薬治療継続可否を判断する

2 下痢・便秘・IBDなどの患者に対して注意すべきがん薬物療法

1）下痢

【イリノテカン】

- 水様性下痢，腸管麻痺のある患者には**禁忌**．イリノテカンの活性代謝物であるSN-38により腸管粘膜障害が助長される可能性がある
- 一方，腸管麻痺もしくはその疑いがある患者ではSN-38のグルクロン酸抱合体（SN-38G）がすみやかに排泄されず，腸管で脱抱合されたSN-38が，再度循環血中に戻ることで毒性が増強する懸念がある

【フルオロウラシル】

- 重大な副作用として激しい下痢から脱水症状に至ることがある．このような症状があらわれた場合には投与を中止し，補液などの適切な処置を行う

【経口分子標的治療薬（表1）】

- いずれも下痢を引き起こすリスクがあるが，特に**アファチニブ**では下痢の発生頻度がきわめて高い

2）便秘（表2）

- ビンクリスチン，イリノテカン，ボルテゾミブなどが，便秘の発生頻度が高い．便秘に禁忌となる抗がん薬はない

表1 ●経口分子標的治療薬による下痢の頻度

薬剤	適応・使用目的など	下痢頻度※
アファチニブ	EGFR遺伝子変異陽性の手術不能または再発非小細胞肺がん	95.2％
ラパチニブ	HER2過剰発現が確認された手術不能または再発乳がん	65％
スニチニブ	イマチニブ抵抗性の消化管間質腫瘍，根治切除不能または転移性の腎細胞がん，神経内分泌腫瘍	63.4％
レンバチニブ	根治切除不能な甲状腺がん	60.9％
パゾパニブ	悪性軟部腫瘍，切除不能または転移性の腎細胞がん	54.2％
ソラフェニブ	根治切除不能または転移性の腎細胞がん，切除不能な肝細胞がん，切除不能な甲状腺がん	51.4％
パノビノスタット	再発または難治性の多発性骨髄腫	50.9％
アキシチニブ	切除不能または転移性の腎細胞がん	50.8％
クリゾチニブ	ALK融合遺伝子陽性の切除不能な進行・再発の非小細胞肺がん	48.7％
バンデタニブ	根治切除不能な甲状腺髄様がん	46.8％
ボリノスタット	皮膚T細胞性リンパ腫	46.5％
オシメルチニブ	EGFRチロシンキナーゼ阻害薬に抵抗性のEGFR T790変異陽性の手術不能または再発非小細胞肺がん	36.5％
レゴラフェニブ	治癒切除不能な進行・再発の結腸・直腸がん，がん薬物療法後に増悪した消化管間質腫瘍	33.8～40.2％
エルロチニブ	EGFR遺伝子変異陽性の切除不能な再発・進行性でがん薬物療法未治療の非小細胞肺がん，治癒切除不能な膵がん	21.4％
ゲフィチニブ	EGFR遺伝子変異陽性の手術不能または再発非小細胞肺がん	11.1％
アレクチニブ	ALK融合遺伝子陽性の切除不能な進行・再発の非小細胞肺がん	10～20％

※各添付文書より抜粋

表2 ●特に便秘に注意を要する薬剤

抗がん薬	使用されるレジメン
ビンクリスチン	R-CHOP
イリノテカン	FOLFIRI，FOLFOXIRI，FOLFIRINOX，IRIS，CPT-11＋CDDP
ボルテゾミブ	BD，CBD，ABD

表3 炎症性腸疾患の患者に対して注意すべき抗がん薬

分類	薬剤	主な適応・使用目的	腸炎※
代謝拮抗薬	テガフール・ギメラシル・オテラシルカリウム	胃がん，結腸がん，直腸がん，膵がん，胆道がんなど	0.5 %
トポイソメラーゼ阻害薬	イリノテカン	小細胞肺がん，非小細胞肺がん，子宮頸がん，卵巣がん，胃がん（手術不能，再発），結腸・直腸がん（手術不能，再発）など	0.1 ～ 0.4 %

※添付文書より抜粋

3）イレウス

【ビンクリスチン・ビンブラスチン】

- 食欲不振，悪心・嘔吐，著しい便秘，腹痛，腹部膨満など腸管麻痺をきたし，麻痺性イレウスに移行する可能性がある
- ビンクリスチンは神経細胞の微小管障害を起こしやすく，自律神経機能異常を介して腸管の運動抑制を起こすと考えられている
- 神経障害は用量依存性が認められる．腸管麻痺があらわれた場合には投与を中止し，腸管減圧法などの適切な処置を行う

4）炎症性腸疾患（表3）

【テガフール・ギメラシル・オテラシルカリウム】

- フルオロウラシルによる粘膜障害により，炎症性腸疾患の症状を悪化させる可能性がある

【イリノテカン】

- コリン作働性の急性の下痢症状や，SN-38Gの脱抱合による腸管粘膜への直接刺激によって炎症性腸疾患の悪化が懸念される

IC インフォームド・コンセントのコツ！

便通異常の原因はさまざまで，薬の副作用があり得る一方，消化器がんなどが原因となることもある．下痢や便秘に対する屯用薬の使用法を理解してもらうとともに，下痢の際に水分摂取を控えないように説明する．

〈前田 修〉

3 薬物相互作用

1）便秘

- 便秘対策として酸化マグネシウム服用中の患者では，胃内pHの変動により塩基性の経口分子標的治療薬（ダサチニブ，エルロチニブなど）の溶解性が低下する．その結果，腸管吸収が抑制され血中濃度が低下する可能性がある
- 酸化マグネシウムの投与が必要な場合は，上記薬物と投与タイミングをずらして投与する
- 詳細については**第3章-2．薬物相互作用**を参照

2）炎症性腸疾患

- アミノサリチル酸誘導体はアザチオプリン，メルカプトプリンなどの代謝酵素であるチオプリンメチルトランスフェラーゼを阻害し，骨髄抑制が起こるおそれがある
- 炎症性腸疾患治療薬として，アザチオプリンを使用する場合があり，抗がん薬と併用することで骨髄抑制などの有害事象が助長される可能性がある

4 治療戦略

1）下痢・便秘

- がん治療の妨げとならないよう排便調節を心がける
  - 便秘の場合は下剤による調節を行い，明らかな消化管の通過障害を認める場合にはがん治療の中断も検討する
  - 下痢の場合はベースの排便状況をもとに脱水などの症状に留意する．下痢が起こっていない状況では予防的な止痢薬の使用は勧められない
- 抗がん薬投与例では原疾患の病状が重篤であったり治療による免疫力の低下がみられたりと全身状態が必ずしもよいとはいえない場合が多く，下痢による循環動態や電解質異常をきっかけとして全身状態がさらに悪化することも考えられる
  - 抗がん薬治療の場合は複数の薬を併用する場合もあり，レジメンの特性を知り重篤な下痢を早期に察知すること重要である
  - ASCOのガイドラインでは，第1コース目での症状観察が重要で，**高齢者**では少なくとも**毎週消化器症状を確認する**ことが推奨されている[2)]
- アファチニブの内服中に下痢が発現した場合には，直ちにロペラミドを服用し，乳製品など下痢を悪化させることが知られている

食品を避ける

- **オピオイド**による便秘は**90％以上**の症例で観察される
  - ▶ これはオピオイド受容体が中枢神経・末梢神経に広く分布するためであり，受容体にオピオイドが結合し，腸管の蠕動低下，水分・電解質の分泌低下により引き起こされるとされる
  - ▶ オピオイドによる便秘はオピオイド投与量に依存せず，下剤による積極的な予防が重要である[3)]
  - ▶ 末消μオピオイド受容体拮抗薬であるナルデメジンの第II相試験が発表され2017年6月に日本でも使用可能となったオピオイド誘発性便秘への効果が期待される[4)]

2）イレウス

- ビンクリスチンでは，腸管麻痺から麻痺性イレウスに移行することが報告されている（頻度不明）．麻痺性イレウスを誘発しうる医薬品の使用の際は便秘やイレウスの危険性を十分に説明するとともに，食物繊維を含む食事を規則正しく摂取し排便，排ガスを記録させるようにする
- 麻痺性イレウスの発症が疑われる場合には腹部X線・CT検査を考慮する

3）IBD治療

- IBDの治療薬（サラゾスルファピリジン，メサラジンなど）には抗がん薬や免疫抑制薬との相互作用が報告されているものがあるので注意する．また抗がん薬による下痢の出現にも注意する

Pitfall

患者は排便の状況について遠慮して言わない場合も多い．例えば「下痢や便秘をしていませんか？」，「1日の排便回数は？」，「便の硬さや形，色は？」，「便に血液が混じっていませんか？」などと具体的に質問すると答えやすい．

〈前田 修〉

看護のポイント

【下痢・便秘】

- がん薬物療法による下痢や便秘の機序を消化管の働きとともに理解できるよう説明する
- これまでの排便習慣も考慮し，早めの対処を提案する．栄養指導では，これまでの食習慣をベースにした乳製品や食物繊維の摂取方法をともに考える

- 重篤な便秘や下痢を体験した患者では，その恐怖感からさらに便秘や下痢となることがあるため，対処法をともに考えて実行を支援することで安心感をもたせる
- 下痢や便秘による肛門周囲の皮膚症状は，感染や出血の原因となるため，痛みや皮膚の変化について症状を把握する

【ストーマ】

- 排泄物の状態を常に確認している利点を活かして，便の性状変化を把握できるよう支援する
- 皮膚障害を起こす抗がん薬を使用する場合は，装具交換の際にストーマ周囲の皮膚の変化を観察するよう教育する
- 末梢神経障害を発症した場合は，これまでと同じようにストーマ管理ができなくなる可能性がある．皮膚・排泄ケア認定看護師の協力を得て，家族などキーパーソンと実施可能な方法を検討する

〈美濃正臣〉

<文献>

1）「重篤副作用疾患別対応マニュアル　麻痺性イレウス」（厚生労働省）：http://www.pmda.go.jp/files/000145979.pdf

2）Benson AB, et al：Recommended guidelines for the treatment of cancer treatment-induced diarrhea. J Clin Oncol, 22：2918-2926, 2004

3）Gyawali B, et al：Opioid-induced constipation. Scand J Gastroenterol, 50：1331-1338, 2015

4）Katakami N, et al：Phase IIb, Randomized, Double-Blind, Placebo-Controlled Study of Naldemedine for the Treatment of Opioid-Induced Constipation in Patients With Cancer. J Clin Oncol, 35：1921-1928, 2017

〈橋本浩伸〉

C. 肝疾患

1 肝機能障害

注意 肝代謝型抗がん薬，肝排泄型抗がん薬，肝機能障害を引き起こす抗がん薬

Point

- 肝機能障害患者では代謝・排泄能が低下し，重篤な副作用が生じる可能性があるため抗がん薬の用量調節を考慮する
- 薬剤性肝障害が発症した際は，使用しているすべての医薬品と，健康食品などの摂取の有無を確認する．また，薬剤性肝障害が疑われるときは，因果関係が否定できない薬物などの中止を考慮する

1 肝機能障害を合併したがん患者の問題点

1）肝機能障害患者の場合

- 肝機能障害の症例では，肝臓での代謝能と胆汁からの排泄能が低下していることから，クリアランスが低下し，重篤な副作用が生じるリスクが高い
- 肝機能障害により蛋白合成能が低下すると，遊離型薬物濃度の上昇や分布容積に影響することがある
- 肝機能障害の発生頻度が高い抗がん薬を投与すると，障害が重篤化するリスクが高い
- B型肝炎およびC型肝炎の症例では，がん薬物療法による肝機能障害のリスクが高い．また，肝炎の増悪を起こす可能性もあるため肝臓専門医にコンサルトしたうえで，がん薬物療法を開始する

2）副作用として肝機能障害を生じた場合

- 投与量の調節を行うが確立した指標は存在しない．**AST，ALT，ALP，総ビリルビン**や，肝疾患の重症度を表す**Child-Pugh分類**などが，便宜的に用いられている

2 肝機能障害患者に対して注意すべきがん薬物療法

- 肝機能障害患者への投与や，抗がん薬投与中に薬剤性の肝障害を生じた場合，肝障害の悪化や重篤な副作用が発生するおそれがあるため，薬剤の減量，休薬または中止などの対応を行う必要がある
- また，肝機能障害時には，**投与禁忌**となる抗がん薬も存在する．肝

機能低下時の具体的な用量調節基準に関する情報がある抗がん薬を表1（p118）に示す

- ▶ **肝機能に応じて投与開始基準が設定されている抗がん薬**：エベロリムス，エリブリンなど
- ▶ **肝機能に応じて減量・休薬・中止基準が設定されている抗がん薬**：トラベクテジン，パゾパニブなど

- 以下に代表的な抗がん薬について示す

【エリブリン（投与開始基準が定められている例）】

臨床試験において，肝機能を正常，軽度肝機能障害（Child–Pugh A）および中等度肝機能障害（Child–Pugh B）に分類し，それぞれエリブリンを1.4 mg/m^2，1.1 mg/m^{2}および0.7 mg/m^{2}投与した．肝機能の低下に伴いクリアランスの低下，半減期の延長，AUC（投与量補正時）の増加およびCmax（投与量補正時）の増加が認められた．また肝機能障害患者では，血球減少，口内炎など副作用の発現頻度が高くなる傾向があることが示された．そのため，肝機能の程度に応じた投与量の用量調節を考慮する

【パゾパニブ（減量・休薬・中止基準が定められている例）】

パゾパニブの投与により，AST，ALTおよびビリルビンなどの上昇を伴う肝機能障害が発現し，肝不全により死亡に至った例が報告されている．投与開始前および投与中は定期的に肝機能検査を実施し，異常が認められた場合は，減量または休薬する．肝機能障害を早期に発見するため，肝障害の自覚症状（全身倦怠感，食欲不振，発熱，黄疸，発疹，悪心・嘔吐，かゆみなど）が現れた場合にはすみやかに医療機関に連絡するよう指導する

3 薬物相互作用

- 肝機能障害時には，代謝過程に関連した相互作用の影響が強く出る可能性が高い
- 抗がん薬と他の薬物との相互作用はときとして重篤な副作用を発現することがあるため，臨床上問題となることが多い．相互作用の詳細については，**第3章-2．薬物間相互作用**を参照されたい

4 治療戦略

1）肝機能障害患者の場合

- 肝障害症例にがん薬物療法を行う際には，薬剤の投与量について検討する
- 薬物の肝代謝・排泄経路は複雑であり，肝障害時には薬物の感受

表2 ● Child-Pugh 分類

判定基準	1点	2点	3点
脳症	なし	軽度	ときどき昏睡
腹水	なし	少量	中等量
血清ビリルビン（mg/ dL）	2.0未満	2.0〜3.0	3.0超
血清アルブミン（g/ dL）	3.5超	2.8〜3.5	2.8未満
プロトロンビン活性値（%）	70超	40〜70	40未満
Child-Pugh分類判定（上記5項目の合計点を求める） A：5〜6点　B：7〜9点　C：10〜15点			

性が変化するともいわれているため，効果と副作用の注意深いモニタリングを行う

【B型肝炎ウイルス（HBV）症例へのがん薬物療法】

- がん薬物療法開始前に，全例にHBVスクリーニングを行い，ガイドラインに従いリスクに応じた対策を行う[1)]

【肝硬変の症例へのがん薬物療法】

- Child-Pugh 分類（表2）などを参考に抗がん薬の投与量の用量調節を行う．**汎血球減少**がみられることがあるため，血液毒性に十分に注意する
- 肝細胞がんの治療としてのソラフェニブはChild-Pugh 分類Aの患者への投与は推奨される．一方で特定使用成績調査においてChild-Pugh 分類B は早期死亡のリスクが高く，ソラフェニブのベネフィットが低いことが示唆されている．Child-Pugh 分類C への投与は推奨されない
- **ソラフェニブの投与初期**に肝機能検査値（AST，ALT，T-Bil）が**急激に悪化**する症例が複数認められている．投与開始から1カ月は週1回，以降3カ月までは2週に1回，その後は1カ月に1回の頻度で観察・肝機能検査を実施する[2)]

2）副作用として肝機能障害を生じた場合

- がん薬物療法中に薬剤性が疑われる肝障害を発症した際には，抗がん薬により肝障害が増悪する危険性よりも，治療による有益性が上回ると判断された場合には，抗がん薬を慎重に投与する

IC インフォームド・コンセントのコツ！

「肝臓を治す薬はありませんか」と患者からよく聞かれる．よかれと思って飲んでいたサプリメントや健康食品が肝障害の原因である場合もある．ウイルス肝炎や自己免疫性肝炎などのように特定の治療が存在する肝疾患もあるが，脂肪肝，アルコール性肝障害，薬剤性肝障害などは特異的な治療がないことを説明する．

〈前田 修〉

症例から学ぶがん薬物療法

パクリタキセルの用量調節を行った肝転移患者の症例

66歳女性．乳がん術後化学療法後，ホルモン療法を5年間行った．その翌年，肝転移が認められFEC療法を施行した．2カ月後に閉塞性黄疸が出現し胆管浸潤と診断され，ベバシズマブ＋パクリタキセル療法を開始した．

がん薬物療法開始前の検査値は，以下のとおりであった．治療開始10日前に胆道ステントが留置され検査値の改善がみられた．

	基準値	単位	がん薬物療法 開始 25日前	開始 12日前	開始 5日前
AST	13～33	U/L	341	407	106
ALT	6～27	U/L	335	283	111
総ビリルビン	0.3～1.2	mg/dL	2.6	1.8	0.7

HBs抗原，HBc抗体，HBs抗体は，いずれも陰性であった．

■この症例への対応

- 肝機能障害は胆道ドレナージにより改善傾向であったためがん薬物療法を実施した
- パクリタキセル（90 mg/m^2）を70％に減量，ベバシズマブ（10 mg/kg）は減量せずに投与した
- 安全性を考慮してパクリタキセルを減量して投与したが，慎重に経過を観察した

■対応のポイント

- 本症例における肝障害は肝転移によるものであり，パクリタキセルを標準量で投与することも考えられたが，安全性を優先して減量投与を行った
- 慎重なモニタリングを行うことで，投与継続の可否と投与量について対応を考える

■症例の経過

- 1サイクル施行後，肝機能値は正常化した
- Grade 3の好中球減少以外には重篤な有害事象は発現しなかった
- 1サイクルでGrade 3の好中球減少が起こったことと胆道ステント留置による感染リスクを考慮して，パクリタキセルは，70％用量で継続した
- 140日後胆管炎，胆道出血を併発したため，がん薬物療法を中止した．その後，ホルモン療法，放射線療法を実施した

Pitfall

肝障害の原因はさまざまで，しばしば原因の特定が困難であったり，複合的な要因である場合も少なくない．肝転移による肝障害では，がん薬物療法で転移巣が縮小することによる肝障害の改善を期待する場合もある．がん薬物療法の適応は慎重に判断して，注意深い経過観察が必要である．

〈前田 修〉

◆看護のポイント◆

- 治療前のビリルビン，AST，ALT，LDHなどの肝機能値を確認し，各データの推移に注意する．また，全身倦怠感や食欲不振，掻痒感など自覚症状の把握を行う
- 肝機能障害をもつ患者はラボデータ以上に副作用が強く出ることが多く，そのような場合にはすみやかに医師に状況を報告する
- 肝臓の循環血液量を増やすために食後の安静を勧める．生活背景を考慮し家族にも協力を得ることも必要である

〈美濃正臣〉

<文献>

1）「B型肝炎治療ガイドライン（第2.2版）」（日本肝臓学会 肝炎診療ガイドライン作成委員会/編），pp66-67，2016：http：//www.jsh.or.jp/files/uploads/HBV_GL_ver2.2_May30.pdf
2）「ネクサバール適正使用ガイド 肝細胞癌編」，pp26-29，バイエル薬品

〈黒田純子〉

表1 ●肝障害時の各抗がん薬の用量調節
A）肝機能に応じた投与開始基準

一般名 （商品名）	添付文書　禁忌・使用上の注意（肝障害についての記載）[a] 青字：禁忌・警告，黒字：慎重投与	代謝[b]	排泄[b]
アキシチニブ （インライタ®）	中等度以上の肝機能障害を有する患者	主に肝	主に肝・胆
アビラテロン酢酸エステル （ザイティガ®）	重度の肝機能障害患者 （Child-Pugh分類C）	主に肝	主に糞中
イダルビシン （イダマイシン®）	重篤な肝障害のある患者	主に肝	腎
イブルチニブ （イムブルビカ®）	中等度以上の肝機能障害のある患者 軽度の肝機能障害のある患者	肝，消化管	主に糞中
イホスファミド （イホマイド®）	肝障害のある患者	肝	腎
イマチニブ （グリベック®）	肝障害のある患者	主に肝	主に糞中
イリノテカン （カンプト®，トポテシン®）	黄疸のある患者 肝障害のある患者	肝など	尿中
エトポシド （ラステット®）	肝障害のある患者	腎，肝	尿・胆汁，糞中
エピルビシン （ファルモルビシン®）	肝機能障害のある患者	肝	胆汁中，尿中
エベロリムス （アフィニトール®）	肝機能障害のある患者	主に肝，腸管でも代謝	主に糞中
エリブリン （ハラヴェン®）	肝機能障害のある患者	明らかでない	主に糞中
カバジタキセル （ジェブタナ®）	肝機能障害を有する患者	肝	糞中

	Bilirubin (mg/dL)	アミノトランスフェラーゼ (IU/L)	Child-Pugh	用量および対処方法	出典
			Child-Pugh B	50%	d
			Child-Pugh C	データなし.	
	＞3×ULN	AST，ALT＞5×ULN		検査値が投与前もしくはALT，AST値が施設正常値上限の2.5倍以下かつビリルビン値が施設正常値上限の1.5倍以下に回復するまで休薬する．回復後は，750 mgに減量して投与を再開する.	b
	＞10×ULN	AST，ALT＞20×ULN		投与を中止する.	
	2.6～5			50%	e
	＞5			0%	
			Child-Pugh A	1日の投与量を140 mgに減量.	d
			Child-Pugh B or C	投与しない.	
	＞3			75%	d
	＞3×ULN	AST or ALT：＞5×ULN		① ビリルビン値が1.5倍未満に，AST，ALT値が2.5倍未満に低下するまで休薬する．② 減量して治療を再開する.	b
	1.5～3			75%	d
	1.5～3	AST＞3×ULN		50%	d
	1.2～3	2～4×ULN		50%	d
	＞3	＞4×ULN		25%	
			Child-Pugh A	減量を考慮する.	c
			Child-Pugh B	治療上の有益性が危険性を上回ると判断された場合のみ減量して投与.	
			Child-Pugh C	可能な限り投与は避ける.	
			Child-Pugh A	1.1 mg/m^2	d
			Child-Pugh B	0.7 mg/m^2	
			Child-Pugh C	投与しない.	
	＞ULN	AST or ALT≧1.5×ULN		投与しない.	d

一般名 (商品名)	添付文書　禁忌・使用上の注意（肝障害についての記載）[a)] 青字：禁忌・警告，黒字：慎重投与	代謝[b)]	排泄[b)]
ゲフィチニブ (イレッサ®)	肝機能障害のある患者	肝	主に糞中
ソラフェニブ (ネクサバール®)	重度の肝障害（Child-Pugh分類C）のある患者	主に肝	主に肝
ダウノルビシン (ダウノマイシン®)	肝障害のある患者	肝	尿中及び糞中
テガフール・ギメラシル・オテラシル（ティーエスワン®）	重篤な肝障害のある患者 肝障害のある患者	FT：肝 CDHP：不明 Oxo：胃液など	資料なし
テムシロリムス (トーリセル®)	肝機能障害のある患者	記載なし	主に糞中
ドキソルビシン (アドリアシン®)	肝障害のある患者	肝	腎，肝
ドセタキセル (タキソテール®)	肝障害のある患者	肝	主に肝
パクリタキセル (タキソール®)	肝障害のある患者	肝	資料なし
パクリタキセル (アブラキサン®)	肝障害のある患者	肝	糞中

	Bilirubin (mg/dL)	アミノトランスフェラーゼ (IU/L)	Child-Pugh	用量および対処方法	出典
		AST or ALT ≧ Grade 2		投与を中止する．その後，14日以内にGrade 1以下に改善した場合は，投与を再開する．	d
		AST or ALT ＞ Grade 3		投与しない．	
			Child-Pugh A or B	用量調節なし．	e
			Child-Pugh C	投与経験がない．	
	1.2～3			75%	d
	3～5			50%	
	＞5			0%	
				用量調節なし．	e
	T-Bil＞1～1.5×ULN	AST＞ULN		15 mg／週に減量する．	d
	T-Bil＞1.5×ULN			投与しない．	
	1.5～3.0	60～180		50%	b
	3.1～5.0	＞180		25%	
	＞5.0			0%	
	＞1×ULN	AST or ALT＞1.5×ULN and ALP＞2.5×ULN		投与しない．	d
	【3時間投与の場合】				e
	T-Bil≦1.25×ULN and AST or ALT＜10×ULN			175 mg/m²	
	T-Bil：1.26～2.0×ULN and AST or ALT＜10×ULN			135 mg/m²	
	T-Bil：2.01～5.0×ULN and AST or ALT＜10×ULN			90 mg/m²	
	T-Bil＞5.0×ULN	ASTor ALT≧10×ULN		投与しない．	
	T-Bil：1.5～5.0×ULN and AST≦10×ULN			膵癌：用量調節なし． 非小細胞肺がん：100 mg/m²から80 mg/m²に減量． 乳がん：260 mg/m²から200 mg/m²に減量．	e
	T-Bil＞5.0×ULN	AST＞10×ULN		投与しない．	

一般名 (商品名)	添付文書　禁忌・使用上の注意（肝障害についての記載）[a] 青字：禁忌・警告，黒字：慎重投与	代謝[b]	排泄[b]	
パノビノスタット (ファリーダック®)	肝機能障害のある患者	肝	尿中，糞中	
ビノレルビン (ナベルビン®)	肝障害のある患者	肝	尿中，糞中	
ビンクリスチン (オンコビン®)	肝障害のある患者	肝	主に糞中	
フルオロウラシル (5－FU)	肝障害のある患者	主に肝	腎，肝，肺	
ブレンツキシマブ ベドチン (アドセトリス®)	肝機能障害のある患者	資料なし	糞中	
ボスチニブ (ボシュリフ®)	肝障害のある患者	主に肝	糞中	
ボリノスタット (ゾリンザ®)	重度の肝障害患者者 軽度及び中等度の肝障害患者	グルクロン酸抱合及び加水分解後のβ－酸化	主に尿中	
ボルテゾミブ (ベルケイド®)	肝障害のある患者	記載なし	特定されていない	
メトトレキサート (メソトレキセート®)	肝障害のある患者	肝	腎	
メルカプトプリン (ロイケリン®)	肝障害のある患者	記載なし	尿中	

	Bilirubin (mg/dL)	アミノトランスフェラーゼ (IU/L)	Child-Pugh	用量および対処方法	出典
	≧ 1 × ULN	AST ＞ 1 × ULN		75%	d
	＞ 1 〜 1.5 × ULN			75%	
	＞ 1.5 〜 3 × ULN			50%	
	＞ 3 × ULN			0%	
	2.1 〜 3			50%	d
	＞ 3			25%	
	T-Bil：1.5 〜 3	AST ＞ 60 〜 180		50%	b
	T-Bil：＞ 3	AST ＞ 180		75%	
	≦ 5.0			用量調節なし．	b
	＞ 5.0			投与しない．	
			Child-Pugh A	1.2 mg/kg(MAX 120 mg) に減量する．	e
			Child-Pugh B or C	投与しない．	
		【投与開始後に肝酵素が上昇した場合】 AST：2.5 〜 5 × ULN		投与継続．肝機能値検査を頻回に行う．ビリルビン上昇に留意する．肝機能を悪化させるものや原因を避ける．AST が施設正常値上限の 5 倍を超えて上昇した場合は，適正使用ガイドを参照すること． また，「Possible Hy's law case」（施設正常値上限の 2 倍超のビリルビン増加を伴う肝トランスアミナーゼが施設正常値上限の 3 倍以上の上昇があり，かつ，ALP が施設正常値上限の 2 倍未満の場合）は投与中止．	c
	1 〜 3 × ULN	AST ＞ ULN		300 mg/日から開始．	e
	＞ 3 × ULN			投与しない．	
	＞ 1.5 × ULN			0.7 mg/m²	c
	Bil ≦ 3 and AST ≦ 180			用量調節なし．	e
	3.1 〜 5	AST ＞ 180		75%	
	＞ 5			0%	
				肝障害発現時は用量調節を考慮する．	e

一般名 (商品名)	添付文書　禁忌・使用上の注意（肝障害についての記載）[a] 青字：禁忌・警告，黒字：慎重投与	代謝[b]	排泄[b]	
ラパチニブ (タイケルブ®)	肝機能障害のある患者	主に肝	主に糞中	
レゴラフェニブ (スチバーガ®)	重篤な肝機能障害があらわれることがあり，劇症肝炎，肝不全により死亡に至る例も報告されているので，本剤投与開始前及び投与中は定期的に肝機能検査を行い，患者の状態を十分に観察すること．	主に肝臓	胆汁／糞便及び腎臓を介する経路	
レンバチニブ (レンビマ®)	重度の肝機能障害のある患者	記載なし	糞および尿中	

	Bilirubin (mg/dL)	アミノトランスフェラーゼ (IU/L)	Child-Pugh	用量および対処方法	出典
	＞2×ULN（直接ビリルビン>35%※）	ALT：＞3.0×ULN		投与しない.	c
	上記以外	ALT:＞8.0×ULN		休薬（2週間後に再検）. 有効性が得られている場合，カペシタビンとの併用においては，1,000 mg/日，アロマターゼ阻害剤との併用においては1,250 mg/日に減量して再開可能.	
		ALT：＞5.0×ULN（無症候性にて2週間連続）			
		ALT：＞3.0×ULN（症候性）			
		ALT：＞3.0×ULN(無症候性)		継続（1週間毎に再検）. ALT＞3.0×ULNが4週間継続した場合は中止.	
	-	ALT：≦3.0×ULN		継続可.	
		AST or ALT≦5×ULN		投与を継続し，検査値が正常基準値上限の3倍未満または投与前値になるまで肝機能検査を頻回に行う.	a
		5×ULN＜AST or ALT≦20×ULN		1回目： 検査値が正常基準値上限の3倍未満または投与前値に回復するまで休薬する．投与を再開する場合，投与量を40 mg（1錠）減量し，少なくとも4週間は肝機能検査を頻回に行う.	
				2回目： 投与を中止する（肝機能検査値が正常範囲または投与前値に回復するまで，肝機能検査を頻回に行う）.	
		20×ULN＜AST or ALT		投与を中止する（肝機能検査値が正常範囲または投与前値に回復するまで，肝機能検査を頻回に行う）.	
	Bil≧2×ULN and AST or ALT≧3×ULN			投与を中止する（肝機能検査値が正常範囲または投与前値に回復するまで，肝機能検査を頻回に行う）. ジルベール症候群の患者においてALPまたはASTの上昇が発現した場合は，左記ビリルビン値の基準によらず，上欄で規定するALTまたはASTの基準に従う（本剤はUGT1A1によるグルクロン酸抱合を阻害するため，ジルベール症候群の患者においては間接型ビリルビンが上昇する可能性がある）.	
			Child-Pugh C	1日投与量を12 mgに減量.	d

※測定していない場合は，＞35％とみなす

B）肝機能に応じた減量・休薬・中止基準

一般名（商品名）	添付文書　禁忌・使用上の注意（肝障害についての記載）[a] 青字：禁忌・警告，黒字：慎重投与	代謝[b]	排泄[b]	
イピリムマブ（ヤーボイ®）	重度の肝機能障害のある患者	記載なし	記載なし	
エルロチニブ（タルセバ®）	肝機能障害のある患者	主に肝	主に糞中	
カペシタビン（ゼローダ®）	肝障害のある患者	資料なし	主に尿中	
シクロホスファミド（エンドキサン®）	肝障害のある患者	肝	腎	
スニチニブ（スーテント®）	重度の肝障害（Child-Pugh分類C）のある患者	記載なし	主に肝	
ダカルバジン（ダカルバジン）	肝障害のある患者	肝	尿中	
トラスツズマブエムタンシン（カドサイラ®）	肝機能障害のある患者	ヒトIgGと同様の代謝を受ける	主に糞中	
トラベクテジン（ヨンデリス®）	肝機能障害のある患者	主に肝	糞中	

	Bilirubin (mg/dL)	アミノトランスフェラーゼ (IU/L)	Child-Pugh	用量および対処方法	出典
	1.5〜3.0×ULN	AST or ALT：2.5〜5.0×ULN		モニタリングの頻度を週2回に増やす． 投与を延期し，他の病因を検査． （投与量の減量は行わない．）	c
	＞3×ULN	AST or ALT：＞5×ULN		投与を中止． モニタリングの頻度を増やす（1〜3日毎）． 高用量のステロイド静脈内投与（例：メチルプレドニゾロン1〜2 mg/kg/日）．	
	Direct bilirubin：1〜7	ALT≧3×ULN		1日投与量を75mgに減量．	d
				軽度，中等度の肝障害：減量の必要はない．一方で，肝転移に伴う，軽度，中等度の肝障害は注意深いモニタリングが必要．	d
				重度の肝障害：使用経験がない．	
	3.1〜5	AST≧180		75%	d
	＞5			0%	
	＞3×ULN	AST or ALT＞5×ULN		回復するまで投与中断．	d
				用量調節なし．	f
	＞1.5〜3×ULN			Grade 1以下に回復後，投与可．	c
	＞3〜10×ULN	＞5〜20×ULN		Grade 2以下に回復後，1段階減量し再開する．	
	＞10×ULN	＞20×ULN		投与しない．	
	AST or ALT＞3×ULN and T-Bil＞2×ULN			投与しない．	
	T-Bil≦1.5	AST and ALT and ALP≦ULN×2.5		投与開始前の検査値が左記を満たしている場合，投与開始可．	c
	T-Bil＞1.5	・投与後21日目以降にAST or ALT＞2.5×ULN ・ALP＞2.5×ULN		次サイクルは減量し再開する． 通常投与量：1.2 mg/m^2 1段階減量：1.0 mg/m^2 2段階減量：0.8 mg/m^2	

一般名（商品名）	添付文書　禁忌・使用上の注意（肝障害についての記載）[a] 青字：禁忌・警告，黒字：慎重投与	代謝[b]	排泄[b]
ニボルマブ （オプジーボ®）	-	資料なし	資料なし
ニロチニブ （タシグナ®）	肝機能障害のある患者	主に肝	主に糞中

	Bilirubin (mg/dL)	アミノトランスフェラーゼ (IU/L)	Child-Pugh	用量および対処方法	出典
	T-Bil ≦ 1.5 × ULN	AST and ALT ≦ 3 × ULN		投与開始可.	C
	T-Bil : 1.5 ～ 3 × ULN	AST or ALT : 3 ～ 5 × ULN		投与を延期し，肝機能モニタリングを3日ごとに行う. 肝機能がベースライン時の状態に改善した場合は，通常診療時の肝機能モニタリングに切り替える．オプジーボの投与を再開する. 上昇が5～7日を超えて持続する場合は，0.5～1.0 mg/kg/日の経口メチルプレニゾロンまたはその等価量の経口剤を投与し，肝機能がベースライン時の状態またはGrade 1に回復した場合は少なくとも1か月以上かけてステロイドを漸減し，日和見感染症に対する抗製剤の予防投与を検討する．オプジーボの投与を再開する.	
	T-Bil > 3 × ULN	AST or ALT > 5 × ULN		投与を中止し，肝機能モニタリングを1～2日ごとに行う. 1～2 mg/kg/日の静注メチルプレニゾロンまたはその等価量の副腎皮質ステロイドを静注する. 日和見感染症に対する抗製剤の予防投与を追加する. 消化器専門医と協議する.	
	【初発の慢性期CML】				C
	1.5～3 × ULN	AST or ALT : 2.5～5 × ULN		休薬 →ビリルビン値 < 1.5 × ULN AST or ALT値 < 2.5 × ULNに低下 →300 mg 1日2回の用量で再開	
	> 3 × ULN	> 5 × ULN		休薬 →ビリルビン値 < 1.5 × ULN AST or ALT値 < 2.5 × ULN に低下 →400 mg 1日2回に減量して再開	
	【イマチニブ抵抗性の慢性期または移行期のCML】				
	> 3 × ULN	> 5 × ULN		休薬 →ビリルビン値 < 1.5 × ULN AST or ALT値 < 2.5 × ULNに低下 →400 mg 1日2回に減量して再開	

一般名（商品名）	添付文書　禁忌・使用上の注意（肝障害についての記載）[a] 青字：禁忌・警告，黒字：慎重投与	代謝[b]	排泄[b]	
パゾパニブ （ヴォトリエント®）	重篤な肝機能障害があらわれることがあり，肝不全により死亡に至った例も報告されているので，投与開始前及び投与中は定期的に肝機能検査を行い，患者の状態を十分に観察すること． 中等度以上の肝機能障害のある患者	記載なし	糞中	
ブスルファン （ブスルフェクス®）	肝機能障害のある患者	肝など	尿中	
ペメトレキセド （アリムタ®）	肝障害のある患者	記載なし	尿中	
ペンブロリズマブ （キイトルーダ®）	-	資料なし	資料なし	
メルファラン （アルケラン®）	肝機能障害のある患者	記載なし	尿中	

<出典>
a）各抗がん薬の添付文書より
b）各抗がん薬のインタビューフォームより
c）各抗がん薬の適正使用ガイド

	Bilirubin (mg/dL)	アミノトランスフェラーゼ (IU/L)	Child-Pugh	用量および対処方法	出典
	T-Bil：2≦ULNかつALT：3.0～8.0×ULN			投与継続（ALT≦3.0×ULNあるいは投与前値に回復するまで1週間毎に肝臓機能検査を実施）．	c
	T-Bil：2≦ULNかつＡＬＴ＞8.0×ULN			ALT≦3.0×ULNあるいは投与前値に回復するまで投与を中断し，投与を再開する場合は，2段階減量して投与する（1日投与量800 mgであった場合は400 mg，1日投与量600 mgであった場合は200 mg）．再開後，肝機能検査異常（ALT＞3.0xULN）が再発した場合は，投与を中止する．	
	ALT＞3.0×ULN and T-Bil＞2.0×ULN（直接ビリルビン＞35％*）			投与中止（Grade 1以下あるいは投与前値に回復するまで経過を観察）．	
				用量調節なし．	f
				用量調節なし．	f
	≦1.5×ULN	AST or ALT ≦3×ULN		休薬なし． 対症療法を実施する． 肝機能の推移や症状の発現を注意深く観察する．	c
	1.5～3×ULN	AST or ALT：3～5×ULN		休薬する． 肝転移がある患者では，ASTまたはALTが治療開始時にGrade 2（3～5×ULN）で，かつベースラインから50%以上の増加が1週間以上持続する場合，投与を中止する． プレドニゾロン換算0.5～1 mg/kg/日による治療を実施する． 必要に応じて日和見感染の予防を行う．	
	＞3×ULN	＞5×ULN		投与を中止する． 消化器専門医又は肝臓専門医への相談，肝生検を検討する． プレドニゾロン換算1～2 mg/kg/日による治療を実施する． 症状が改善した場合，副腎皮質ホルモン剤の漸減を開始する． 必要に応じて日和見感染の予防を行う．	
				用量調節なし．	e

d）Up to date: Chemotherapy hepatotoxicity and dose modification in patients with liver disease, last updated: Mar 25, 2016.
e）Micromedex
f）Diana S, et al : Commentary: Oncologic Drugs in Patients with Organ Dysfunction: A Summary. The Oncologist , 12 : 1070–1083, 2007

C. 肝疾患

2 ウイルス性肝炎（主にB型）

注意 リツキシマブ，ステロイド併用療法

Point

◆ 免疫抑制・がん薬物療法を行うすべての患者に，治療前にHBVスクリーニングを行う

◆ 事前にHBV再活性化のリスクを評価し，リスクに応じた対策を講じる

1 B型肝炎を合併したがん患者の問題点[1)]

- B型肝炎の再活性化による肝炎は**劇症化**しやすく，**死亡率が高い**[2)]
- HBV再活性化のリスクは，慢性活動性肝炎（HBs抗原陽性），非活動性キャリア（HBs抗原陽性），既往感染者（HBs抗原陰性例のうち，HBc抗体陽性and/or HBs抗体陽性）の順に高い
- 既往感染者に対するステロイド単剤投与でもHBV再活性化が生じたとの報告がある

1 B型肝炎患者に対して注意すべきがん薬物療法

- 添付文書にB型肝炎ウイルス再燃の注意喚起のある代表的な抗がん薬を表に示す

1）リツキシマブ（抗CD20モノクローナル抗体）

- HBs抗原陰性例では，2001年にはじめてリツキシマブ併用化学療法HBV再活性化が報告された[3)]
- その後，特に**ステロイド併用**の場合，HBV再活性化のリスクがHBs抗原陽性では**20～50％**，HBs抗原陰性でHBc抗体and/ or HBs抗体陽性の場合は，**12.2～23.8％**であることが示された[4)]

2）テガフール・ギメラシル・オテラシルカリウム配合薬（代謝拮抗薬）[5)]

- 市販後において，テガフール・ギメラシル・オテラシルカリウム配合薬との関連が否定できないB型肝炎ウイルスの再活性化が13例報告された（2013年4月30日現在．外国症例3例を含む）．これらの症例には，HBs抗原陰性例も含まれる

表● 添付文書上B型肝炎ウイルス再燃の注意喚起のある代表的な抗がん薬

一般名（商品名）	主な適応がん種
エベロリムス（アフィニトール®）	腎がん，乳がんなど
テガフール・ギメラシル・オテラシルカリウム（ティーエスワン®）	胃がん，結腸・直腸がん，頭頸部がん，非小細胞肺がん，乳がん，膵がん，胆道がん
テムシロリムス（トーリセル®）	腎がん
ボルテゾミブ（ベルケイド®）	多発性骨髄腫，マントル細胞リンパ腫
リツキシマブ（リツキサン®）	非ホジキンリンパ腫

上記抗がん薬は再活性化の報告はあるものの，その頻度については明らかとなっていない．また，免疫抑制薬，副腎皮質ホルモン薬，抗リウマチ薬，抗ウイルス薬においても添付文書に注意喚起がされている場合がある．

3）分子標的治療薬

- 新規の分子標的治療薬に関しては，再活性化のリスクに関するエビデンスは十分でないが，いくつかの分子標的治療薬では，HBV再活性化による肝炎が報告されている．特に，免疫抑制作用あるいは免疫修飾作用を有する分子標的治療薬には十分注意を要し，慎重な対応が望ましい

3 薬物相互作用

- B型肝炎治療薬であるエンテカビルは主に腎から排泄されるため，腎機能を低下させる薬物や尿細管分泌により排泄される薬物と併用した場合には，本薬物または併用薬物の血中濃度が上昇する可能性がある

4 治療戦略[1)]

- リツキシマブを含む**強力な免疫抑制・がん薬物療法**を行う際は，非活動性キャリアを含めたHBs抗原陽性例および既往感染者からの再活性化にも十分注意する
- HBV再活性化はしばしば**肝炎**を伴うが，一過性の肝炎から致死的な重症肝炎まで，その経過は多様である
- 再活性化による肝炎は，免疫抑制・がん薬物療法を継続している場合だけでなく，治療を中断または中止した後でも発症する．特にステロイドやメトトレキサートは**投与中止後**に再活性化による重症肝炎をきたすことがある

【HBV再活性化の予防】

- HBV再活性化の予防は，「免疫抑制・化学療法により発症するB

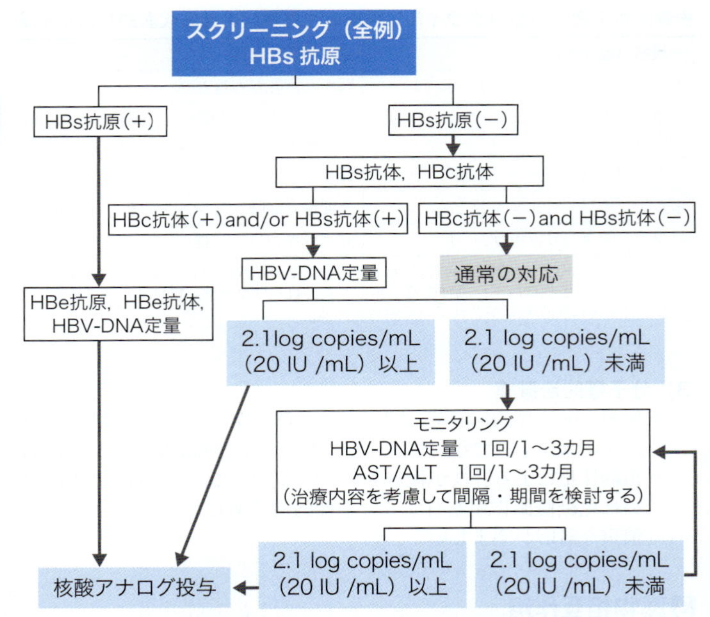

図●免疫抑制・化学療法により発症するＢ型肝炎対策ガイドライン
http：//www.jsh.or.jp/files/uploads/HBV_GL_ver2.2_May30.pdf より引用

型肝炎対策ガイドライン」に従って実施する（図）

- HBV 再活性化は，**キャリア**（HBs 抗原陽性）からの再活性化と**既往感染**（HBs 抗原陰性例のうち，HBc 抗体陽性 and/or HBs 抗体陽性）からの再活性化（de novo B 型肝炎）に分類される
- HBV 再活性化を予防するために，治療前に HBs 抗原陽性例（キャリア）あるいは HBV，HBs 抗原陰性かつ DNA が 2.1 log copies/mL（20 IU/ mL ）以上の occult HBV 感染例（既往感染と判断された症例の５％未満）に対しては，“ハイリスク”と判断し，がん薬物療法開始前から**核酸アナログの投与**を開始する
  - ▶ 核酸アナログは**エンテカビル**の使用が推奨されている
  - ▶ 治療前に HBV DNA が 2.1 log copies/ mL（20 IU/ mL）未満の既往感染者には，がん薬物療法開始後，継続して定期的な HBV DNA のモニタリングを行う
- HBs 抗原陰性例で，免疫抑制・がん薬物療法開始中または終了後

にHBV DNAが2.1 log copies/mL（20 IU/mL）以上になった場合は，直ちに核酸アナログの投与を開始する．また，肝臓専門医にコンサルトする

5 がん薬物療法中のC型肝炎ウイルス再活性化対策[6)]

- **C型肝炎**はB型肝炎に比べて，再活性化した肝炎が劇症化することは稀である．しかし，長期的なフォローアップデータは限られていて，肝硬変および肝がん発症への影響は十分解析されていない．今後，再活性化リスク因子の同定や新規の抗HCV薬の適応も含めて，質の高いエビデンスを確立する必要がある

◆看護のポイント◆

- 肝炎ウイルス検査が実施されているかを把握し，陽性患者の場合は，肝炎治療の既往を聴取する．新たに治療を開始する際には，肝炎医療費助成の対象となる場合があるため，専門医に相談するよう促す
- がん薬物療法開始時のスクリーニングで，肝炎ウイルス陽性や再活性化リスクが判明する場合もある
- 抗がん薬治療に対する不安に加え，肝炎対応についても不安も抱くことがある．検査や服薬の必要性の説明とともに，患者の思いを傾聴し，治療継続意欲を支える

〈美濃正臣〉

<文献>

1）「B型肝炎治療ガイドライン（第2.2版）」（日本肝臓学会 肝炎診療ガイドライン作成委員会/編），pp66-67，2016：http：//www.jsh.or.jp/files/uploads/HBV_GL_ver2.2_May30.pdf

2）Umemura T & Kiyosawa K：Fatal HBV reactivation in a subject with anti-HBs and anti-HBc. Intern Med, 45：747-748, 2006

3）Dervite I, et al：Acute hepatitis B in a patient with antibodies to hepatitis B surface antigen who was receiving rituximab. N Engl J Med, 344：68-69, 2001

4）Kusumoto S, et al：Reactivation of hepatitis B virus following systemic chemotherapy for malignant lymphoma. Int J Hematol, 90：13-23, 2009

5）ティーエスワンの使用上の注意の改訂について：http://di.taiho.co.jp/taiho/hp/fileDownloadMediaRevision.do?_revisionCode=20130601

6）Vento S, et al：Fulminant hepatitis on withdrawal of chemotherapy in carriers of hepatitis C virus. Lancet, 347：92-93, 1996

〈黒田純子〉

D. 腎疾患

1 腎機能障害

注意 シスプラチン，カルボプラチン，S-1

Point

- 腎機能障害時には，腎排泄型抗がん薬の用量調節が必要である
- 腎機能評価の方法はeGFRとCcrの2通りがあり，抗がん薬や患者に応じた適切な腎機能評価を使用する
- 腎機能障害の惹起・増悪を防ぐために，支持療法・薬物相互作用に注意する

1 腎機能障害を合併したがん患者の問題点

- 腎機能障害は**腎排泄型抗がん薬の排泄遅延**を惹起し，全身毒性を増加させる危険性がある．このため腎機能障害が存在する場合，腎排泄型抗がん薬の投与量調節を要する
- 腎機能障害に伴う抗がん薬の用量調整は，**腎機能**と抗がん薬による臨床的な**副作用の発現の程度**，の2つの因子に基づいて行われる
- 安易な減量によって効果を損ねることのないよう，投与量調整を行う．特に治癒を目的とする場合にはリスク・ベネフィットのバランスを考慮して最終的に投与量を決定する[1]
- 透析患者における抗がん薬の安全性や薬物動態に関する情報は乏しく，ケースレポートが散見される程度である．透析患者にがん薬物療法を導入する場合，腎臓によるクリアランスがないことを考慮し，抗がん薬を適切に減量する．また，透析による薬物クリアランスのタイミングを考慮し，抗がん薬の投与時期を調整する[2]

2 腎機能障害患者に対して注意すべきがん薬物療法（表）

原則として腎排泄型抗がん薬はすべて注意すべきであるが，ここでは代表的な抗がん薬とレジメンを紹介する．

1）シスプラチン（CDDP）

- CDDPの腎障害は，主にOrganic Cation Transporter2（OCT2）を介した近位尿細管への取り込みによる尿細管壊死が原因と考えられている
- CDDPの主たる排泄経路は腎であるため，腎機能障害を有する場合，

表●主な抗がん薬における腎機能低下時，血液透析時の減量方法

抗がん薬	減量方法		参考文献
	腎機能低下時	血液透析	
シスプラチン	Ccr46～60 mL/分：75%に減量 Ccr31～45 mL/分：50%に減量 Ccr≦30 mL/分：**禁忌**だが必要な場合には50%に減量して投与	**禁忌**だが必要な場合には透析後に50%を投与	6
カルボプラチン	Calvert式：AUC目標値×（GFR+25）(mg）によって算出する． 透析患者のGFRは5～10を代入する．		6
メトトレキサート	Ccr16～60 mL/分：50%に減量 Ccr≦15 mL/分：排泄遅延により副作用が強くあらわれるおそれがあるため禁忌	排泄遅延により副作用が強くあらわれるおそれがあるため**禁忌**	6
カペシタビン	Ccr30～50 mL/分：75%に減量 Ccr＜30 mL/分：**禁忌**	**禁忌**	6
S-1	Ccr60～80 mL/分：初回基準量より必要に応じて1段階減量 Ccr40～59 mL/分：原則として1段階減量 Ccr30～39 mL/分：原則として2段階減量 Ccr＜30 mL/分：**投与不可** ※減量方法：40 mg/回→休薬，50 mg/回→40 mg/回→休薬，60 mg/回→50 mg/回→40 mg/回→休薬 または腎機能に応じて適宜減量を考慮	**禁忌**	6
イホスファミド	Ccr46～60 mL/分：80%に減量 Ccr31～45 mL/分：75%に減量 Ccr≦30 mL/分：70%に減量	透析性があるが追加投与の必要性なし	6
ペメトレキセド	Ccr＜45 mL/分：十分なデータがなく安全性が確立されていない	重篤な腎機能障害患者で本剤に起因したと思われる死亡が報告されており，重度の腎機能障害患者には投与しないことが望ましい（腎機能障害患者に投与した十分な情報がない）．	国内添付文書，米国添付文書
エトポシド	Ccr15～50 mL/分：75%に減量	透析後または前に50%に減量して投与	米国添付文書,7
ソラフェニブ	Ccr40～59 mL/分：400 mgを1日2回 Ccr20～39 mL/分：200 mgを1日2回 Ccr＜20 mL/分：200 mgを1日1回	200 mgを1日1回	8

排泄遅延に伴い副作用が重篤化することが懸念される．そのため，腎機能に応じて減量または投与中止を検討しなければならない

- 多くの臨床試験において**クレアチニンクリアランス（Ccr）60 mL/分以上**をCDDP投与の適格基準としている
- 尿中CDDP濃度を低くし腎機能障害を軽減させるため，CDDP投与時には**3 L/日以上の補液**が強く推奨され（short hydrationにおいては1 L/日程度が弱く推奨）[1]，マンニトールやフロセミドなどの利尿剤を使用することが弱く推奨されている[1]
- また，OCT2によるCDDPの取り込みは低マグネシウム状態で促進することが知られており，CDDP投与に伴い血清マグネシウム値が低下するとさらに腎障害が増強する可能性がある．そのためマグネシウムを予防投与することが弱く推奨されている[1, 3]

2）カルボプラチン（CBDCA）

- CBDCAは主に糸球体濾過により排泄されるため，**糸球体濾過量（GFR）**に基づいて体内薬物動態を予測できる
- さらにCBDCAでは，体内薬物曝露量の指標である血中濃度曲線下面積（AUC）と有効性・安全性は強く相関する．そのため，目標とするAUCを設定し，GFRに基づいて投与量を決定する**Calvert式**が広く普及している[4]
  - ▸ **Calvert式**：投与量（mg）＝AUC目標値（mg/mL×分）×〔GFR（mL/分）＋25〕

> **★注意**
>
> 米国では2010年までに血清クレアチニン値の測定法が標準化され，従来より血清クレアチニン値が低く測定される施設があると指摘された．それに伴いCBDCAが過量投与となる可能性があるため，NIH（National Institutes of Health）は「GFRが125 mL/分を超えないこと，つまりCBDCAのクリアランス の最大値は150 mL/分とする」と注意喚起している[5]．
>
> ただし日本では多くの施設で以前よりクレアチニンは酵素法で正確に測定されていたため，当てはまらない．

3）S-1

- S-1はテガフール，ギメラシル，オテラシルカリウムの合剤である．ギメラシルは腎排泄であり，腎機能低下患者ではギメラシルの排泄遅延に伴い，フルオロウラシルの代謝が遷延する．そのためフルオロウラシルの血中濃度が上昇し，骨髄抑制などの**副作用が増強**する．したがって，腎機能障害の程度に応じ減量することが推奨されている

4）メトトレキサート（MTX）

- MTXは**90％以上**が腎臓から排泄される．このため，腎機能障害のある患者では，MTXの排泄遅延により，骨髄抑制や下痢などの副作用が重篤化するおそれがある
- MTXを大量に投与するMTX・ロイコボリン® 救援療法では，MTXあるいはその代謝産物が尿細管に沈着し，腎機能障害を惹起あるいは増悪させる．このため，尿のアルカリ化と十分な補液による利尿に加え，MTXの血中濃度に応じてロイコボリン® の増量や投与期間の延長を行う．具体的には，MTX投与開始後**24時間**の血中濃度が**10 μM**，**48時間**の血中濃度が**1 μM**，**72時間**の血中濃度が**0.1 μM以上**になったとき，重篤な副作用が発現する危険性が高い

5）S-1＋CDDP

- S-1＋CDDPは，HER2陰性治癒切除不能な進行・再発胃がんに対し，一次治療で用いられる
- 前述のとおり，CDDP，S-1ともに腎排泄型の薬剤であるため，腎機能障害を有する場合は，CDDP，S-1両剤の減量を考慮する．「ティーエスワン® 適正使用ガイド」によると，Ccrの適正使用基準は80 mL/分以上とされており，Ccrが50 mL/分未満における臨床試験結果はない

6）イホスファミド

- 腎障害がイホスファミドの腎毒性にかかわるとの報告もあり，日本腎臓病薬物療法学会では，腎機能に応じた投与量調整が提案されている（表）

7）ペメトレキセド

- 米国添付文書では，Ccr45 mL/分未満では使用しないと記載されている
- また，日本のインタビューフォームにおいても，Ccrが45 mL/分未満の患者については十分なデータがないと記載されている

8）エトポシド

- 国内インタビューフォーム，および日本腎臓病薬物療法学会において用量調整の記載はなされていないが，米国添付文書では，Ccr 15～50 mL/分の腎機能障害患者では75％量への減量が記載されている

9）ソラフェニブ

- CYP3A4およびUGT1A9により代謝される肝代謝型抗がん薬であり，国内インタビューフォームにおいては，腎機能低下による本剤の薬物動態への影響はみられなかった，と記載されている．しかしながら第Ⅰ相試験において腎機能障害時に副作用が増強すると報告されており，腎機能に応じた減量が考慮される[8)]

3 薬物相互作用

1）CDDP

- アミノグリコシド系抗菌薬，バンコマイシン，アムホテリシンBなど腎障害を起こしうる薬剤と併用した場合，腎障害が増強されることがある

2）MTX

- 尿が酸性側に傾くと，MTXの結晶が尿細管に沈着するおそれがあるので，尿のアルカリ化と同時に，十分な水分の補給を行い，MTXの尿への排泄を促す
- なお，利尿薬の選択にあたっては，フロセミドなどの尿を酸性化する薬剤の使用を避ける．またMTXとNSAIDsの併用も，腎血流・糸球体濾過量の低下やトランスポーターを介した排泄阻害により，MTXの尿細管分泌が障害され，血中濃度が上昇するリスクがあるため注意が必要である

4 治療戦略

1）腎機能の評価を行う[9)]

- 腎機能を評価する際，血清CrからCcrやGFRを推算して用いることが多い．現在，治験や日常臨床では，日本腎臓学会の推算式を用いたeGFRでの評価が主流になりつつあるが，がん患者に対する有効性は十分に検証されていない
- 現時点ではeGFRでおおよその腎機能を評価し，腎機能障害を有すると評価した場合は，体格などの個々の因子を考慮してほかの方法で腎機能を評価し多角的に判断することが望ましい．一般に，治験時のデータに基づいて投与量調整をする際は，治験時と同じ腎機能評価法を使用して評価することが安全であると考えられる
- 腎機能の推定にはeGFRや実測Ccr，Cockcroft-Gault（CG）式によるCcrなど数多くの方法が存在する
  - ▶「がん薬物療法時の腎障害診療ガイドライン2016」では，「抗が

ん薬投与における用量調節のための腎機能評価にeGFRは推奨されるか？」とのClinical Questionについて「行うことを弱く推奨する（提案する）」としている[1)]

- ▶ ただしeGFRは体表面積1.73 m^2当たりの糸球体濾過量を表しており，対象となる患者の筋肉量が標準値より著しく異なると考えられる場合は，ほかの方法を併用することが推奨されている

- 日常よく用いられるCG式についてはJaffé法で測定されたCr値から計算されることから，酵素法を用いているわが国の状況を考え，測定されたCr値に0.2を加えることで計算することも考慮する[10)]

2）腎機能に応じて適切な減量を行う

- 腎機能に応じ減量が必要とされている主な抗がん薬は，**白金製剤**や**葉酸代謝拮抗薬**，**ピリミジン代謝拮抗薬**，アルキル化薬の**イホスファミド**や**メルファラン**などがあげられる．具体的な減量基準については，成書を参照すること[6, 11)]
- 一方，タキサン，ビンカアルカロイドや分子標的治療薬などの肝代謝型抗がん薬は，一般的に減量は不要といわれている．しかしながら前述の**ソラフェニブ**のほか，**イリノテカン**についても，重篤な腎不全患者ではSN-38の**排泄遅延**，**AUC上昇**が報告されており[12)]，投与に際しては注意が必要である

3）腎機能障害予防のための支持療法を行う

- 腎機能障害の惹起・増悪を防ぐために支持療法を実施する
- 例えば，MTX投与に際しては，その血中濃度に応じロイコボリン®の投与や尿のアルカリ化，十分な補液の投与を行う
- また，CDDP投与時には，米国National Comprehensive Cancer Network（NCCN）のがん薬物療法オーダーテンプレートにおいて，8 mEq/Lの**マグネシウム**の投与と**1～3 Lの前・後補液**の投与が推奨されている[13)]

4）血液透析患者のがん薬物療法

- 血液透析患者に抗がん薬の投与を行う必要がある場合，透析により抗がん薬が体外に除去されるか否かを考慮する必要がある．血液透析時はタンパク結合率が90％以上の薬物は除去されない，分布容積が2 L/kg以上の薬物は除去されない，アルブミンと結合した薬物は除去されない，といった特徴がある[14)]
- 多くの場合，患者の腎機能は廃絶しており，抗がん薬による腎毒性を考慮する必要はない．しかし抗がん薬の排泄は遅延するため，

用量調節（減量）が必要 であるとともに，抗がん薬の投与のタイミングも重要である

Pitfall

腎機能障害に応じて投与量を設定しても，予測したよりも重篤な副作用を生じることがある．そのため，初回投与時の副作用を慎重にモニタリングし，2回目以降の投与量を調節する．また，糖尿病や動脈硬化など腎機能障害に至った併存疾患の有無についても確認する．併存疾患によっては，腎機能だけではなくほかの因子も投与量設定に影響する可能性がある．

〈下方智也〉

看護のポイント

- 腎機能障害患者では，水分や塩分制限，合併している糖尿病による食事制限をしている場合が多い．がん薬物療法の副作用による食事嗜好の変化に気をつけながら，患者の症状や体重の推移を細やかに捉え，水分や食事のとり方について栄養士と連携し，支援する
- 透析患者では便秘の合併が多く，水分・電解質の制限に応じた便秘解消法で，排便コントロールを行う

〈田﨑亜希子〉

症例から学ぶがん薬物療法

腎機能障害があり軽度腹水貯留のあった胃がんの症例

58歳男性．PS0，体重65 kg，血清Cr 1.18 mg/dL，eGFR 48.8 mL/分，体表面積1.77 m^2．既往歴なし．胃がん精査のため入院．腹部CTにて肝転移と軽度腹水貯留を認め，HER2は陰性であった．Stage Ⅳにて S-1＋CDDP開始の方針となった．

■この症例への対応

- 当初，中等度腎機能障害があったため，S-1 100 mg/日，CDDP 75％量での治療が予定されていた．CDDP投与にあたって，投与前日からDay3まで補液の投与が行われることになっていた
- 腹水貯留症例であったため，大量補液による腹水貯留への影響が懸念された．またCDDP投与による腎機能増悪のリスクも考慮すべきと考え，S-1＋CDDPではなく，S-1＋オキサリプラチン（L-OHP）のレジメン変更への妥当性についてチームカンファレンスが行われた．結果，S-1 100 mg/日＋L-OHP 100 mg/m^2

の治療に変更することとなった

■対応のポイント

- eGFR 48.8 mL/分と中等度腎機能障害があったため，S-1，CDDPいずれも減量して投与する必要がある
- 腹水の軽度貯留が認められたことから，CDDP投与に伴うhydrationにより腹水が増加する可能性があり，hydration不要かつ本症例程度の腎機能では減量の必要が乏しいL-OHPを選択した

■症例の経過

- S-1＋L-OHPによる副作用は，末梢神経障害は認められたものの，そのほかはおおむねコントロールされており，治療は7コースまで継続できた
- その後の画像評価でPDと判定され，次治療に移行した．治療期間を通して腎機能の増悪は認められなかった

<文献>

1）日本腎臓学会，他：がん薬物療法時の腎機能低下予防．「がん薬物療法時の腎障害診療ガイドライン2016」（日本腎臓学会，他/編集），pp15-43，2016

2）村上尚加，陶山浩一：血液透析中の化学療法．「ハイリスクがん患者の化学療法ナビゲーター」（高野利実/編），pp24-39，2013

3）「シスプラチン投与におけるショートハイドレーション法の手引き」（日本肺癌学会ガイドライン検討委員会 ショートハイドレーションにかかわる手引き作成チーム/編），pp1-5，2015：https://www.haigan.gr.jp/uploads/photos/1022.pdf

4）Calvert AH, et al：Carboplatin dosage: prospective evaluation of a simple formula based on renal function. J Clin Oncol, 7：1748-1756, 1989

5）Carboplatin dosing（U.S. Food and Drug Administration）：http://www.fda.gov/AboutFDA/CentersOffices/OfficeofMedicalProductsandTobacco/CDER/ucm228974.htm

6）「腎機能低下時に最も注意の必要な薬剤投与一覧（2016改訂27版）」（日本腎臓病薬物療法学会）：http://jsnp.org/docs/yakuzai_dosing_27.pdf

7）がん診療UP TO DATE編集委員会：5章-14．腎毒性．「がん診療UP TO DATE」（がん診療UP TO DATE編集委員会/編著），pp848-860，日経BP社，2013

8）Miller AA, et al：Phase I and pharmacokinetic study of sorafenib in patients with hepatic or renal dysfunction: CALGB 60301. J Clin Oncol, 27：1800-1805, 2009

9）日本腎臓学会，他：がん薬物療法時の腎機能低下予防．「がん薬物療法時の腎障害診療ガイドライン2016」（日本腎臓学会，他/編集），pp2-7，2016

10）Ando Y, et al：Carboplatin dosing for adult Japanese patients. Nagoya J Med Sci, 76：1-9, 2014

11）「スペシャル・ポピュレーションへの抗がん薬用量調節ハンドブック」（谷川原祐介/監修，今村知世/著），南山堂，2010

12）Fujita K, et al：Increased Plasma Concentrations of Unbound SN-38, the Active Metabolite of Irinotecan, in Cancer Patients with Severe Renal Failure. Pharm Res, 33：269-282, 2016

13）「NCCN Chemotherapy Order Templates（NCCN Templates®）」（Naional Comprehensive Cancer Network）：http://www.nccn.org/ordertemplates/

14）平田純生，他：血液透析による薬物除去率に影響する要因．TDM研究，22：141-142，2005

〈玉木慎也〉

D. 腎疾患

2 電解質異常

注意 シスプラチン，抗EGFR抗体薬，造血器腫瘍がん薬物療法

Point

- がんの病態，使用する薬物，慢性の下痢・嘔吐により，電解質異常をきたす
- シスプラチンによる低ナトリウム血症や低マグネシウム血症，抗EGFR抗体薬による低マグネシウム血症の頻度が比較的高い
- 高腫瘍量や抗がん薬反応性の高い悪性腫瘍においては，がん薬物療法後の腫瘍崩壊症候群に注意する

1 電解質異常を合併したがん患者の問題点

- 腫瘍またはその転移巣から離れた部位で生じる症状・症候・検査異常と定義される腫瘍随伴症候群，とりわけ**内分泌性腫瘍随伴症候群**において，**低ナトリウム血症**や**カルシウム障害**などの電解質異常を生じうる[1]
- 電解質異常の成因としては，①**摂取・吸収障害**，②**薬物**（抗がん薬など），③**腫瘍細胞の破壊**，④浸潤・転移による**周辺組織・臓器の破壊および機能障害**，⑤腫瘍による**体液因子産生**〔ホルモン産生腫瘍，抗利尿ホルモン不適合分泌症候群（SIADH）など〕があげられる[2]
- 進行がん患者における骨転移による高カルシウム血症や，腫瘍量が多く，抗がん薬により腫瘍細胞が急速に死滅する腫瘍崩壊症候群によって，高カリウム血症や高リン血症，低カルシウム血症を呈する場合もある[3]
- がん患者において下痢や嘔吐はがん薬物療法によって生じうる．またがん薬物療法以外にも，下痢は胃切除術後など，嘔吐は消化管閉塞や脳転移などによっても起こりうる．そのような**慢性の下痢や嘔吐**により，低ナトリウム血症や低カリウム血症を生じうる[4]

2 電解質異常患者に対して注意すべきがん薬物療法（表1）

1）シスプラチン（CDDP）

- CDDP投与後に生じる**低ナトリウム血症**はしばしばみられる有害事象であり，その機序は**SIADH**のほか，CDDP投与後の**塩類喪失**

表1 ●電解質異常患者に対して注意すべきがん薬物療法

薬物	電解質異常のリスク	対処方法
シスプラチン	SIADH：**0.1％未満** RSWS：頻度不明 その他血清ナトリウム，カリウム，クロール，カルシウム，リン，マグネシウムなどの異常の記載あり※	・マグネシウム製剤の投与 ・電解質の確認
セツキシマブ	低マグネシウム血症を含む 電解質異常：**11.5％**※	・電解質の確認 ・マグネシウム製剤による補充（低カルシウム血症併発のことあり）
パニツムマブ	【重大な副作用】 低マグネシウム血症：**17％**※	
腫瘍崩壊症候群のリスクの高いがん薬物療法	腫瘍崩壊症候群による高カリウム血症・高リン血症・低カルシウム血症の可能性あり	・補液2〜3 L/m^2/日 ・アロプリノール200〜300 mg/日 ・フェブキソスタット60 mg/日 ・ラスブリカーゼ0.2 mg/kg
	治療前から腎障害・高尿酸血症・高カリウム血症・高リン血症が存在する場合は高リスク	

※添付文書より抜粋

性腎症（RSWS）の2病態が考えられる[5)]

- 進行・再発胃がんに対するS-1/CDDP（CS）療法とS-1＋オキサリプラチン（SOX）療法を比較する国内第Ⅲ相試験では，低ナトリウム血症の発症はCS療法で46.0％（Grade 3以上で13.4％）に対し，SOX療法では21.9％（同4.4％）と有意にCDDP使用群で高い報告であった[6)]
- CDDP投与時は頻回に電解質を検査し，意識障害や低ナトリウム血症を認めた場合はすみやかに治療を行うことが重要である
- また，CDDP以外にSIADHの発現の可能性のある抗がん薬として，**ビンクリスチン**，**ビンブラスチン**，**シクロホスファミド**などが報告されている[7)]
- 一方，CDDP投与により近位尿細管などでマグネシウムの不適切な分泌が引き起こされ，**低マグネシウム血症**を呈することもあり[8)]，premedicationとしてマグネシウムを投与することも考慮される[9)]．また，尿細管障害に伴い，CDDP中止後も低マグネシウム血症が遷延することがある

2）抗EGFR抗体薬（セツキシマブ，パニツムマブ）

- 抗EGFR抗体薬による**低マグネシウム血症**は，EGFRの阻害によって遠位尿細管のマグネシウム輸送チャネルが阻害されるためと考

えられている

- 低マグネシウム血症では，Grade 3以上になってはじめて自覚症状（テタニー，不整脈，痙攣など）が現れるケースが多いため，治療開始前から治療終了後に至るまで，血清マグネシウム値など電解質を注意深くモニタリングする
- Grade 3を超えた際は，抗EGFR抗体薬の休薬，中止を含めた適切な処置を行う．症状に改善がみられた場合には，慎重に投与を再開する．長期に投与が継続する場合，血清マグネシウム値の推移に注意が必要である

3）腫瘍崩壊症候群のリスクの高いがん薬物療法

- 腫瘍崩壊症候群のリスク因子としては，腫瘍の性質，つまり治療に対する腫瘍の反応性や腫瘍量，腫瘍の増殖力のほか，患者状態（併存疾患や合併症）などがあげられる（表2）
- ほかに患者状態にかかわるリスク因子として，腎機能障害や高尿酸血症・高カリウム血症・高リン血症の治療前からの存在があり，治療前の検査値の評価と，必要に応じラスブリカーゼやアロプリノールの予防投与，水分負荷などを検討する[10]

3 薬物相互作用

1）CDDPとフロセミド

- CDDPによる腎障害を予防するために，輸液による**hydration**や**利尿薬投与**が行われている
- 大量輸液のみで腎障害を完全に抑制することは困難であり，マンニトールやフロセミドなどの治療薬の追加が行われている．しかしながら，フロセミド使用については**腎毒性増強**の可能性が報告されており[11]，腎毒性増強による電解質異常（高カリウム血症など）の発現には注意する

2）CDDPと低マグネシウム血症を引き起こす薬剤

- 前述のとおり，CDDP投与により低マグネシウム血症を呈することが報告されている．この低マグネシウム血症によってCDDPによる**腎毒性が増加**するという報告があり[12]，低マグネシウム血症を誘発する薬剤（サイアザイド系利尿薬や抗EGFR抗体薬，プロトンポンプ阻害薬の長期使用）併用時には注意が必要である

表2 ●腫瘍崩壊症候群のリスク因子

リスク因子			高い←	リスクの程度	→低い
腫瘍の性質	治療に対する腫瘍の反応性		急性骨髄性白血病 急性リンパ性白血病 バーキットリンパ腫　など	慢性リンパ性白血病 びまん性大細胞型B細胞リンパ腫 マントル細胞リンパ腫 末梢性T細胞性リンパ腫　など	慢性骨髄性白血病 多発性骨髄腫 固形がん
	腫瘍量	WBC (/μL)	≧10万	＜10万	≦5万
		大きさ	bulky	non-bulky	
		病期 (stage)	進行期（Ⅲ，Ⅳ）	−	限局期（Ⅰ，Ⅱ）
	腫瘍の増殖力	血清LDH値	≧2×ULN	−	＜2×ULN
患者状態	併存疾患/合併症		腎機能障害，高尿酸血症 高カリウム血症，高リン血症		−

文献10を参考に作成

4 治療戦略

1）電解質のモニタリング

- がんの病態，使用する薬物，重度の嘔吐・下痢などさまざまな因子により電解質異常をきたす．治療前・治療中・治療後と，経時的に電解質をモニタリングする

2）患者の電解質異常のリスク評価

- 進行がん患者の場合，高カリウム血症や高カルシウム血症，低ナトリウム血症を含む電解質異常はさまざまな要因で発生しうる
- 高カリウム血症は治療によって引き起こされる医原性の要素がある一方，高カルシウム血症や低ナトリウム血症は腫瘍随伴症候群として発生することも多い．また使用する抗がん薬により低ナトリウム血症や，低マグネシウム血症が引き起こされることもあることから[4]，電解質異常発症のリスク評価を的確に行っていく

3）腫瘍随伴症候群の治療戦略

- どちらの治療を優先するか，並行して行うかは疾患，症例ごとに異なる
- SIADHの根本的な治療は，原疾患の治療による原因の除去であるが，SIADHを呈する時期には腫瘍がかなり進展している場合も多く，その場合，低ナトリウム血症の補正と血清ナトリウム濃度の維持，といった**対症療法が中心**となる．ナトリウムの補正の際は，浸透圧性脱髄症候群を起こさないため，**1日に10 mEq/L**を超えないように注意する[7)]
- 一方，高カルシウム血症については，まず生理食塩水により細胞外液量を回復させ，利尿を図る．またエルカトニン40単位を1日2回の筋注または静注やゾレドロン酸4 mgの点滴静注を併せて行う[4)]

4）使用する抗がん薬による電解質異常のリスク評価

- 抗がん薬による腎機能障害誘発と，それに伴う電解質異常に留意する
- CDDPによる腎機能障害の予防のため大量輸液と利尿薬の投与を行う
- 白金製剤による尿細管障害により低ナトリウム血症，低カルシウム血症，低マグネシウム血症が誘発されるとともに，高カリウム血症が誘発されることがある．また抗EGFR抗体薬による低マグネシウム血症にも注意する
- 高カリウム血症についてはポリスチレンスルホン酸Na/Caの経口や注腸，8.5％グルコン酸カルシウム10 mLを緩徐に静注，即効型インスリン5単位＋ブドウ糖液（インスリン1単位にブドウ糖5 g）の静注を行う
- 低マグネシウム血症については，マグネシウム塩0.5～1 gを1日3回による補給，10％（マグネシウム1 g/電解質補液10 mL）以下の硫酸マグネシウム溶液を緩徐に静注するなどの対処をする[4)]

5）腫瘍崩壊症候群の予防

- 治療前から腎機能障害，高尿酸血症，高カリウム血症，高リン血症が存在する場合，腫瘍崩壊症候群のリスクがある．また，そのほかのリスク因子を表2に示す．腫瘍崩壊に伴って出現する電解質異常は高カリウム血症（>5.0 mEq/L），高リン血症（>4.5 mg/dL），低カルシウム血症（<8.5 mg/dL）である
- 腫瘍崩壊症候群の予防には5％ブドウ糖1/4生理食塩液を2～

3 L/m^2/日の使用が勧められている．これに加えリスクに応じアロプリノール200～300 mg/日の内服，またはラスブリカーゼ0.2 mg/kgをがん薬物療法開始前24時間から点滴することが推奨されている[13)]

- 2016年5月，フェブキソスタットに「がん薬物療法に伴う高尿酸血症」の適応が追加となり，60 mg/日をがん薬物療法開始1～2日前から開始することも可能となった

Pitfall

各がん種の病態や抗がん薬に伴う，特徴的な電解質異常に留意する．その際にナトリウムやカリウムは通常ルーチンに測定されるが，カルシウム，マグネシウム，リンはルーチンに測定しないことも多く，見落としやすい電解質異常である．高度の低マグネシウム血症では，低カリウム血症や低カルシウム血症をきたすため，そのような所見を認めた際には必ずマグネシウム濃度も測定する．

〈下方智也〉

看護のポイント

- 骨転移や腫瘍崩壊症候群などに伴う電解質バランスの崩れのほか，心疾患や腎疾患など併存症による電解質補正の制限を含めた総合的なアセスメントを行う
- 嘔吐や下痢を発症した際にも電解質バランスの崩れは起こるため，経口補水液など，患者がすぐに対応できる方法を教育する
- 電解質異常の症状として起こる倦怠感や筋肉のつりなども軽視せずにデータを見直す

〈田﨑亜希子〉

<文献>

1）腫瘍随伴症候群．「メルクマニュアル18版 日本語版」（Mark H. Beers 他，著）：http://merckmanual.jp/mmpej/sec11/ch147/ch147e.html?qt=%E8%85%AB%E7%98%8D%E9%9A%8F%E4%BC%B4&alt=sh

2）「癌患者の栄養管理―癌悪液質の対策」（漆崎一朗/監），pp94-99，メディカルレビュー社，1994

3）「腫瘍崩壊症候群（TLS）診療ガイダンス」（日本臨床腫瘍学会/編），金原出版，pp4-7，2013

4）柴田浩行：腫瘍随伴症候群 がんと電解質異常．癌と化学療法，37：1006-1010，2010

5）藤川太郎，他：シスプラチン使用後に塩類喪失性腎症による著しい低ナトリウム血症を来した中咽頭癌症例．日本耳鼻咽喉科学会会報，118：1046-1052，2015

6）Yamada Y, et al：Phase III study comparing oxaliplatin plus S-1 with cisplatin plus S-1 in chemotherapy-naïve patients with advanced gastric cancer. Ann Oncol, 26：141-148, 2015
7）がん診療UP TO DATE編集委員会：7章-6．SIADH．「がん診療UP TO DATE」（がん診療UP TO DATE編集委員会/編著），pp986-993，2013
8）Lajer H & Daugaard G：Cisplatin and hypomagnesemia. Cancer Treat Rev, 25：47-58, 1999
9）「シスプラチン投与におけるショートハイドレーション法の手引き」（日本肺癌学会ガイドライン検討委員会　ショートハイドレーションに関わる手引き作成チーム/編），pp1-5，2015：https://www.haigan.gr.jp/uploads/photos/1022.pdf
10）中根 実：腫瘍崩壊症候群．「がんエマージェンシー」（中根 実/著），pp74-98，2015
11）Sekine I, et al：Bodyweight change during the first 5 days of chemotherapy as an indicator of cisplatin renal toxicity. Cancer Sci, 98：1408-1412, 2007
12）がん診療UP TO DATE編集委員会：5章-14．腎毒性．「がん診療UP TO DATE」（がん診療UP TO DATE編集委員会/編著），pp848-860，日経BP社，2013
13）がん診療UP TO DATE編集委員会：6章-4．腫瘍崩壊症候群．「がん診療UP TO DATE」（がん診療UP TO DATE編集委員会/編著），pp902-910，日経BP社，2013

〈玉木慎也〉

D. 腎疾患

3 ネフローゼ症候群

注意 VEGF阻害薬，ドセタキセル，ステロイド/免疫抑制薬

Point

- ネフローゼ症候群（低タンパク血症含む）による症状である尿タンパクや浮腫は，血管内皮細胞増殖因子（VEGF）阻害薬やドセタキセルなどの副作用と共通した症状であり，注意を要する
- ステロイドや免疫抑制薬が基本的な治療薬となるため，易感染状態であること，HBV再活性化のリスクがあることに留意する
- ネフローゼ症候群は心血管イベント発症や動脈・静脈系の血栓症のリスクが高いため，がん薬物療法中の心血管系のモニタリングが重要である

1 ネフローゼ症候群を合併したがん患者の問題点

- ネフローゼ症候群は，表1に示す基準により定義される[1]．このうち，**タンパク尿**あるいは**浮腫**については，抗がん薬の副作用として発現することも多い
- ネフローゼ症候群は，**心血管イベント発症の高リスク群**とされており，特に大量の尿タンパクが長期間（3カ月以上）持続する難治性ネフローゼ症候群においては，よりリスクが高まる[2]．このような患者に心毒性を有する抗がん薬を使用する際は，その毒性プロファイルに留意する
- ネフローゼ症候群の患者は，病態に伴う血中IgGの低下[3]やT細胞系の免疫抑制などにより[4]，**易感染性**の状態である．また，ステロイドや免疫抑制薬が投与されているケースが多く，**感染症**の発症リスクはさらに高くなる
- ステロイドと免疫抑制薬の併用で**B型肝炎**が再燃する場合がある．詳細は，**第2章-C-2．ウイルス肝炎**を参照
- ネフローゼ症候群では，動脈系および静脈系のいずれにも**血栓症**が合併しやすい．特にネフローゼ症候群では発症から6カ月以内に静脈血栓形成のリスクが高く，血清アルブミン値が2.0 g/dL未満になればさらに血栓形成のリスクが高まる[1]

表1 ●成人ネフローゼ症候群の診断基準

① タンパク尿：3.5 g/日以上が持続する（随時尿において尿タンパク/尿クレアチニン比が3.5 g/gCr以上の場合もこれに準ずる）
② 低アルブミン血症：血清アルブミン値3.0 g/dL以下．血清総タンパク量6.0 g/dL以下も参考になる
③ 浮腫
④ 脂質異常症（高LDLコレステロール血症）

平成22年度厚生労働省難治性疾患対策進行性腎障害に対する調査研究班

表2 ●膜性腎症の合併症（悪性腫瘍）

合併症（悪性腫瘍）	例数（n=1,008）	合併症（悪性腫瘍）	例数（n=1,008）
胃がん	10	胆管がん	1
肺がん	6	膀胱がん	1
大腸がん	4	腎がん	1
肝がん	2	心臓腫瘍	1
卵巣がん	2	悪性リンパ腫	1
白血病	2	多発性骨髄腫	1
膵がん	1	悪性黒色腫	1

文献6を参考に作成

- 成人のネフローゼ症候群において，**悪性腫瘍の合併**が指摘されており，健常人の悪性腫瘍発症率に比して**約10倍**であるとの報告もある[5)]
  - ▶ 諸外国では肺がんが最も多く報告され，次いで消化器がん，腎がんと続くが，わが国では肺がんが比較的少なく，胃がんや大腸がん，肝がんなどの消化器系悪性腫瘍の頻度が高い[6)]
  - ▶ 膜性腎症経過観察中の合併症のうち，悪性腫瘍について表2に示す．これらの腫瘍と関連する免疫異常がネフローゼ症候群の発症原因になっていることが推測されている
- 血清アルブミン濃度の変動は，**血清タンパク結合率の高い抗がん薬**において**薬物動態を変動**させることがある[7)]．低アルブミン血症は発熱性好中球減少症の危険因子でもあり[8)]，ネフローゼ症候群の病態の1つである**低タンパク血症**の患者では，抗がん薬の薬物動態変化による副作用発現に注意する

2 ネフローゼ症候群患者に対して注意すべきがん薬物療法（表3）

1）VEGF阻害薬（ベバシズマブ，ソラフェニブ，スニチニブなど）

- VEGF阻害薬使用により，高血圧，尿タンパク，血栓塞栓症が出現する．その結果，ネフローゼ症候群による**尿タンパク**を増悪させたり，**心血管イベント**，**血栓塞栓症**の発症リスクを上昇させたりする可能性がある
- ネフローゼ症候群の症状に関連したVEGF阻害薬による副作用と発現頻度を表3に示す

2）ドセタキセル

- ネフローゼ症候群による**浮腫を増悪**させる可能性がある．そのため，前投薬としてステロイドの投与を検討する

3）血液腫瘍に対する強力ながん薬物療法

- ネフローゼ症候群の治療は主に**ステロイド**と**免疫抑制薬**であり，強力ながん薬物療法による骨髄抑制の影響を強く受ける可能性がある．ニューモシスチス肺炎の発症やHBV再活性化のリスクを念頭に入れる
- さらに，制吐薬としてのデキサメタゾンや，抗腫瘍効果を目的としてステロイドを使用する場合，**ステロイドの重複投与**による副作用の発現にも十分留意する必要がある．詳細は，**第4章-7．長期にわたるステロイド内服患者**を参照

4）シクロホスファミド

- ネフローゼ症候群に対する治療薬として，50～100 mg/日で8～12週間経口投与するか[6]，500 mgまたは500 mg/m^2を月1～2回点滴静注する[1]．このような治療が行われた患者に対してがん薬物療法を開始する場合，シクロホスファミドによる前治療の影響を考慮する
- シクロホスファミドの累積投与量が多いと膀胱がんの発症リスクが上昇する[9]

5）腎毒性と関連のある抗がん薬

- 低アルブミン血症に伴い有効循環血漿量は低下するため，**急性腎前性腎不全**を誘発することがある．したがって，タンパク尿が多い症例や高齢者は急性腎不全のハイリスク群となる[1]

表3 ネフローゼ患者に対して注意すべき抗がん薬

<table>
<tr><th>抗がん薬</th><th colspan="2">注意事項</th></tr>
<tr><td>ベバシズマブ</td><td rowspan="5">副作用と発現頻度</td><td>高血圧：18.0％
尿タンパク：10.4％
血栓塞栓症：頻度不明
ネフローゼ症候群：0.1％未満</td></tr>
<tr><td>ソラフェニブ</td><td>高血圧：34.1％
ネフローゼ症候群，タンパク尿：頻度不明
心筋虚血・心筋梗塞：1～10％未満</td></tr>
<tr><td>スニチニブ</td><td>高血圧：59.1％
肺塞栓症：1.2％，深部静脈血栓症：1.0％
タンパク尿：20.4％，ネフローゼ症候群：3.2％
浮腫：44.1％</td></tr>
<tr><td>レンバチニブ</td><td>高血圧：67.8％
タンパク尿：32.6％
肺塞栓症：2.7％，深部静脈血栓症：0.4％
一過性脳虚血発作：0.8％
浮腫：10～30％未満</td></tr>
<tr><td>アキシチニブ</td><td>高血圧：39.3％
タンパク尿：10.7％
肺塞栓症：0.8％，深部静脈血栓症：0.3％
一過性脳虚血発作：0.8％，心筋梗塞：頻度不明
浮腫：1～10％未満</td></tr>
<tr><td>ドセタキセル</td><td colspan="2">欧米では浮腫の発現率および重篤度が高く，浮腫ならびに過敏症状の軽減を目的として，副腎皮質ホルモン薬による前投薬が行われている
例）デキサメタゾン16 mg/日を投与前日から3日間経口投与</td></tr>
<tr><td>プレドニゾロンなど</td><td colspan="2">・感染症の発症リスクが高くなる．ニューモシスチス肺炎予防のためST合剤の予防的投与を行う
・「免疫抑制・化学療法により発症するB型肝炎ガイドライン」に準拠する</td></tr>
<tr><td>シクロホスファミド</td><td colspan="2">ネフローゼ症候群の治療薬として既に使用されている場合があるので，累積投与量や副作用モニタリングに留意する</td></tr>
</table>

- さらに慢性進行性の経過をとる二次性ネフローゼ症候群では，疾患そのものに全身性の血管病変を伴っており，ネフローゼ症候群の進行とともに高率に腎不全になりうる．このため，腎障害を起こしやすいシスプラチン，メトトレキサート，イホスファミド，シクロホスファミドなどを使用する場合は，腎機能のモニタリングを厳重に行い，必要に応じて減量などの対応を行う

3 薬物相互作用

【ステロイド】

- 制吐療法に用いられるアプレピタントはCYP3A4を阻害することから，CYP3A4で代謝されるデキサメタゾンなどのステロイドの用量調整を考慮する

4 治療戦略

1）ネフローゼ症候群のモニタリング

- ネフローゼ症候群は，浮腫，タンパク尿といった，抗がん薬による副作用症状と重複した臨床症状を示すほか，易感染性，心血管イベント発症の高リスク，血栓形成の高リスクなど，がん薬物療法におけるリスクを多く抱えた状況下にある
- 経年的に腎不全に至る可能性が高く，特に腎毒性を有する抗がん薬を使用する際は，用量調整などを考慮し，腎機能のモニタリングを行う
- 抗タンパク尿効果および腎保護効果を期待して，アンギオテンシンII受容体拮抗薬（ARB）やアンギオテンシン変換酵素阻害薬（ACEI）の使用についても考慮するが，急性腎不全を助長する可能性があるので注意して使用する

2）ネフローゼ症候群患者のがん薬物療法

- 成人のネフローゼ症候群では悪性腫瘍の合併率が高く，特に続発性膜性腎症の原因として感染症や膠原病と並んで悪性腫瘍はよく知られている[1)]
- ネフローゼ症候群に合併する悪性腫瘍の治療については，低アルブミン血症や腎機能低下の懸念はあるものの，一般的には生命予後に直結する**悪性腫瘍の治療を優先**すべきであり，抗がん薬がネフローゼ症候群による症状（尿タンパク，浮腫，腎機能障害など）に影響を及ぼす可能性を考慮し，副作用モニタリングを行っていくとともに，腎臓内科医との連携をとっていく

Pitfall

ネフローゼ症候群に合併する悪性腫瘍の薬物療法は，低アルブミン血症や腎機能障害のため，苦慮することが多い．がん薬物療法に伴い腎機能障害がさらに進展することもあり，腎臓内科医との密接な連携は必須である．ネフローゼ症候群の合併症としては，特に死因にかかわる血栓症，感染症，急性腎不全に注意する．

〈下方智也〉

◆ 看護のポイント ◆

- ネフローゼ症候群の症状は浮腫・体液貯留・倦怠感などがん薬物療法の副作用症状と重なるものがある
- タンパクの摂取制限のうえにがん薬物療法による消化器症状が起こっている場合は，間食・栄養補助食品の追加によって，タンパク異化亢進を防ぐよう教育する

〈田﨑亜希子〉

<文献>

1）松尾清一，他：ネフローゼ症候群診療指針．日腎会誌，53：78-122，2011
2）Ordoñez JD, et al：The increased risk of coronary heart disease associated with nephrotic syndrome. Kidney Int, 44：638-642, 1993
3）Ogi M, et al：Risk factors for infection and immunoglobulin replacement therapy in adult nephrotic syndrome. Am J Kidney Dis, 24：427-436, 1994
4）Taube D, et al：Depression of normal lymphocyte transformation by sera of patients with minimal change nephropathy and other forms of nephrotic syndrome. Clin Nephrol, 15：286-290, 1981
5）Lee JC, et al：The association of cancer and the nephrotic syndrome. Ann Intern Med, 64：41-51, 1966
6）堺 秀人，他：難治性ネフローゼ症候群（成人例）の診療指針．日腎会誌，44：751-761，2002
7）Joel SP, et al：Predicting etoposide toxicity: relationship to organ function and protein binding. J Clin Oncol, 14：257-267, 1996
8）Alexandre J, et al：Evaluation of the nutritional and inflammatory status in cancer patients for the risk assessment of severe haematological toxicity following chemotherapy. Ann Oncol, 14：36-41, 2003
9）Knight A, et al：Urinary bladder cancer in Wegener's granulomatosis: risks and relation to cyclophosphamide. Ann Rheum Dis, 63：1307-1311, 2004

〈玉木慎也〉

E. 呼吸器疾患

1 間質性肺炎

注意 EGFR-TKI，エベロリムス，ニボルマブ

Point

- 間質性肺炎を合併したがん患者への薬物療法は，間質性肺炎の急性増悪の危険を伴う
- がん薬物療法を行うか決定するためには，ベネフィット（治療効果）とリスク（間質性肺炎の急性増悪）の評価を十分に行う必要がある

1 間質性肺炎を合併したがん患者の特徴

- 肺がんでは，間質性肺炎患者におけるがん合併率は**4.4～38％**[1]と報告されており，稀ではない
- がん薬物療法は間質性肺炎の**急性増悪の危険**が伴い，致死率も高い．回復した場合でも，以後のがん治療が困難となる[1]

2 間質性肺炎を合併したがん患者の問題点

- 薬剤性肺障害の発症リスクとして，年齢60歳以上，既存の肺病変（特に間質性肺炎），肺手術後，呼吸機能の低下，酸素投与，肺への放射線照射，抗がん薬の多剤併用療法，腎障害の存在などがあげられ[2]，間質性肺炎合併患者へのがん薬物治療は慎重に行う必要がある
- 特に**肺がん患者**は上記の発症リスクを有していることが多く，ほかのがん種に比べ，間質性肺炎の急性増悪を発症しやすい
- 胸部X線では，間質性肺炎の陰影に隠れている早期肺がんを発見することが困難であり，治療開始が遅れやすい

1）がん薬物療法

- 間質性肺炎患者に対して，禁忌および慎重投与となっている抗がん薬があり，選択できるレジメンが限られている
- 初回治療の奏効率は，間質性肺炎非合併肺がん患者と同様であるが，間質性肺炎の**急性増悪が5～20％**の合併患者でみられ，急性増悪を発症した場合の**致死率は30～50％**と高率である[3]

2）がん薬物療法以外の治療法

- **手術後**の急性増悪は**9.3％**に発症し，その死亡率は**43.9％**と高率である[4]
- 急性増悪のリスクを減少させるためにがん縮小手術を検討する必要があるが，**長期的予後は不良**になる
- **放射線治療後**の急性増悪の頻度は**20～30％**であり，間質性肺炎非合併患者と比較して放射線治療に関連する死亡リスクが**約165倍**という報告もあり[5]，適応は十分に検討する必要がある

3 間質性肺炎合併患者に対して注意すべきがん薬物療法

1）EGFR-TKI

- **ゲフィチニブ**は，間質性肺炎を発症する頻度がほかのがん薬物療法より約3倍高く，発症後の死亡率は**31.6％**との報告[6]がある．また，間質性肺炎**既往者**への投与は，軽症の患者においても発症率を4.8倍に上昇させ[6]，重要なリスク因子である
- 添付文書において，間質性肺炎患者へのEGFR-TKIは慎重投与となっている．しかし，これらはきわめて注意を要する抗がん薬であり，原則投与すべきでない

2）エベロリムス

- 無症候性（Grade 1）の場合が多いため，慎重に経過観察をしながら，治療継続することが可能である．Grade 2～3の場合でも，中止後の経過から再投与も可能な場合がある[7]
- しかし，EGFR-TKIと同様に急性増悪の頻度は高く[8]，間質性肺炎の患者では特に発症率が高い傾向[9]にあることから注意を要する

3）イリノテカン

- 間質性肺炎に対するステロイド治療を行っても死に至る症例が多く（29.3％），既存の肺疾患の存在により増悪するため，間質性肺炎の患者に対しては**投与禁忌**となっている

4）アムルビシン

- 肺線維症のない患者では3.4％の発症率に対し，既往患者では33.3％と高く[10]，間質性肺炎合併がん患者では，症状が増悪し致命的になる可能性がある．そのため，胸部単純X線写真で明らかで，かつ臨床症状のある間質性肺炎または肺線維症を合併している患者に対して**投与禁忌**となっている

5) ゲムシタビン

- 国内臨床試験において，間質性肺炎または肺線維症のない患者では発症率0.4％に対し，既往患者では30％と発現頻度が明らかに異なる．そのため，胸部単純X線写真で明らかで，かつ臨床症状のある間質性肺炎または肺線維症のある患者に対して**投与禁忌**となっている

6) 免疫チェックポイント阻害薬

- 抗PD-1抗体もしくは抗PD-L1抗体単剤では発症率3.4％であるが，抗CTLA-4抗体との併用療法では9.5％と上昇する．間質性肺炎発症後に治癒した症例でも再び増悪することがあり，注意を要する．また，この報告では，発症後に完解した患者（12例）に対して再投与したところ，3例再発現している[11]

【ニボルマブ】

- 2016年10月時点の市販後の報告より間質性肺疾患は579例報告されており，国内第II相試験でリスク因子として，間質性肺炎，活動性の放射線肺臓炎，感染性肺炎など既存の肺の炎症性変化が示唆されている．そのため，「適正使用のお願い」では，一定の使用経験が集積されるまで，間質性肺疾患の合併および既往歴のある患者に対しての使用は原則避けるよう記載されている

7) ベバシズマブ

- 添付文書では間質性肺炎の発症頻度は0.4％と記載されている．血管新生阻害作用を主体としているため，間質性肺炎合併肺がん患者に対しても安全に使用できる可能性がある
- 2017年6月現在，特発性間質性肺炎を合併した扁平上皮がんを除く非小細胞肺がんを対象にカルボプラチン＋パクリタキセル＋ベバシズマブの第II相試験が行われており，その結果が待たれる

IC インフォームド・コンセントのコツ!

間質性肺炎合併時に薬物療法を行う際には，増悪のリスクについて十分に説明をする．

また，レジメンにより増悪の発現率は異なるため，今までの報告をもとにレジメンの選択を行う．特に最近承認された分子標的治療薬ではまだ十分なデータが蓄積されておらず，慎重な対応が求められる．その時点での最新の情報を得るように努め，治療のリスクとベネフィットを検討し，方針を決定する．

〈下方智也〉

4 治療戦略

1）間質性肺炎合併患者へのレジメン選択

- レジメンにより，間質性肺炎の急性増悪の発現率は大きく異なるため，選択には慎重を期する．ただし，肺がん以外の間質性肺炎合併患者へのがん薬物療法については，ほとんどが症例報告レベルであるため，ここでは肺がん患者におけるレジメン選択を代表例としてとりあげる

2）肺がん患者におけるレジメン選択

【Ⅰ～Ⅲ期非小細胞肺がん】

- 術後補助がん薬物療法における治療効果は限定的なため，急性増悪による転帰を考えると一般的には推奨されない[12]

【Ⅳ期非小細胞肺がん】

- 一次治療
  - ▶ 間質性肺炎合併肺がん患者への初回がん薬物療法に関する調査（表1）では，**カルボプラチン＋パクリタキセル**を使用していることが多い．間質性肺炎増悪のリスクの点から，標準がん薬物療法の1つと考えられる
  - ▶ ただし，小規模の前向き試験ではあるが，急性増悪の頻度が27％（うち半数が治療関連死）との報告[14]もあるため，注意が必要である
- 二次治療
  - ▶ 間質性肺炎合併肺がん患者への二次治療に関する調査（表2）の結果，**単剤治療**もしくは**カルボプラチン＋パクリタキセル**を使用することが多い
  - ▶ ニボルマブについては，治験では間質性肺炎合併患者への投与は除外されているため，詳細なデータは不明である
  - ▶ 抗腫瘍効果は間質性肺炎非合併肺がん患者と同様の奏効率ではあるが，一次治療より劣る．そのため，間質性肺炎の急性増悪によるリスクを十分に考慮し，治療継続の可否も含めてレジメンを検討する

【小細胞肺がん】

- 一次治療
  - ▶ 小細胞肺がんは無治療による経過観察では予後不良のため，間質性肺炎の急性増悪を考慮してもがん薬物療法を選択することが多い
  - ▶ イリノテカンが間質性肺炎合併患者に対して，禁忌薬剤に該当

表1 ●間質性肺炎合併肺がん患者への一次治療と急性増悪の頻度

レジメン	n	急性増悪	頻度
カルボプラチン+パクリタキセル	140	12	8.6%
カルボプラチン+エトポシド	82	3	3.7%
シスプラチン+エトポシド	38	4	10.5%
ビノレルビン単剤	30	8	26.7%
シスプラチン+テガフール・ウラシル	17	5	29.4%
カルボプラチン+ビノレルビン	10	0	0%
シスプラチン+ビノレルビン	9	2	22.2%
ドセタキセル単剤	7	1	14.3%
カルボプラチン+ドセタキセル	6	4	66.7%
シスプラチン+ドセタキセル	6	1	16.7%
ゲフィチニブ単剤	6	5	83.3%
その他	45	7	15.6%
Total	396	52	13.1%

文献13を参考に作成

表2 ●間質性肺炎合併肺がん患者への二次治療と急性増悪の頻度

レジメン	n	急性増悪	頻度
ドセタキセル単剤	72	11	15.3%
カルボプラチン+パクリタキセル	31	3	9.7%
ビノレルビン単剤	24	6	25.0%
ペメトレキセド単剤	21	6	28.6%
アムルビシン単剤	18	6	33.3%
S-1 単剤	14	0	0%
ノギテカン単剤	13	3	23.1%
カルボプラチン+エトポシド	15	0	0%
EGFR-TKI	9	4	44.4%
パクリタキセル	7	1	14.3%
シスプラチン+ビノレルビン	6	0	0%
イリノテカン単剤	6	0	0%
その他	42	5	12.5%
Total	278	45	16.2%

文献15を参考に作成

し使用できないため，**白金製剤＋エトポシド療法**が選択されていることが多い（表1）

- 二次治療
  - ▶ アムルビシンは禁忌とされているため，ほかに使用できるレジメンとして**ノギテカン単剤**を選択することが可能だが，間質性肺炎の急性増悪の頻度が高い．一次治療において奏効した場合は，白金製剤＋エトポシド療法の再投与を考慮する（表2）

5 間質性肺炎発症後の管理[2)]

- 間質性肺炎の症状（咳嗽・呼吸困難など）について患者への教育は必須だが，無症候性で発見される場合もあるため，定期的に**胸部X線写真や胸部CT**を行う
- 薬剤性間質性肺炎は，一般的には投与後2〜3週間から2〜3カ月で発症するものが多いが，シクロホスファミドやブスルファンなど数年を経て発症するものもある[2)]
- 薬剤性間質性肺炎が疑われた時点で原因薬剤を中止することが原則であり，中止しても病態が遷延する場合や急速進行例などにはステロイドの投与も行う

★処方例

〈治療〉

・プレドニゾロン 0.5〜1.0 mg/kg/日を2〜4週間投与し，効果をみながら2〜4週ごとに漸減

〈重症時・プレドニゾロン効果不十分時〉

・メチルプレドニゾロン 500 mg〜1g/日を3日間の併用

◆看護のポイント◆

- 間質性肺炎の既往はがん薬物療法にさまざまな影響を与える．また，既往がなくてもがん薬物療法が間質性肺炎を惹起するケースも多い
- 間質性肺炎の高リスク患者にはがん薬物療法を行うことのリスクとベネフィットを丁寧に説明する
- 感冒様症状・乾性咳嗽など初期症状のモニタリングを行うとともに，患者にもこれらの症状に注意を払うよう教育する

〈田﨑亜希子〉

<文献>

1）小山信之：間質性肺炎合併肺癌の治療．呼吸と循環，62：1102-1108，2014

2）「薬剤性肺障害の診断・治療の手引き」（日本呼吸器学会 薬剤性肺障害の診断・治療の手引き作成委員会/編），メディカルレビュー社，2012

3）佐多将史，加藤晃史：間質性肺炎・呼吸機能障害を伴う患者．月刊薬事，57：1625-1629，2015

4）伊達洋至，他：肺癌の背景に見られる間質性肺炎をどう診断しマネージするかー外科的立場からー．肺癌，55：900-904，2015

5）Ohe Y, et al：Risk factors of treatment-related death in chemotherapy and thoracic radiotherapy for lung cancer. Eur J Cancer, 37：54-63, 2001

6）Kudoh S, et al：Interstitial lung disease in Japanese patients with lung cancer：a cohort and nested case-control study. Am J Respir Crit Care Med, 177：1348-1357, 2008

7）齋藤好信，弦間昭彦：抗癌剤による間質性肺炎．臨床検査，56：997-1000, 2012

8）White DA, et al：Noninfectious pneumonitis after everolimus therapy for advanced renal cell carcinoma. Am J Respir Crit Care Med, 182：396-403, 2010

9）White DA, et al：Characterization of pneumonitis in patients with advanced non-small cell lung cancer treated with everolimus（RAD001）. J Thorac Oncol, 4：1357-1363, 2009

10）Yoh K, et al：Severe interstitial lung disease associated with amrubicin treatment. J Thorac Oncol, 5：1435-1438, 2010

11）Naidoo J, et al：Pneumonitis in Patients Treated With Anti-Programmed Death-1/Programmed Death Ligand 1 Therapy. J Clin Oncol, 35：709-717, 2017

12）「特発性間質性肺炎診断と治療の手引き 改訂第3版」（日本呼吸器学会びまん性肺疾患診断・治療ガイドライン作成委員会/編），p124，南江堂，2016

13）弦間昭彦，他：特発性間質性肺炎合併肺癌に対する化学療法の現況と治療関連急性増悪に関する実態調査．びまん性肺疾患に関する調査研究班．平成21年度研究報告書：105-107，2010

14）Shukuya T, et al：Carboplatin plus weekly paclitaxel treatment in non-small cell lung cancer patients with interstitial lung disease. Anticancer Res, 30：4357-4361, 2010

15）峯岸祐司，他：特発性間質性肺炎合併進行/術後再発肺癌の二次治療以降の化学療法に関する実態調査．びまん性肺疾患に関する調査研究班．平成24年度研究報告書：87-92，2013

〈中垣 繁〉

E. 呼吸器疾患

2 COPD・気管支喘息

注意 エルロチニブ，リツキシマブ，シスプラチン

Point

- 全身状態や臓器機能（心，肺，肝，腎など）が良好ならば，通常のがん薬物療法を行うことができる
- COPDは，発熱性好中球減少症（FN）重症化リスクの1つである
- 禁煙や吸入薬による管理は術後合併症や肺がん発生のリスクも抑制させるため，これらの指導は重要である

1 呼吸器疾患を合併したがん患者の特徴

- **COPD**や**気管支喘息（BA）**などの呼吸器疾患は**肺がん**発症リスクが高く，COPDは増悪に伴い**扁平上皮がん**の比率が高くなる[1]
- COPD合併患者の肺がんでは，*EGFR*野生型や*ALK*融合遺伝子陰性の頻度が高い[2]

2 COPDを合併したがん患者の問題点（特に肺がん患者の場合）

- 呼吸困難の症状などが病因によるものと判断され，**肺がんが見過ごされる可能性**がある
- COPD患者の肺がん発生率は，非COPD患者と比べて**約5倍**に上昇する[3]
- 軽症のCOPD患者においても，心血管疾患と肺がんは重大な死亡原因としてあげられる[4]
- 進行症例や高齢者に多いため，根治を目的とした十分な治療を受けられない患者も多い
- 不安や抑うつなどの精神症状を合併していることがある[5]

1）手術療法

- 低肺機能のため，肺葉切除ではなく縮小手術が選択されたり，手術困難な場合もある
- 術後の呼吸器合併症の頻度が高く，**無気肺・肺炎**を発生しやすい
- 食道がんなどの開胸手術や胃・膵臓がんなどの上腹部手術においても，術後の肺合併症を生じやすい

2）放射線療法

- 照射後の肺機能低下による影響を考慮し，重症COPD患者では広範囲の照射が行えない場合がある

3 COPD患者やBA患者に対して注意すべきがん薬物療法

1）FNリスクの高いレジメン

- 気道上皮細胞などの損傷により線毛クリアランスが低下しており，呼吸器感染症に至りやすい．そのため，骨髄抑制をきたしにくいレジメンの選択を考慮する必要がある
- FNの致死的合併症リスクを判定するMASCCスコア[6]において，COPDはリスク因子の1つとしてあげられている（表1）．そのため，高リスク群に至ることが多く，FNを生じた際には**入院**による治療を検討する

2）エルロチニブ

- COPDの合併もしくは既往は，間質性肺疾患の発現や増悪に影響を与える因子として報告されており[7]，投与には注意を要する

3）リツキシマブ

- 国内の使用成績調査最終結果において，BAなどの肺機能障害のある患者は，急性の呼吸器障害や肺機能を悪化させるとあり，慎重に投与する必要がある

表1 ● FN発症時のリスクを判定するためのスコアリング（MASCCスコア）

背景因子	スコア
臨床症状 　無症状　もしくは　軽度の症状 　中等度の症状 　重篤な症状	 5 3 0
低血圧なし（収縮期血圧 ＞ 90 mmHg）	5
慢性閉塞性肺疾患（COPD）なし	4
固形がん，もしくは真菌感染症の既往のない血液疾患	4
輸液を要する脱水症状なし	3
外来通院治療中	3
60歳未満	2
スコアを合計し，21点以上は低リスク患者，20点以下は高リスク患者とする	

4 薬物相互作用

1）エリスロマイシン・クラリスロマイシン

- COPD増悪の抑制効果を期待して処方されるエリスロマイシンやクラリスロマイシンは，併用時に，CYP3AやP-糖蛋白に対する阻害やQT間隔を延長させる可能性もあるため，多くの抗がん薬との**併用禁忌および注意**がある（表2）
- 海外の添付文書では，セリチニブやパノビノスタットなどCYP3A阻害作用を受ける抗がん薬の一部には，開始用量の減量を推奨されている場合がある．そのため，併用時の投与量については，患者の状況に応じて減量を考慮する

2）テオフィリン

- ベムラフェニブとの併用により，CYP1A2による代謝阻害が起こり，テオフィリンの血中濃度が上昇する可能性がある

3）低カリウム血症

- **β_2刺激薬やテオフィリン・グルココルチコイド**の使用中の患者は，低カリウム血症をきたすことがある
- 低カリウム血症は尿細管障害の増悪因子のため，シスプラチンなど腎障害のリスクのあるがん薬物療法を行う前には血清カリウム値に留意する
- 低カリウム血症などの電解質異常はQT延長を助長するため，QT延長をきたしやすい抗がん薬[8]（三酸化ヒ素やスニチニブ，ラパチニブ，ニロチニブ，ダサチニブなど）を投与する場合，電解質補正が必要な場合がある

5 治療戦略

1）COPDやBAの病状コントロール

【禁煙の必要性】

- COPDやBAの病状の増悪を抑制するため，**すべてのCOPD患者に禁煙支援**（表3）を行う
- 呼吸器外科手術において，**術前4～8週間**の禁煙により術後呼吸器合併症発生率が減少する[9]
- 喫煙はCYP1A2を誘導し，エルロチニブの血漿中濃度が低下する[10]ため，服用開始前からの禁煙を行う

【吸入指導の実践】

- COPDの病状進行を抑制するために使用されるステロイド含有吸入

表2●エリスロマイシン（EM）・クラリスロマイシン（CAM）・マクロライド系抗菌薬と併用禁忌・注意の記載のある抗がん薬

A）併用禁忌

分類	一般名	適応・使用目的など	理由	備考
チロシンキナーゼ阻害薬	イブルチニブ（CAMと併用時）	・再発または難治性の慢性リンパ性白血病 ・再発または難治性のマントル細胞リンパ腫	①	CAMとの併用にて約11倍のAUC上昇

B）併用注意

分類	一般名	適応・使用目的など	理由	備考
チロシンキナーゼ阻害薬	アキシチニブ	根治切除不能または転移性の腎細胞がん	①	
	イブルチニブ（EMと併用時）	・再発または難治性の慢性リンパ性白血病 ・再発または難治性のマントル細胞リンパ腫	①	EMとの併用にて約7.1倍のAUC上昇（140 mg/日に減量）
	イマチニブ	・慢性骨髄性白血病 ・KIT（CD117）陽性消化管間質腫瘍 ・フィラデルフィア染色体陽性急性リンパ性白血病 ・好酸球増多症候群および慢性好酸球性白血病（FIP1L1-PDGFR α陽性）	①	
	エルロチニブ	・切除不能な再発・進行性で，がん薬物療法施行後に増悪した非小細胞肺がん ・*EGFR*遺伝子変異陽性の切除不能な再発・進行性で，がん薬物療法未治療の非小細胞肺がん ・治癒切除不能な膵がん	①	
	オシメルチニブ	EGFRチロシンキナーゼ阻害薬に抵抗性のEGFR T790M変異陽性の手術不能または再発非小細胞肺がん	②	
	ゲフィチニブ	*EGFR*遺伝子変異陽性の手術不能または再発非小細胞肺がん	①	
	スニチニブ	・イマチニブ抵抗性の消化管間質腫瘍 ・根治切除不能または転移性の腎細胞がん ・膵神経内分泌腫瘍	①	
	セリチニブ	クリゾチニブに抵抗性または不耐容のALK融合遺伝子陽性の切除不能な進行・再発の非小細胞肺がん	① ②	
	ダサチニブ	・慢性骨髄性白血病 ・再発または難治性のフィラデルフィア染色体陽性急性リンパ性白血病	①	
	ニロチニブ	慢性期または移行期の慢性骨髄性白血病	① ②	
	バンデタニブ	根治切除不能な甲状腺髄様がん	②	
	ボスチニブ	前治療薬に抵抗性または不耐容の慢性骨髄性白血病	①	

（次ページに続く）

（続き）

分類	一般名	適応・使用目的など	理由	備考
チロシンキナーゼ阻害薬	ポナチニブ	・前治療薬に抵抗性または不耐容の慢性骨髄性白血病 ・再発または難治性のフィラデルフィア染色体陽性急性リンパ性白血病	①	
	ラパチニブ	HER2過剰発現が確認された手術不能または再発乳がん	③	
	レンバチニブ	根治切除不能な甲状腺がん	③	
mTOR阻害薬	エベロリムス	・根治切除不能または転移性の腎細胞がん ・神経内分泌腫瘍 ・手術不能または再発乳がん ・結節性硬化症に伴う腎血管筋脂肪腫 ・結節性硬化症に伴う上衣下巨細胞性星細胞腫	①	EMとの併用にて約4.4倍のAUC上昇
	テムシロリムス	根治切除不能または転移性の腎細胞がん	①	（シロリムスとして）EMとの併用にて4倍以上，CAMとの併用にて9倍以上のAUC上昇
BRAF阻害薬	ダブラフェニブ	*BRAF*遺伝子変異を有する根治切除不能な悪性黒色腫	①	
HDAC阻害薬	パノビノスタット	再発または難治性の多発性骨髄腫	① ②	
JAK阻害薬	ルキソリチニブ	・骨髄線維症 ・真性多血症（既存治療が効果不十分または不適当な場合に限る）	①	EMとの併用により，27％AUC増加
トポイソメラーゼ阻害薬	イリノテカン	小細胞肺がん，非小細胞肺がん，子宮頸がん，卵巣がん，胃がん（手術不能または再発），結腸・直腸がん（手術不能または再発），乳がん（手術不能または再発），有棘細胞がん，悪性リンパ腫（非ホジキンリンパ腫），小児悪性固形腫瘍，治癒切除不能な膵がん	①	
タキサン	カバジタキセル	前立腺がん	①	
	ドセタキセル	乳がん，非小細胞肺がん，胃がん，頭頸部がん，卵巣がん，食道がん，子宮体がん，前立腺がん	①	CAMとの併用により，好中球減少発症増加の報告
	パクリタキセル	卵巣がん，非小細胞肺がん，乳がん，胃がん，子宮体がん，再発または遠隔転移を有する頭頸部がん，再発または遠隔転移を有する食道がん，血管肉腫，進行または再発の子宮頸がん，再発または難治性の胚細胞腫瘍（精巣腫瘍，卵巣腫瘍，性腺外腫瘍）	①	
ビンカアルカロイド	ビノレルビン	・非小細胞肺がん ・手術不能または再発乳がん	①	CAMとの併用により，好中球減少発症増加の報告

（次ページに続く）

（続き）

分類	一般名	適応・使用目的など	理由	備考
ビンカアルカロイド	ビンブラスチン	悪性リンパ腫，絨毛性疾患（絨毛がん，破壊胞状奇胎，胞状奇胎），再発または難治性の胚細胞腫瘍（精巣腫瘍，卵巣腫瘍，性腺外腫瘍），ランゲルハンス細胞組織球症	①	EMとの併用により作用増強の報告
アロチノイド	タミバロテン	再発または難治性の急性前骨髄球性白血病	①	
その他	トラベクテジン	悪性軟部腫瘍	①	
	ゲムツズマブオゾガマイシン	再発または難治性のCD33陽性の急性骨髄性白血病	①	
	ポマリドミド	再発または難治性の多発性骨髄腫	①	
	三酸化ヒ素	再発または難治性の急性前骨髄球性白血病	②	

C）理由

① ほかのCYP3A阻害薬との併用により，AUCの上昇もしくはその可能性のため
② QT間隔延長のおそれがあるため
③ 他のP-糖蛋白質阻害薬との併用により，AUCの上昇もしくはその可能性のため

表3 ●禁煙支援のポイント

- 禁煙に関心のない患者に対しても，医療従事者によるわずかな時間の禁煙のアプローチを行う
- 禁煙に関心はあるが開始できない場合は，禁煙に支障となるものを一緒に確認する
- ニコチン依存症管理料算定対象患者の基準を満たす場合は，保険診療による治療が可能であることを伝える
- 禁煙を開始している患者に対しては，継続していることを称賛し，油断の一本の怖さを確認する

薬は，肺がん発症リスクを下げるとの報告[11]もあり，**吸入指導**は重要である

- 通常の吸入ステロイド使用では，全身への影響もわずかなため，制吐目的のステロイドを減量する必要はない

2）COPDおよびBA患者への抗がん薬

- COPDおよびBA合併がん患者に最適なレジメンはない
- **全身状態が良好**で**臓器機能**（心，肺，肝，腎など）**が良好**ならば，**通常**のがん薬物療法を行うことができる
- COPD患者では**心疾患を併発**していることが多く[4]，シスプラチン投与時の腎障害対策としての大量の補液を投与できるか判断する

IC インフォームド・コンセントのコツ！

COPD患者は重喫煙者が多く，手術後の合併症が増加するほか，がん薬物療法中でも感染症や心不全などの発生率が増加する．また間質性肺疾患を合併していることも多く，その場合，薬剤性肺障害を生じるリスクも高い．COPD・BAの管理も含め呼吸器内科と連携し，喫煙によるリスク（合併症増加，二次がんなど）について十分に説明を行い，禁煙に導くことが重要である．

〈下方智也〉

看護のポイント

- COPD患者では，酸素消費を上げないような生活を教育する
- 食事を摂取する行為は酸素消費量の増大をもたらし，呼吸困難を助長することから食事摂取を控えることがある．栄養補助食品などを用いて効率的にカロリー摂取ができるよう促す
- 排便時の怒責も酸素消費を上げるため，排便コントロールは適切に行う
- 肺機能低下により手術や放射線療法を実施できない場合があるため，不安に寄り添い，意思決定支援をする

〈田﨑亜希子〉

症例から学ぶがん薬物療法

COPD合併患者に対して，CDDP＋CPT-11療法を行った症例

70歳男性，体重58 kg，20歳から喫煙（ブリンクマン指数：1,000），PS：0.

既往歴：高血圧・糖尿病

治療経過：X-2カ月：労作時の息苦しさの自覚

X-1カ月：胸部絞扼感と呼吸苦が出現し，受診

Xカ月　：胸水細胞診や画像所見・腫瘍マーカーより進展型小細胞肺がんと診断された．腎機能やPSなどが良好なため，CDDP＋CPT-11療法が開始となり，併せてCOPDの治療も行うこととなった

■この症例の対応

- 心機能や腎機能の低下は認めなかったため，通常のがん薬物療法を行った
- COPDについてはStage Ⅲと診断され，長時間作用性抗コリン

薬/β_2刺激薬の配合吸入薬が開始となり，吸入支援を行った
- 禁煙継続の重要性を伝え，禁煙支援を行った．また，ブリンクマン指数200以上となるため，保険診療としての禁煙治療が可能となり，ニコチン置換療法を用いた

■対応のポイント

- COPD合併のため，FNによる重症化のリスクが高いと判断，感染対策や発熱時の対応などの教育的指導を重点に行った

■症例の経過

- 1コース目のDay18にGrade 4の好中球減少ならびに38.5℃の発熱が発現した．MASCCスコア[6]（表1）では，17点となり，高リスク群に分類された．そのため，G-CSFとタゾバクタム/ピペラシリンの投薬が開始された
- Day21には好中球数3,825まで回復し解熱がみられ，G-CSFを中止した．Day25にはタゾバクタム/ピペラシリンも終了となった

<文献>

1）de Torres JP, et al：Lung cancer in patients with chronic obstructive pulmonary disease-- incidence and predicting factors. Am J Respir Crit Care Med, 184：913-919, 2011

2）Lim JU, et al：Chronic Obstructive Pulmonary Disease-Related Non-Small-Cell Lung Cancer Exhibits a Low Prevalence of EGFR and ALK Driver Mutations. PLoS One, 10：e0142306, 2015

3）山口佳寿博：COPDに合併する呼吸器および他臓器疾患　肺癌．COPD Frontier，4：87-92，2005

4）Sin DD, et al：Mortality in COPD: Role of comorbidities. Eur Respir J, 28：1245-1257, 2006

5）Smith MC & Wrobel JP：Epidemiology and clinical impact of major comorbidities in patients with COPD. Int J Chron Obstruct Pulmon Dis, 9：871-888, 2014

6）Klastersky J & Paesmans M：The Multinational Association for Supportive Care in Cancer (MASCC) risk index score: 10 years of use for identifying low-risk febrile neutropenic cancer patients. Support Care Cancer, 21：1487-1495, 2013

7）Gemma A, et al：Final safety and efficacy of erlotinib in the phase 4 POLARSTAR surveillance study of 10 708 Japanese patients with non-small-cell lung cancer. Cancer Sci, 105：1584-1590, 2014

8）Suter TM & Ewer MS：Cancer drugs and the heart: importance and management. Eur Heart J, 34：1102-1111, 2013

9）「周術期禁煙ガイドライン」（日本麻酔科学会/編），2015：http://www.anesth.or.jp/guide/pdf/20150409-1guidelin.pdf

10) Hughes AN, et al：Overcoming CYP1A1/1A2 mediated induction of metabolism by escalating erlotinib dose in current smokers. J Clin Oncol, 27：1220-1226, 2009

11) Kiri VA, et al：Inhaled corticosteroids and risk of lung cancer among COPD patients who quit smoking. Respir Med, 103：85-90, 2009
incidence and predicting factors. Am J Respir Crit Care Med, 184 : 913-9 , 2011

〈中垣 繁〉

F. 神経系疾患

1 脳血管障害

注意 血管新生阻害薬，免疫調節薬（IMiDs），ホルモン療法薬

Point

- がん薬物療法による出血傾向や血栓症，高血圧に注意する
- 抗凝固薬と抗がん薬や支持療法との薬物相互作用に注意する
- がん薬物療法に伴う嘔吐や下痢による脱水は血栓症の発症リスクである

1 脳血管障害を合併したがん患者の問題点

- 脳血管障害を合併した患者では，**高血圧**，**不整脈**，**糖尿病（高血糖）**，**脂質異常症**などの基礎疾患を伴っている
- がん患者は，健常者と比べて**血栓症を発症しやすく**[1, 2]，がん治療中に発症する脳卒中の約4分の1は，腫瘍に起因する**Trousseau（トルソー）症候群**の可能性がある[3]
- 脳血管障害による後遺症〔神経障害，高次機能障害，感情（気分）障害など〕がある場合は，障害の程度に応じた治療選択やサポートが必要である

2 脳血管障害に対して注意すべきがん薬物療法

1）血管新生阻害作用のある薬剤（ベバシズマブ，ラムシルマブ，アキシチニブ，スニチニブ，ソラフェニブ）

- 副作用として動脈血栓や静脈血栓，出血，高血圧がある[4, 5]．
- 脳卒中に影響を与える因子のなかで最大のものは**高血圧症**であり，これらの薬剤を使用する際の血圧のコントロールは特に重要である

2）免疫調節薬（IMiDs）（サリドマイド，レナリドミド，ポマリドミド）

- 深部静脈血栓症（DVT）発症のリスクがあるため，DVT発症リスクが低い患者には低用量アスピリンの予防内服が推奨されている．また，リスクの高い患者では，低分子ヘパリンの予防投与を治療開始から最低4～6カ月行うことが推奨されている[6]
- IMiDsは単独では血栓症の発症を増加させないが，デキサメタゾンやアントラサイクリン系薬剤などほかの薬剤を併用することで，

静脈血栓塞栓症の頻度を有意に増加させると報告されている[7)]

3）ホルモン療法薬（タモキシフェン，トレミフェン，フルベストラント）

- 副作用として，静脈血栓症がある．また，長期間の服用を要する

4）フッ化ピリミジン系抗がん薬（5-FU，S-1，カペシタビン，テガフール・ウラシル）

- ワルファリン服用患者では，薬物相互作用によりPT-INRの上昇が認められる

3 薬物相互作用

- ワルファリンは薬物相互作用が多いため，使用する抗がん薬や支持療法の影響に注意する（表1）
- イマチニブはジヒドロピリジン系カルシウム拮抗薬の血中濃度を上昇させる可能性がある

4 治療戦略

- 脳血管障害に対する急性期および慢性期の治療法を表2に示した
- **急性期**の治療時には**脳血管障害の治療を優先**するが，**慢性期**には，脳血管疾患の再発予防のための薬物療法と**がん薬物療法を並行**して行う必要がある．以下に，特に慢性期の治療戦略を概説する

1）トルソー症候群の予防と治療

- トルソー症候群は，悪性腫瘍に伴う血液凝固亢進を介した傍悪性腫瘍症候群の1つであり，がん治療中に発症する脳卒中の**約4分の1**を占めるとされる[3)]
- 原因となる悪性腫瘍は，膵がん，肺がん，卵巣がんや子宮体がんなどの**婦人科系がんが多い**[11)]
- がんの治療が進めば発症リスクは低下するが，予防のためには，全身状態を良好に保ち，脱水状態にならないよう水分補給を行う
- 発症時の治療は抗凝固療法であるが，原因である悪性腫瘍を抑えるため抗がん薬治療と並行して行う
- がん関連の過凝固状態の是正にはワルファリンは無効で，**ヘパリンが有効**であると報告されている[12～14)]

表1 ●ワルファリンと抗がん薬の相互作用

抗がん薬	ワルファリンの効果	ワルファリンの効果への影響，想定される機序
テガフール・ギメラシル・オテラシルカリウム	↑	CYP2C9の発現量低下
カペシタビン	↑	CYP2C9の酵素活性低下 添付文書の【警告】に注意喚起の記載あり
テガフール・ウラシル	↑	CYP2C9の発現量低下
シクロホスファミド	↑↓	機序不明
イホスファミド	↑	機序不明
メトトレキサート	↑	機序不明
エトポシド	↑	機序不明
パクリタキセル	↑	血漿蛋白結合置換
ビンデシン	↑	機序不明
カルボプラチン	↑	機序不明
シスプラチン	↑	機序不明
ゲフィチニブ	↑	機序不明
エルロチニブ	↑	機序不明
イマチニブ	↑	CYP2C9阻害
トラスツズマブ	↑	トラスツズマブの副作用による プロトロンビン減少
タモキシフェン	↑	タモキシフェンによる肝薬物代謝酵素阻害
トレミフェン	↑	機序不明
ビカルタミド	↑	機序不明
（ホス）アプレピタント	↓	CYP2C9 誘導．INR 低下はアプレピタント 投与後7～10日が顕著
デキサメタゾン	↑↓	血液凝固能亢進

文献8，9を参考に作成

2）ワルファリンを使用している場合

ワルファリンを服用している場合には，次の点に注意する．

【薬物相互作用】

- がん薬物療法とワルファリンとの薬物相互作用を確認する（表1）[8)]
- PT-INRの測定を頻回に行い，入念にモニタリングしながらワルファリンの用量を調整する

表2 ●脳血管障害に対する薬物療法

	急性期	慢性期
脳梗塞 心原性脳梗塞	脳保護療法 ・エダラボン	抗凝固療法 ・ダビガトラン ・DOAC ・ワルファリン 降圧療法 糖尿病治療薬 ・ピオグリタゾン 脂質異常改善
アテローム 血栓性脳梗塞	脳保護療法 ・エダラボン 抗凝固療法 ・アルガトロバン 抗血小板療法 ・アスピリン ・DAPT ・オザグレル	抗凝固療法 ・ダビガトラン ・DOAC ・ワルファリン 降圧療法 糖尿病治療薬 脂質異常改善
ラクナ梗塞	脳保護療法 ・エダラボン 抗血小板療法 ・アスピリン ・DAPT ・オザグレル	抗凝固療法 ・ダビガトラン ・DOAC ・ワルファリン 降圧療法 糖尿病治療薬 脂質異常改善
脳出血	降圧療法 ・ニカルジピン ・ニトログリセリン 血腫除去術 脳室拡大	降圧療法 ・Ca 拮抗薬 ・ARB ・ACE 阻害薬 ・利尿薬 糖尿病治療薬 脂質異常改善
くも膜下出血	再出血予防（手術） 脳血管れん縮 脳室拡大	降圧療法 ・Ca 拮抗薬 ・ARB ・ACE 阻害薬 ・利尿薬 糖尿病治療薬 脂質異常改善 続発性水頭症（髄液シャント）

文献10より改変して転載

【がん薬物療法に伴う症状の影響や病状変化】

- 体調や病状の変化，食事内容の変動によりビタミンKが減少すると，結果的にワルファリンの作用が増強されるため，PT-INRの測定を頻回に行いながらワルファリンの用量を調整する．以下のようなケースに留意する
  - ▶ 食欲不振によるビタミンKの摂取量の減少
  - ▶ 感染症や発熱性好中球減少症に対する抗菌薬投与により，腸内細菌の減少やバランスが変化し，ビタミンKの産生が減少する場合
  - ▶ 胆道系腫瘍の患者において，胆道閉塞や経皮経肝胆道ドレナージ（PTCD）などにより胆汁の排泄が抑制され，ビタミンKの吸収が悪くなる場合

3）直接作用型経口抗凝固薬（DOAC）使用の有無を確認する

- Ccr≧50 mL/分ではダビガトラン110 mgを1日2回，50 mL/分＞Ccrではアピキサバンやエドキサバンを腎機能に応じて調節して投与する
- 腎機能低下のほか，高齢者，低体重もDOACによる出血リスクを高める因子である．ワルファリンに比べて薬物相互作用は少ないが，PT-INRのような簡便なマーカーはないことから，用量調節は慎重に行う
- 直接的トロンビン阻害薬であるダビガトランでは，活性化部分トロンボプラスチン時間（APTT）やトロンビン時間により，また，リバーロキサバンなど第Xa因子阻害薬では，合成基質を用いた残存第Xa因子活性の測定により，抗凝固効果が測定される
- 2016年11月，DOACにおいても中和薬が登場した．ダビガトランの中和薬であるイダルシズマブ静注液である．また，リバーロキサバン，アピキサバン，エドキサバンの中和薬として抗Xa薬中和薬のAndexanet（2017年6月時点で本邦未承認）の臨床開発が進んでいる

4）血管新生阻害薬を含むがん薬物療法を実施する場合

- 血圧の変化を評価し，必要に応じて降圧薬を投与する
- 利尿薬（降圧目的）は下痢や体液量減少のリスクがあるため控える
- 副作用として動脈血栓症や静脈血栓症，出血があることから，使用の可否を慎重に検討し，投与する場合はモニタリングにより副作用の早期発見に努める
- ベバシズマブによる高血圧では，蛋白尿改善作用も期待できることから，ACE阻害薬やARBが推奨される[15)]

- Ca拮抗薬では，ニフェジピンはVEGFの分泌を誘導するため，アムロジピンなどほかの薬剤が選択肢となる
- スニチニブやソラフェニブはCYP3A4で代謝されるため，CYP3A4阻害作用のあるCa拮抗薬は可能な限り避ける

Pitfall

ワルファリンはPT-INRに基づく管理ができるが，DOACでは内服アドヒアランスの指標がない．特に，他院で処方されている場合，抗がん薬の副作用による消化管症状のために内服が滞ると，がん治療医への報告が遅れがちとなる．また，食欲不振が継続すると体重減少をきたし，腎障害患者ではDOACの投与量が過量となることも予測される．抗がん薬のみでなく併用薬，併存症の状態についても多職種で対応する．

〈満間綾子〉

5）IMiDsやホルモン剤を含むがん薬物療法を実施する場合

- 血栓症のリスクがあるため，モニタリングにより早期発見に努める

6）血小板減少のリスクの高いがん薬物療法を実施する場合

- 血小板減少が高度となった場合は，抗血小板療法継続のメリット（血栓症の予防）とデメリット（出血のリスク）を検討して慎重に判断する必要がある
- がん性疼痛や発熱に用いるNSAIDsは抗血小板作用があるため注意する．出血リスクが高いと判断される場合は，アセトアミノフェンを用いる

◆看護のポイント◆

- 片麻痺や失語・嚥下障害・高次脳機能障害などがある場合は自宅での服薬を含む療養のサポートとして，理学療法士，訪問看護師，訪問薬剤師など多職種で介入を行う
- がん薬物療法の副作用が強い時期は特に療養生活上の介護が増える．ショートステイの利用など，介護者の負担にも目を向けて療養支援を行う

〈田﨑亜希子〉

<文献>

1）Timp JF, et al：Epidemiology of cancer-associated venous thrombosis. Blood, 122：1712-1723, 2013

2）Walker AJ, et al：Incidence of venous thromboembolism in patients with cancer - a cohort study using linked United Kingdom databases. Eur J Cancer, 49：1404-1413, 2013

3）澤田 潤，他：当院の脳血管障害と悪性腫瘍の合併症例に関する検討．脳卒中，36：327-332，2014

4）Scappaticci FA, et al：Arterial thromboembolic events in patients with metastatic carcinoma treated with chemotherapy and bevacizumab. J Natl Cancer Inst, 99：1232-1239, 2007

5）Rini BI, et al：Comparative effectiveness of axitinib versus sorafenib in advanced renal cell carcinoma (AXIS): a randomised phase 3 trial. Lancet, 378：1931-1939, 2011

6）「造血器腫瘍診療ガイドライン 2013年版」（日本血液学会/編），pp306-307，金原出版，2013

7）Gieseler F：Pathophysiological considerations to thrombophilia in the treatment of multiple myeloma with thalidomide and derivates. Thromb Haemost, 99：1001-1007, 2008

8）「Warfarin適正使用情報 第3版」（エーザイ株式会社），pp170-494：http://www.eisai.jp/medical/products/warfarin/proper-use/

9）杉山雄一，他：薬物動態の変化を伴う薬物間相互作用2012．PharmaTribune, 4：S1，2012

10）中川原譲二，他：1．精神・神経系の病気とくすり -B 中枢系疾患 -脳卒中．薬局，68：696-707，2017

11）内山真一郎：Ⅰ．障害部位・病態による臨床病型 7．トルーソー症候群．日内会誌，97：1805-1808，2008

12）Woerner EM & Rowe RL：Trousseau's syndrome. Am Fam Physician, 38：195-201, 1988

13）Farge D, et al：International clinical practice guidelines for the treatment and prophylaxis of venous thromboembolism in patients with cancer. J Thromb Haemost, 11：56-70, 2013

14）Lyman GH, et al：Venous thromboembolism prophylaxis and treatment in patients with cancer: American Society of Clinical Oncology clinical practice guideline update. J Clin Oncol, 31：2189-2204, 2013

15）「ベバシズマブ副作用マネジメントガイドライン」(BC Cancer Agency)，pp1-2

〈林 稔展〉

F. 神経系疾患

2 末梢神経障害

注意 ビンカアルカロイド系抗がん薬，白金製剤，タキサン系抗がん薬

Point

- がん薬物療法開始前に現存する末梢神経障害の特徴と程度を把握する
- がん薬物療法経過中は，末梢神経障害の症状の変化に注意してアセスメントする
- 症状に応じて，適切なタイミングで抗がん薬の減量や中止を行う

1 末梢神経障害を合併したがん患者の問題点

- 基礎疾患に**糖尿病**や**遺伝性ニューロパチー**，**慢性アルコール中毒**などの疾患がある場合は，末梢神経障害が重篤化するリスクが高くなることが示唆されている[1]
- 末梢神経障害のある糖尿病患者は，入院に至るような**転倒**を引き起こすリスクが増すと報告されている[2]
- 痛覚鈍麻により，抗がん薬の副作用による**自覚症状**（皮膚障害，血管外漏出など）**に気づきにくい**可能性がある
- 感覚障害や機能障害により，錠剤のとり出しが困難であるなど，**内服アドヒアランス**が悪化する可能性がある

2 末梢神経障害に対して注意すべきがん薬物療法

末梢神経障害を引き起こす主な抗がん薬を表1に示した．以下に代表的な抗がん薬による末梢神経障害の特徴について述べる．

1) ビンカアルカロイド系抗がん薬（ビンクリスチン，ビンブラスチン，ビンデシン，ビノレルビン）

- 末梢神経障害の機序は**軸索障害**とされており，神経細胞体は比較的保たれている場合が多いため，**早期の薬剤中止**により回復が見込まれる

2) 白金製剤（シスプラチン，オキサリプラチン）

- **神経細胞体**そのものが傷害されるため，抗がん薬中止後も症状の回復が見込めない場合が多い

表1 ●各種抗がん薬による末梢神経障害の発生頻度と添付文書における減量・休薬・中止基準の記載の有無

抗がん薬	頻度	減量・休薬・中止基準の記載の有無
アルキル化薬		
テモゾロミド	10％	有
ベンダムスチン	頻度不明	有
アンスラサイクリン系		
ドキソルビシンリポソーム注射剤	5～30％未満	無
代謝拮抗薬		
フルオロウラシル	頻度不明	無
ネララビン	21％	有
プロカルバジン	1～10％未満	無
ペメトレキセド	感覚神経障害：5～20％ 運動神経障害：5％未満	有
微小管阻害薬		
エリブリン	24.7％	有
カバジタキセル	13.3％	有
ドセタキセル	5～50％	無
パクリタキセル	43.8％ A法：34.8％ B法：76.8％	有
パクリタキセル（アルブミン懸濁製剤）	76.5％	有
ビンクリスチン	頻度不明	無 【投与に際し考慮すべき点】 **禁忌**：脱髄性シャルコーマリートゥース病 **慎重投与**：神経・筋疾患の既往
ビンデシン	0.1～5％	無 【投与に際し考慮すべき点】 **慎重投与**：神経・筋疾患の既往
白金製剤		
オキサリプラチン	【感覚異常】 FOLFOX：46％ XELOX：94％ 【機能障害】 FOLFOX：1.3％ XELOX：頻度不明	無 【投与に際し考慮すべき点】 **禁忌**：神経障害患者への投与，機能障害を伴う重度の神経障害 **慎重投与**：感覚異常または知覚不全

（次ページに続く）

(続き)

抗がん薬	頻度	減量・休薬・中止基準の記載の有無
白金製剤（続き）		
カルボプラチン	1～10％	無
シスプラチン	1～10％	無
分子標的治療薬（抗体製剤）		
セツキシマブ	0.5～10％	無
トラスツズマブ	10％以上，頻度不明	無
トラスツズマブ エムタンシン	16.9％	無
ブレンツキシマブ ベドチン	53％	有
ベバシズマブ	5％以上，頻度不明	無
ペルツズマブ	31％	無
分子標的治療薬（小分子）		
アキシチニブ	1～10％未満	有
アレクチニブ	10％未満	無
オシメルチニブ	1～10％未満	有
カルフィルゾミブ	5％以上	有
クリゾチニブ	11.3％	無
ソラフェニブ	1～10％未満	有
ダサチニブ	頻度不明	有
バンデタニブ	1～10％未満	無
ボルテゾミブ	末梢性ニューロパチー：19.9％ 感覚減退：18.6％	有
ラパチニブ	1～10％	無
レゴラフェニブ	1～10％未満	有
免疫チェックポイント阻害薬		
イピリムマブ	頻度不明	有
その他		
サリドマイド	頻度不明	有
ポマリドミド	7.3％	有
レナリドミド	10.7％	有
三酸化ヒ素	5～50％	無

各薬剤添付文書に末梢神経障害・ニューロパチーの記載があり，発現頻度5％以上を掲載．

- シスプラチンとオキサリプラチンでは，末梢神経障害の特徴は異なる
  - ▶ シスプラチンによる末梢神経障害は**遅発性**であるが，オキサリプラチンでは**急性障害と蓄積性の慢性障害**が発現する
- カルボプラチンやネダプラチンは，通常量では末梢神経障害をきたすことは稀である

3）タキサン系抗がん薬（パクリタキセル，ドセタキセル，nab-パクリタキセル，カバジタキセル）

- 末梢神経障害の機序は**軸索障害**とされ，神経細胞体は比較的保たれている場合が多いため，**早期の薬剤中止**により回復が見込まれる
- ドセタキセルはパクリタキセルより末梢神経障害の発現は少ない

4）プロテアソーム阻害薬（ボルテゾミブ）

- 神経栄養因子の機能障害，軸索輸送障害や軸索の細胞死が原因とされる．神経細胞体は比較的保たれている場合が多いため，**早期の薬剤中止**により回復が見込まれる

3 薬物相互作用

- 治療上考慮すべき相互作用は少ないが，末梢神経障害の症状軽減に用いられるいくつかの**抗痙攣薬**や**抗うつ薬**は抗がん薬との相互作用に注意する（表2）

4 治療戦略

- 現存する末梢神経障害の悪化と抗がん薬により新たに発現する末梢神経障害に注意する
- 末梢神経障害を引き起こしている原疾患の治療以外に，発症を予防したり軽減したりする方法は確立していない
- 症状緩和の目的で使用される薬剤があるが，**多くは適応外使用**である．したがって，使用する場合は副作用や相互作用に留意し，漫然と継続しないよう心がける（表3）

1）がん薬物療法開始前の状態の確認とレジメンの選択

- がん薬物療法開始前の末梢神経障害の状態を考慮してレジメンを決定する．可能な限り，末梢神経障害を引き起こしにくい抗がん薬を選択する

2）がん薬物療法開始後の末梢神経障害の評価

- 症状の変化を入念にモニタリングして，適切な減量，中止を行う

表2●末梢神経障害の症状軽減に用いる薬剤と抗がん薬との相互作用

フェニトイン	
フッ化ピリミジン系抗がん薬（TS-1，UFT，5-FU，カペシタビン，トリフルリジン・チピラシル，ドキシフルリジンなど）	フェニトインの血中濃度上昇
ビンカアルカロイド系抗がん薬（ビンクリスチンなど）	フェニトインの血中濃度低下
イリノテカン	イリノテカンの活性代謝物の血中濃度低下
カルバマゼピン	
イリノテカン，イマチニブ，ゲフィチニブ，ソラフェニブ，スニチニブ，ダサチニブ，ニロチニブ，ラパチニブ，トレミフェン，タミバロテン，テムシロリムス，アキシチニブ	左記抗がん薬の効果減弱の可能性
イミプラミン	
スニチニブ，ダサチニブなどQT延長を引き起こす抗がん薬	QT間隔延長，心室性不整脈（Torsade de pointesを含む）などの重篤な副作用を起こすおそれ
パロキセチン	
タモキシフェン	タモキシフェンの作用が減弱される可能性，併用により乳がんによる死亡リスクが増加したとの報告

表3●末梢神経障害の症状軽減に用いられる薬剤 適応外

分類	薬剤
ビタミン	B_1，B_6，B_{12}※1，葉酸，E
抗痙攣薬	カルバマゼピン，フェニトイン，バルプロ酸，プレガバリン※2
抗うつ薬	アミトリプチン，アモキサピン，イミプラミン，ノルトリプチン，デュロキセチン
SSRI	パロキセチン，セルトラリン
NSAIDs	メロキシカム（COX-2 阻害薬）
ステロイド	デキサメタゾン，プレドニゾロン
局所麻酔薬	メキシレチン，リドカイン
オピオイド	モルヒネ，オキシコドン，フェンタニル，トラマドール
漢方	牛車腎気丸（ゴシャジンキガン）※3
H_2受容体拮抗薬	ラフチジン

※1：末梢神経障害に適応あり
※2：神経障害性疼痛に適応あり
※3：大腸がん患者を対象としてオキサリプラチンによる末梢神経障害の予防効果を検証した無作為化二重盲検比較試験[3]では，予防効果は認められず無効中止となった．ほかの抗がん薬による末梢神経障害に対する効果についても十分なエビデンスはない

- 評価は，CTCAEなどの評価ツールを用いて実施する
- 医療者は，症状を過小評価する傾向がある．低いGradeでも，持続する症状では，患者は不快に感じていることが多く，早期からの適切なケアが必要である
- 内服の場合は，PTPシート開封困難などによるアドヒアランス低下にも注意する

IC インフォームド・コンセントのコツ！

末梢神経障害の初期症状は自覚症状であり，患者からの訴えがないと医療者は気づかないことがある．また患者自身も自覚症状があっても我慢ができたり，治療の中断を不安に思ったり，医療者に話をしない場合もある．早期対応は症状軽減に有効であり，我慢をしても回復しないことをあらかじめ患者・家族に伝えておく．

また，医療者は日常生活に影響の出るGrade 3になる前に介入し，増悪するGrade 2の症状にも注意するよう心がける．

〈満間綾子〉

3）各抗がん薬による末梢神経障害の特徴と対処法

【ビンカアルカロイド系（ビンクリスチン）】

- **1回投与量と累積投与量が発症頻度と相関**する[4]．累積量が5 mgから症状を自覚し，15～20 mg程度で感覚異常が起こるとされる
- 初期症状の特徴は，**指先のしびれ感**である．足より手指に症状が出やすい．対策として，投与量上限（2 mg/body）を厳守し，症状の程度に合わせて，減量・中止を行う．中止により，月単位で徐々に改善する場合が多いが，累積投与量が多い場合や高齢者では感覚障害が残存する場合がある
- 自律神経障害として**便秘**があり，麻痺性イレウスとなるケースもある．対策として酸化マグネシウムを予防的に投与し，適宜刺激性下剤などを追加する

【白金製剤（シスプラチン，オキサリプラチン）】

- **シスプラチン**による末梢神経障害は，1回量が50～75 mg/m²，総投与量が300 mg/m²を超えると発現が増加する．総投与量が500～600 mg/m²となると，**全例**に何らかの神経障害を認める[5, 6]
- **オキサリプラチン**による末梢神経障害は，投与直後から発現する急性障害と累積投与量に依存する蓄積性障害がある．
  - ほとんどの患者で急性障害（**四肢末端のしびれ感**）は発現する
  - 寒冷刺激により誘発されるため，投与後5日程度は冷たいものを避ける

- ▸ 稀に投与中に咽頭絞扼感が出現することがあるが，他覚的な呼吸障害は伴わず，一過性で中断により回復する
- ▸ 蓄積性障害は用量規制因子であり，累積量が800 mg/m^{2}を超えると感覚性の機能障害の発現が増す．重篤度がGrade 2となり，持続する場合は，“stop and go”の考え方[7]に従い，症状が軽減するまでオキサリプラチンのみを休薬する

【タキサン系（パクリタキセル）】

- **手足のしびれ感**からはじまり，悪化すると**感覚障害**，**腱反射消失**，**感覚性運動失調**などを引き起こす
- 末梢神経障害は用量依存性であり，血中濃度が0.05 μmol/L以上の持続時間と発症リスクが相関すると報告されている[8]．3週ごと投与の場合は，1回投与量が175 mg/m^{2}以上，毎週投与の場合は100 mg/m^{2}以上で発症リスクが高まる
- 糖尿病の合併やアルコール摂取が多いと増悪しやすく，シスプラチンやビノレルビンなど末梢神経障害を誘発する薬剤の投与歴があると発症リスクが高まる

【ボルテゾミブ】

- **感覚障害**と**神経因性疼痛**が主である．尿閉，起立性低血圧，麻痺性イレウスなど自律神経障害をきたす場合もある
- 6コースまでは用量依存の傾向がある
- 多発性骨髄腫に対する前治療歴（ビンカアルカロイド，サリドマイド）や糖尿病の合併が末梢神経障害発現のリスク因子と報告されている[9]
- 対処方法は，投与量減量とスケジュール変更である．Gradeに合わせた用量調節で，末梢神経障害の重篤化を防ぎ，治療効果には影響を与えなかったとの報告がある[10]

◆ 看護のポイント ◆

- 末梢神経障害リスクの高い抗がん薬を使用する際には，治療開始前の末梢神経障害の部位・範囲と程度を把握する．すでにしづらい動作がある場合は，その動作に変化が生じていないか確認する
- 症状が増強した場合は，左右差の有無や，それまでの症状との異同について細やかに把握する
- 日常生活上において可能な症状緩和方法を患者とともに考え，セルフケアにつなげる

〈田﨑亜希子〉

<文献>

1) Arakawa K et al: Chemotherapy-induced peripheral neuropathy: Clinical symptoms, managemants and mechanism. Jpn J Pharm Palliat. 4: 1-13, 2011

2) Brown SJ, et al：Diabetic peripheral neuropathy compromises balance during daily activities. Diabetes Care, 38：1116-1122, 2015

3) Oki E, et al ： Preventive effect of Goshajinkigan on peripheral neurotoxicity of FOLFOX therapy (GENIUS trial): a placebo-controlled, double-blind, randomized phase III study. Int J Clin Oncol, 20：767-775, 2015

4) Gottschalk PG, et al：Vinca alkaloid neuropathy: nerve biopsy studies in rats and in man. Neurology, 18：875-882, 1968

5) 田村和夫：支持療法の進歩 副作用・合併症対策-8. 末梢神経障害. Mebio Oncol, 2：51-58, 2005

6) Ongerboer de Visser BW & Tiessens G：Polyneuropathy induced by cisplatin. Prog Exp Tumor Res, 29：190-196, 1985

7) Tournigand C, et al：OPTIMOX1: a randomized study of FOLFOX4 or FOLFOX7 with oxaliplatin in a stop-and-Go fashion in advanced colorectal cancer--a GERCOR study. J Clin Oncol, 24：394-400, 2006

8) Mielke S, et al：Association of Paclitaxel pharmacokinetics with the development of peripheral neuropathy in patients with advanced cancer. Clin Cancer Res, 11：4843-4850, 2005

9) Richardson PG, et al：Frequency, characteristics, and reversibility of peripheral neuropathy during treatment of advanced multiple myeloma with bortezomib. J Clin Oncol, 24：3113-3120, 2006

10) Richardson PG, et al：Reversibility of symptomatic peripheral neuropathy with bortezomib in the phase III APEX trial in relapsed multiple myeloma: impact of a dose-modification guideline. Br J Haematol, 144：895-903, 2009

〈林 稔展〉

F. 神経系疾患

3 筋疾患

注意 mTOR阻害薬，イマチニブ，ステロイド

Point

- 筋力低下や嚥下機能など，筋疾患による症状を把握する
- 筋疾患とがん薬物療法のどちらの治療を優先するか，並行するかは疾患，症例ごとに異なる
- 筋疾患の治療は，免疫抑制療法が主体となるため，感染や薬物相互作用に留意する

1 筋疾患を合併したがん患者の問題点

- 筋疾患の治療として，**免疫抑制療法**が使用されている場合は，感染予防や薬物相互作用に注意する
- 腫瘍随伴性の筋骨格系症状は，症状がやや非典型的で治療反応性が不良である[1)]
- 筋肉痛や筋力低下，嚥下障害などの症状により，服薬サポートを必要とする場合がある

2 筋疾患に対して注意すべきがん薬物療法

- がん薬物療法を並行して行う場合は，抗がん薬による骨髄抑制と併せて**感染予防**に注意する
- 免疫抑制薬と抗がん薬や支持療法薬との相互作用に注意する
- 筋症状のほか，全身の症状として，倦怠感，疲労感，食欲不振などを伴う場合があるため，症状の悪化に注意するとともに抗がん薬の副作用との鑑別も重要である
- 筋障害を引き起こす抗がん薬を用いる場合は，現存する筋症状の悪化や新たに発現する症状に注意してモニタリングする．筋障害の頻度の高い主な抗がん薬を以下に示す

1）mTOR阻害薬（エベロリムス，テムシロリムス）

- 副作用として**無力症**（エベロリムス：23.0％，テムシロリムス39.9％），**横紋筋融解症**（頻度不明）がある．また，平滑筋細胞増殖抑制作用を有する

2）イマチニブ

- **筋痙攣**の発現頻度は14.3％とされている
- イマチニブによる筋症状は，筋肉収縮のエネルギー代謝に関与するクレアチンキナーゼと相関するといわれており，ニロチニブなど第二世代チロシンキナーゼ阻害薬に切り替えることで軽減すると報告されている[2)]

3）ステロイド（デキサメタゾン，ベタメタゾンなど）

- ステロイドミオパチーは，**近位筋優位の筋力低下**がみられる．ステロイド投与を開始して**3カ月以降**に症状が出現することが多い．通常，ステロイドの中止や減量で改善する
- 長時間作用性のフッ化ステロイド（デキサメタゾン，ベタメタゾン，トリアムシノロン）で起こしやすいため，可能であれば**非フッ化ステロイドに変更**する
- 免疫抑制による感染に注意する

3 薬物相互作用

- タクロリムスはCYP3A4で代謝されるため，CYP3A4で代謝される抗がん薬との併用の際には注意が必要である
- 免疫抑制薬のシクロスポリンとの併用で副作用が増強する可能性がある抗がん薬が報告されている（表1）

表1 シクロスポリンと抗がん薬の相互作用

<table>
<tr><th>薬剤</th><th>臨床症状</th><th>機序</th></tr>
<tr><td>メルファラン</td><td>腎障害があらわれやすくなる</td><td>腎障害の副作用が相互に増強</td></tr>
<tr><td>イマチニブ</td><td rowspan="2">シクロスポリンの血中濃度が上昇することがあり，腎障害などの副作用があらわれやすくなる</td><td rowspan="2">代謝酵素の抑制または競合により，シクロスポリンの代謝が阻害される</td></tr>
<tr><td>ダサチニブ</td></tr>
<tr><td>パクリタキセル</td><td rowspan="2">シクロスポリンまたはパクリタキセル，ドセタキセルの薬剤の血中濃度が上昇する可能性がある</td><td rowspan="2">代謝酵素の競合</td></tr>
<tr><td>ドセタキセル</td></tr>
<tr><td>エベロリムス</td><td>エベロリムスのバイオアベイラビリティが有意に増加したとの報告がある．シクロスポリンの用量を変更する際には，エベロリムスの用量調節も行う．
エベロリムスがシクロスポリンの腎毒性を増強するおそれあり</td><td>代謝酵素の競合</td></tr>
</table>

4 治療戦略

筋疾患とがん薬物療法のどちらの治療を優先するか，並行して行うかは疾患や症例ごとに異なる．主な筋疾患の特徴と治療を表2に示す．

表2 ●主な筋疾患（腫瘍随伴症候群含む）

病態・症状	合併することが多い悪性腫瘍	治療
皮膚筋炎[3～6] 10～25％に腫瘍が合併する ・筋力低下（近位筋，嚥下） ・関節痛 ・倦怠感	卵巣がん，乳がん，前立腺がん，肺がん，大腸がん，非ホジキンリンパ腫，鼻咽頭がん	・プレドニゾロン1 mg/kg/日 【治療抵抗性の場合】 ・メチルプレドニゾロン1 g/日 3日間 ・アザチオプリン1～2 mg/kg/日 ・シクロホスファミド50～100 mg/日 ・免疫グロブリン400 mg/kg/日 5日間 ・メトトレキサート2～16 mg/週 ・シクロスポリン3～5 mg/kg/日 ・ミコフェノール酸モフェチル1,000～2,000 mg/日
リウマチ性多発筋痛症[7～9] 四肢近位部の対称性疼痛，こわばり	造血器腫瘍，大腸がん，肺がん，腎がん，前立腺がん，乳がん	・プレドニゾロン10～15 mg/日 ・メトトレキサート2～16 mg/週
好酸球性筋膜炎 前腕，下腿などの皮下の板状硬化，関節可動域制限	－	・プレドニゾン40～60 mg/日 経口投与の後，筋膜炎が解消した直後に5～10 mg/日に徐々に減量
Lambert-Eaton筋無力症候群[10, 11] ・筋力低下（両下肢，近位筋，呼吸筋，嚥下） ・自律神経症状	小細胞肺がん（ほとんど） 胃がん，白血病，悪性胸腺腫，大腸がん	・がんに対する治療優先 ・84％は悪性腫瘍発見前に発症
重症筋無力症[12, 13] 日内変動ある筋力低下（四肢，眼球，嚥下）	胸腺腫	・胸腺摘出術 ・プレドニゾロン50～100 mg/日または1 mg/kg/BW/日，連日または隔日 ・タクロリムス3 mg/日（トラフ値が10 ng/mLを超えない） ・シクロスポリン3～5 mg/kg/日（トラフ値が200 ng/mLを超えない） ・血液浄化療法 ・γグロブリン400 mg/kg/日 5日間 ・ピリドスチグミン60～180 mg 1日2～3回 ・アンベノニウム5～15 mg 1日2～3回

文献14を参考に作成

1）多発性筋炎・皮膚筋炎

- 筋症状のほか，多発性筋炎では，**倦怠感**，**疲労感**，**食欲不振**を伴う場合があり，皮膚筋炎では**皮膚症状**などがある
- 治療は，**ステロイド**を中心とした免疫抑制療法が主体である
- がん薬物療法と併せて免疫力が低下するため，感染に注意する
- 間質性肺炎を合併することがあるため，初期症状に注意してモニタリングする
- 皮膚筋炎は悪性腫瘍に合併している場合がある

2）リウマチ性多発筋痛症

- 肩などの**痛みやこわばり感**が主な症状であり，疾患そのものによる筋力低下や筋萎縮はない
- 全身症状として発熱，食欲不振，体重減少，倦怠感，うつ症状を伴う場合がある．**ステロイド**による治療が主体であるため，免疫低下による感染やうつ症状の悪化などに注意する
- 疼痛対策として**NSAIDs**を連用する場合がある．NSAIDsとステロイドの併用では消化性潰瘍発現のリスクが高まること，さらにがん薬物療法による粘膜障害も懸念されるため，プロトンポンプ阻害薬や粘膜保護薬の予防投与が推奨される
- 悪性腫瘍と合併している場合がある

3）好酸球性筋膜炎

- 症状は**痛み**，**腫脹**，**皮膚や皮下組織の炎症**であり，続いて四肢の前面にきわめて明確で特徴的なオレンジの皮のような形態の硬結が出現する
- 全身倦怠と体重減少がよくみられる
- 治療は**ステロイド**の投与が主体となるため，がん薬物療法と併せて，免疫低下による感染に注意する

4）Lambert-Eaton筋無力症候群

- 腫瘍随伴症候群として知られ，特に**小細胞肺がんと合併**することが多い
- がん患者で，進行する四肢（特に下肢）の筋力低下，顔面筋力低下や嚥下困難に加えて，口渇，便秘などの自律神経症状がみられる際には，神経内科へコンサルトする
- 悪性腫瘍合併例では，**がんに対する治療が最優先**される．また，非合併例と比較して，進行が速く，また早期に嚥下障害などの球症状や眼症状が出現することが報告されている[15)]

- がん非合併例やがんのコントロールが十分行われている症例では，3,4-ジアミノピリジン（試薬），ステロイド，免疫抑制薬などが試みられているが，有用性について十分なエビデンスはない[16)]

5）重症筋無力症

- **全身の筋力低下**，**易疲労性**が出現し，特に眼瞼下垂，複視などの**眼の症状**が特徴である
- 治療は免疫抑制療法が主体であり，感染や相互作用に注意する
- 対症療法としてコリンエステラーゼ阻害薬を用いる場合があるが，下痢，嘔吐，発汗，流涎などのムスカリン作用，循環器系副作用やコリン作動性クリーゼなどの副作用があるため，抗がん薬による副作用との鑑別を行う
- イリノテカンなどコリン作動性の副作用がある抗がん薬や，アンスラサイクリン系抗がん薬など心毒性がある抗がん薬を使用する際は，モニタリングを強化する
- 胸腺腫合併例では，胸腺腫の外科切除を行う．手術がクリーゼの原因となる場合があるため，術後に筋力低下，嚥下困難，構音障害，呼吸障害などが発現した際には，神経内科へコンサルトする
- **免疫チェックポイント阻害薬**（**ICI**）は重症筋無力症（MG）を引き起こすことがあり，突然発症して**重症化**，**致死的**となる可能性がある[17)]．MG既往患者へのICI投与については十分な情報がないが，リスクとベネフィットを十分に検討したうえで，投与する場合は，筋力低下，嚥下障害，CK上昇，呼吸状態など症状の変化を注意深く観察する必要がある

IC インフォームド・コンセントのコツ！

筋疾患の病型により，四肢の筋障害，顔面・眼筋障害など発症部位はさまざまである．当初は歩行障害など運動障害と診断されることもある．筋炎由来であればCK上昇など血液データに反映されるが，一般に筋障害の増悪・出現は患者自身の自覚症状，生活習慣の変化が発端となる．早期対応は症状軽減に有効であることをあらかじめ患者・家族に伝え，医療者が介入する機会を逃さないように努める．

〈満間綾子〉

◆ **看護のポイント** ◆

- 食事・排泄・服薬など身の回りのことがしづらい場合は，日常生活上の困難を具体的に聞き出し，代替案の提示やサポートを強化する
- がん薬物療法中の筋力低下には，電解質異常・副腎機能低下・全身衰弱・ステロイドミオパチー・抑うつなどさまざまな原因が考えられる．患者自身が疲れやだるさとして捉えて医療者にあえて報告しない場合もあることに留意する

〈田﨑亜希子〉

<文献>

1）Szekanecz Z, et al：Gerontology, 57：3-10, 2011
2）加藤裕一，他：臨床血液，54：1255，2013
3）Thiers BH, et al：CA Cancer J Clin, 59：73-98, 2009
4）Dalakas MC & Hohlfeld R：Lancet, 362：971-982, 2003
5）Koh ET, et al：Ann Rheum Dis, 52：857-861, 1993
6）Marie I, et al：Br J Dermatol, 162：337-344, 2010
7）Keith MP & Gilliland WR：J Clin Rheumatol, 12：199-200, 2006
8）Anton E：J Clin Rheumatol, 13：114, 2007
9）Hernández-Rodríguez J, et al：Arch Intern Med, 169：1839-1850, 2009
10）Titulaer MJ, et al：Lancet Neurol, 10：1098-1107, 2011
11）Nakao YK, et al：Neurology, 59：1773-1775, 2002
12）Meriggioli MN & Sanders DB：Lancet Neurol, 8：475-490, 2009
13）Skeie GO, et al：Eur J Neurol, 17：893-902, 2010
14）「がん診療UP TO DATE」（がん診療UP TO DATE編集委員会/編著），pp931-932，日経BP社，2013
15）Titulaer MJ, et al：J Neuroimmunol, 201-202：153-158, 2008
16）「がん診療UP TO DATE」（がん診療UP TO DATE編集委員会/編著），pp964-966，日経BP社，2013
17）「がん免疫療法ガイドライン」（日本臨床腫瘍学会/編），pp43-45，金原出版，2016

〈林 稔展〉

F. 神経系疾患

4 痙攣

注意 ブスルファン，ビンクリスチン，シクロホスファミド

Point

- てんかん発作や痙攣のコントロールとがん薬物療法を並行して行う必要がある
- がん薬物療法に伴う悪心嘔吐や食欲不振により，抗痙攣薬などが内服困難となる場合がある
- 抗てんかん薬は薬物相互作用が多い

1 痙攣を合併したがん患者の問題点

- **脳腫瘍**や**脳転移**がある場合は，痙攣発作のマネジメントが必要である
- 抗てんかん薬は，**副作用や薬物相互作用が多い**
- 痙攣やてんかん発作を誘発するおそれのある薬剤を避ける必要がある（表1）
- がん薬物療法に伴う悪心嘔吐や食欲不振により，抗痙攣薬などの服薬が困難となる場合がある

2 痙攣に対して注意すべきがん薬物療法

1）ブスルファン

- あらかじめ抗痙攣薬が投与されていない場合は**10％以上**の患者で痙攣が起こるとの報告がある[1)]
- 造血細胞移植の前処置として使用する場合，痙攣予防としてフェニトインなどの抗痙攣薬を投与する[2)]

2）ビンクリスチン，シクロホスファミド

- 薬剤性SIADHによる低ナトリウム血症により痙攣を誘発する場合がある[3)]

3）シスプラチン

- 薬剤性SIADHによる低ナトリウム血症により痙攣を誘発する場合がある

表1 ●痙攣状態，てんかんのある患者に対して注意が必要な薬剤（抜粋）

A）禁忌に記載

薬剤	使用目的	対象	記載内容
オキシコドン モルヒネ ペチジン	がん性疼痛	痙攣状態（てんかん重積症）にある患者	脊髄の刺激効果により，痙攣を誘発するおそれ
トラマドール	がん性疼痛	治療により十分な管理がされていないてんかん患者	症状悪化のおそれ
カルバペネム系抗菌薬	感染，発熱性好中球減少症	バルプロ酸投与中の患者	てんかん発作再発のおそれ

B）慎重投与に記載

薬剤	使用目的	対象	記載内容
インドメタシン プログルメタシン アセメタシン	解熱，鎮痛	てんかんなどの中枢神経系疾患のある患者	症状悪化のおそれ
オランザピン	抗がん薬による悪心嘔吐	てんかんなどの痙攣性疾患またはこれらの既往歴のある患者	痙攣閾値を低下させるおそれ
ニューキノロン系抗菌薬	感染，発熱性好中球減少症	てんかんなどの痙攣性疾患またはこれらの既往歴のある患者	痙攣発現のおそれ
抗うつ薬 ・三環系（アモキサピンなど） ・SNRI（デュロキセチンなど）	神経障害性疼痛鎮痛補助薬	てんかんなどの痙攣性疾患またはこれらの既往歴のある患者	痙攣発現のおそれ
メドロキシプロゲステロン	乳がん，子宮体がんによる倦怠感	てんかんの既往歴のある患者	痙攣発現のおそれ
ダナゾール	再生不良性貧血	てんかん患者	浮腫などにより症状が強くあらわれるおそれ

- 高度な悪心嘔吐や食欲不振による抗てんかん薬などの内服困難に注意が必要である

3 薬物相互作用

- **抗てんかん薬は薬物相互作用を有するものが多く，** 他剤との併用の際は注意を要する．抗てんかん薬と抗がん薬の相互作用を表2に示す

表2 ●抗痙攣薬と抗がん薬の相互作用

薬剤	主な代謝経路	注意すべき抗がん薬など	相互作用の影響
第一世代			
フェニトイン	CYP2C8/2C9/2C10/2C19/3A4	・フッ化ピリミジン系抗がん薬 ・イリノテカン ・イマチニブ	・フッ化ピリミジン系抗がん薬によりフェニトインの血中濃度上昇させる ・イリノテカン活性代謝物の血中濃度低下 ・イマチニブの血中濃度低下
フェノバルビタール	CYP2C1/2C9/2C19/2E1/3A4	・イリノテカン ・イマチニブ	・イリノテカン活性代謝物の血中濃度低下 ・イマチニブの血中濃度低下
プリミドン	CYP2C1/2C9/2C19/2E1/3A4	–	–
第二世代			
カルバマゼピン	CYP2C8/3A4	・イリノテカン ・イマチニブ ・ゲフィチニブ ・ソラフェニブ ・スニチニブ ・ダサチニブ ・ニロチニブ ・ラパチニブ ・トレミフェン ・タミバロテン ・テムシロリムス ・アキシチニブ ・シクロホスファミド	・抗がん薬の効果減弱（酵素誘導による血中濃度低下） ・シクロホスファミドの効果と副作用増強の可能性（酵素誘導作用により，シクロホスファミドの活性代謝物の濃度が上昇）
バルプロ酸	CYP2A6/2C9/2C19，UGT，β酸化	カルバペネム系抗菌薬	バルプロ酸の血中濃度低下
ゾニサミド	CYP2C19/3A4/3A5	–	
クロバザム	3A4（活性代謝産物は2C19）	主にCYP3A4によって代謝される薬剤	CYP3A4によって代謝される薬剤および本剤の血中濃度が上昇
第三世代			
ガバペンチン プレガバリン	腎排泄	–	–
トピラマート	腎排泄，一部CYP3A4	–	–
ラモトリギン	UGT	–	–
レベチラセタム	腎排泄	–	–

4 治療戦略

1）脳転移がある場合

- 脳転移のコントロールと原発巣とその他の転移巣の治療のほか，合併症（てんかん，脳浮腫，血栓など）のコントロールが必要である
- 脳転移と脳転移以外におけるがん薬物療法の効果は相関すると報告されている[4)]
- 脳転移以外に転移巣がある場合が多い
- 脳転移による症状がなく，脳以外での症状が強いときは，がん薬物療法で治療を開始してもよい[5)]
- 胚細胞腫瘍，絨毛がん，悪性リンパ腫（中枢性）などがん薬物療法の感受性が高い腫瘍では，ほかの脳転移症例とは異なり，**全身がん薬物療法**を先行して行う[6)]

2）脳転移に伴うてんかん発作がある場合

- 原発性脳腫瘍に比べて，転移性脳腫瘍はてんかん発作を起こしにくいとされる
- 代謝性の疾患（低ナトリウム血症，低血糖，抗がん薬の副作用）や中枢神経感染症と鑑別する
- てんかん発作がなければ抗てんかん薬の予防投与は不要である
- 予防投与では，レベチラセタム，トピラマート，プレガバリンなどが用いられる
- 脳転移が原因と考えられるてんかん発作に対しては，単剤の抗てんかん薬で治療を開始する．副作用を避けるため，なるべく最小限の治療を行う[6)]

3）てんかんを合併する場合

- てんかん治療（痙攣発作予防）とがん薬物療法を**並行して**行う
- 使用している抗てんかん薬と抗がん薬や支持療法薬との薬物相互作用に注意する
- 支持療法や疼痛コントロールを行う際は，可能な限り痙攣を誘発するおそれのある薬剤を避ける（表1）

4）バルプロ酸を服用している場合

- がん薬物療法に伴う発熱や発熱性好中球減少症に用いる抗菌薬としてカルバペネム系抗菌薬を使用すると，バルプロ酸の血中濃度が低下するため，セフェピムやピペラシリン・タゾバクタムなどを使用する

5）疼痛管理が必要な場合

- 医療用麻薬やトラマドールは，痙攣を誘発や悪化させるおそれがあるため，てんかんのコントロールを良好な状態に維持しておく

6）SIADH，低ナトリウム血症のリスクが高い場合

- SIADHは，がん患者に起こる低ナトリウム血症の最も頻度の高い原因である．血清Na値が110 mEq/L以下では意識障害や痙攣を起こすことがある
- ビンクリスチン，シクロホスファミド，シスプラチンは薬剤性SIADHの原因となりうる
- 治療の基本は，**水分制限**であり，1日の総水分摂取量は15〜20 mL/kgに抑える[7)]
- 痙攣や意識障害などの中枢神経障害を伴う場合は，すみやかなNa補正を行う
- 治療薬として，デメチルクロルテトラサイクリン（ADHに拮抗することによる）[8)]，モザバプタン（異所性ADH産生腫瘍によるSIADHで，既存の治療法で効果不十分な場合）[9)]，トルバプタン（欧米ではSIADHの適応があるが，日本では適応外 適応外）[10)] がある

Pitfall

血管新生阻害作用をもつ分子標的治療薬では，高血圧症，出血傾向をきたしやすい．特に高齢者では抗がん薬治療中の貧血，末梢神経障害，倦怠感などでのふらつきから転倒し，頭部外傷による出血・痙攣症状をきたすこともある．高齢がん患者の特性に配慮した病歴聴取，鑑別，精査を進める必要がある．

〈満間綾子〉

看護のポイント

- 痙攣発作は起こるタイミングや症状の程度が予測できないことから，患者・家族は不安に思いながら過ごす．発作が起こったときの対処を，あらかじめ患者・家族で共有しておく
- 脳腫瘍患者において，死が近づき嚥下困難が現れた際，内服していたデキサメタゾンを急に中止すると頭痛や痙攣を発症する可能性がある．非経口投与に変更するなど，できるだけ漸減する

〈田﨑亜希子〉

<文献>

1) Buggia I, et al：Itraconazole can increase systemic exposure to busulfan in patients given bone marrow transplantation. GITMO (Gruppo Italiano Trapianto di Midollo Osseo). Anticancer Res, 16：2083-2088, 1996
2) 5.移植前処置に使用する薬剤に関する留意事項,「造血幹細胞移植ガイドライン」(日本造血細胞移植学会/編), p28：https://www.jshct.com/guideline/pdf/06n_zenshochi.pdf
3) Sørensen JB, et al：Syndrome of inappropriate secretion of antidiuretic hormone (SIADH) in malignant disease. J Intern Med, 238：97-110, 1995
4) Lassman AB & DeAngelis LM：Brain metastases. Neurol Clin, 21：1-23, vii, 2003
5) Moscetti L, et al：Up-front chemotherapy and radiation treatment in newly diagnosed nonsmall cell lung cancer with brain metastases: survey by Outcome Research Network for Evaluation of Treatment Results in Oncology. Cancer, 109：274-281, 2007
6) がん診療UP TO DATE編集委員会：4章-1. 脳転移.「がん診療UP TO DATE」(がん診療UP TO DATE編集委員会/編著), pp621-622, 日経BP社, 2013
7)「バゾプレシン分泌過剰症 (SIADH) の診断と治療の手引き (平成22年度改訂)」(厚生労働科学研究費補助金 難治性疾患克服研究事業), p3, 2011：http://rhhd.info/pdf/001008.pdf
8) Forrest JN Jr, et al：Superiority of demeclocycline over lithium in the treatment of chronic syndrome of inappropriate secretion of antidiuretic hormone. N Engl J Med, 298：173-177, 1978
9) Saito T, et al：Acute aquaresis by the nonpeptide arginine vasopressin (AVP) antagonist OPC-31260 improves hyponatremia in patients with syndrome of inappropriate secretion of antidiuretic hormone (SIADH). J Clin Endocrinol Metab, 82：1054-1057, 1997
10) Schrier RW, et al：Tolvaptan, a selective oral vasopressin V2-receptor antagonist, for hyponatremia. N Engl J Med, 355：2099-2112, 2006

〈林 稔展〉

G. 内分泌・代謝疾患

1 糖尿病

注意 mTOR阻害薬，抗PD-1抗体薬，ステロイド

Point

- がん薬物療法の経過中は，がん薬物療法後の悪心・嘔吐（CINV）や味覚異常，ステロイド使用などが理由で血糖コントロールが不安定になる
- 制吐療法の工夫により血糖コントロールが安定することがある
- 血糖管理目標を医療チーム内で共有し，低血糖に注意する

1 糖尿病を合併したがん患者の問題点

- 糖尿病治療のアウトカムは生存期間延長，大血管障害予防と細小血管障害予防であるが，長期予後が期待できない悪性疾患ではこれらアウトカムを目標にして薬物治療を適用することは困難な場合がある
- 造血器腫瘍患者の**高血糖**（血糖値＞180～200 mg/dL）は**生存期間の短縮**や，敗血症を含めた**感染症**の発現率増加につながる可能性がある[1,2]
- 糖尿病患者は抗がん薬による**末梢神経障害**の発現率が高く[3]，回復の遅延や重症度が高くなる可能性がある[4]
- **SGLT2阻害薬**は，脱水や尿路・性器感染症を増加させるため[5]，がん薬物療法が施行される患者にとっては食思不振に伴う脱水の助長や，尿路感染症から敗血症に至る可能性がある
- 骨髄抑制で赤血球寿命が短縮し，HbA1cが偽性低値をとる

Pitfall

糖尿病と一口に言っても血糖コントロールの程度，腎障害や末梢神経障害などの合併症，また患者のアドヒアランスは実に多様である．がん薬物療法を受ける段階になって，患者の価値観や家庭・職場などの社会的背景がそれまでと大きく変化していることもある．血糖コントロールをどこまで厳密に行うのかについては，生命予後やQOLを個々の患者で総合的に判断して考える．

〈安藤雄一〉

2 糖尿病患者に対して注意すべきがん薬物療法（表1A）

1）mTOR阻害薬（エベロリムス，テムシロリムス）

- 治療開始前に高血糖のスクリーニングを行う
- 糖尿病患者は治療開始前に高血糖の是正が必要である

2）抗PD-1抗体薬（ニボルマブ，ペムブロリズマブ）

- 免疫学的有害事象として，膵β細胞の破壊による劇症1型糖尿病が発症することが報告されている[6]が，発現頻度やリスク因子は不明である

3）造血器腫瘍レジメン

- リンパ系腫瘍に対してステロイドは抗がん薬として大量投与される
- レジメンごとに高血糖頻度が異なる（表1B）

4）ストレプトゾシン

- 構造上グルコースを有しており，GLUT（糖輸送担体）2を介して膵β細胞に取り込まれ，細胞障害作用により耐糖能が低下すると考えられている

5）L-アスパラギナーゼ

- インスリン生合成や膵β細胞の障害を起こし耐糖能を低下させる．ステロイド併用時に高血糖が発現しやすい

6）ステロイド（デキサメタゾン，プレドニゾロン）

- 抗がん薬やCINV対策，過敏症反応対策などに頻用される

7）オランザピン

- 難治性のCINV対策に使用される
- 体重増加に伴うインスリン抵抗性の出現，食欲増加により高血糖が発現すると考えられており，投与中は血糖値を確認する
- 糖尿病性昏睡による死亡例が報告され，2002年4月より**糖尿病患者に禁忌**となった

8）アンドロゲン除去療法

- 男性性腺機能抑制の結果，体脂肪の増加を招くことでインスリン抵抗性が生じると考えられている

表1 ●糖尿病患者に対して注意すべきがん薬物療法

A）単剤での高血糖頻度

分類	薬剤	適応・使用目的など	高血糖頻度※
mTOR阻害薬	エベロリムス	・根治切除不能または転移性の腎細胞癌 ・神経内分泌腫瘍 ・手術不能または再発乳癌 ・結節性硬化症に伴う腎血管筋脂肪腫 ・結節性硬化症に伴う上衣下巨細胞性星細胞腫	10.6～13.7％
	テムシロリムス	根治切除不能または転移性の腎細胞癌	31.7％
抗PD-1抗体薬	ニボルマブ	・根治切除不能な悪性黒色腫 ・切除不能な進行・再発の非小細胞肺癌 ・根治切除不能または転移性の腎細胞癌 ・再発または難治性の古典的ホジキンリンパ腫 ・再発または遠隔転移を有する頭頸部癌	**頻度不明**
	ペムブロリズマブ	・根治切除不能な悪性黒色腫 ・PD-L1陽性の切除不能な進行・再発の非小細胞肺癌	40％[7]
アルキル化薬	ストレプトゾシン	膵・消化管神経内分泌腫瘍	13.6％
抗腫瘍性抗生物質	L-アスパラギナーゼ	・急性白血病（慢性白血病の急性転化例を含む） ・悪性リンパ腫	1.4％[8]
ステロイド	デキサメタゾン，プレドニゾロン	抗腫瘍薬やCINV・過敏症反応対策など	**レジメンにより異なる**（表1B）
制吐薬	オランザピン	難治性CINV対策	0.1～1％未満
チロシンキナーゼ阻害薬（TKI）	ニロチニブ	慢性期または移行期の慢性骨髄性白血病	7.5%

※添付文書より抜粋

B）造血器腫瘍レジメンごとの高血糖頻度

レジメン	ステロイド投与方法	高血糖頻度
①R-CHOP療法（リツキシマブ＋CPA＋VCR＋DXR＋PSL）	PSL 100 mg経口投与，5日間	Grade3～4：**2％**[9]
		Grade3　：**6％**[10]
②R-Hyper CVAD療法（CPA＋VCR＋DXR＋DEX）	DEX 40 mg経口or静脈投与，8日間	Grade3　：**14％**[11]
		Grade4　：**2％**[11]

（次ページに続く）

（続き）

レジメン	ステロイド投与方法	高血糖頻度
③SMILE療法 （DEX＋MTX＋IFM＋L-Asp＋ETP）	DEX 40 mg経口or静脈投与，3日間	Grade3：**18％**[12]
④デキサメタゾン大量療法 （DEX）	DEX 40 mg経口投与，12日間	Grade1～2：**71％**[13] Grade3～4：**15％**[13]

9）ニロチニブ

- ほかのBCR-ABLチロシンキナーゼ阻害薬に比して肝胆膵関連の有害事象が多く，長期投与に伴う心血管イベント（心筋梗塞，狭心症，心不全，末梢動脈閉塞性疾患）の晩期発症が報告されている[14]

3 薬物相互作用

- 糖尿病治療薬と抗がん薬において，治療上で考慮すべき相互作用は報告されていない
- ただし，インスリン使用により予後に悪影響を及ぼす可能性，メトホルミンが予後に好影響を及ぼす可能性が報告されている[2, 15]

4 治療戦略

1）糖尿病治療のゴール

- がん治療医，糖尿病専門医，メディカルスタッフで糖尿病治療のゴールを共有し協働する
- 是正方法や血糖管理目標について統一された見解はないが，おおむね**血糖値＜200 mg/dL**で管理することが合理的と思われる
- 血糖コントロールは血糖値やHbA1c，グリコアルブミンで総合的に判断する

IC インフォームド・コンセントのコツ！

「長期予後が期待できないので厳密な血糖コントロールは必要ない」，「低血糖を避けるために血糖コントロールを高めに管理する」などの理屈は医療者にはよく理解できるが，長く糖尿病治療を続けてきた患者にとっては理解できていても納得いかない気持ちが残ることがある．糖尿病を合併している患者では，そのような気持ちを汲み取ることも医療者として大切である．

〈安藤雄一〉

2）がん薬物療法中の糖尿病治療薬継続可否を判断する

- 糖尿病治療薬継続の可否や食思不振時の対応を事前に考え，患者と話し合っておくとよい．CINVが発現している間は，**スルホニル尿素剤，グリニド，メトホルミン，SGLT2阻害薬の休薬を検討**する
- インスリン使用患者であれば，CINV発現により食事摂取量が不安定化した場合は超速効型インスリンの食直後投与で対応できる

例）

主食摂取量	主食摂取量≧1/2	主食摂取量＜1/2
超速効型インスリン（食直後投与量）	指示単位を投与	投与スキップ or 指示単位を半量投与

- 食前血糖値に基づくインスリン投与量の調節も検討する（表2）

3）ステロイド高血糖の特徴を把握する

- ステロイド高血糖は肝での糖産生増加，筋組織・脂肪組織での糖取り込み障害，インスリン抵抗性増大を機序として，それに伴う**食後高血糖**が特徴的である
- ステロイド投与数時間後に高血糖をきたすため，午前中にステロイドを投与している場合は高血糖スクリーニングとして**夕食前〜眠前の血糖チェックが有効**である
- 個人差があるが，プレドニゾロン投与後の高血糖は投与翌日まで，デキサメタゾン投与後の高血糖は投与翌々日まで遷延することがある
- 高血糖の程度はステロイド投与量に依存するともいわれるが，少量のステロイドであっても著明な高血糖をきたすことがある

表2 食前血糖値に基づくボーラスインスリン投与量調節の例

食前血糖値（mg/dL）	速効型・超速効型インスリン投与量
＜80	投与しない
80〜120	通常投与量の半量を投与
120〜250	通常投与量
251〜300	＋2単位
301〜350	＋3〜4単位
351〜400	＋4〜6単位
＞401	＋6〜8単位

文献16より引用

スライディング・スケール法

血糖値が高くなってから
インスリンを投与する

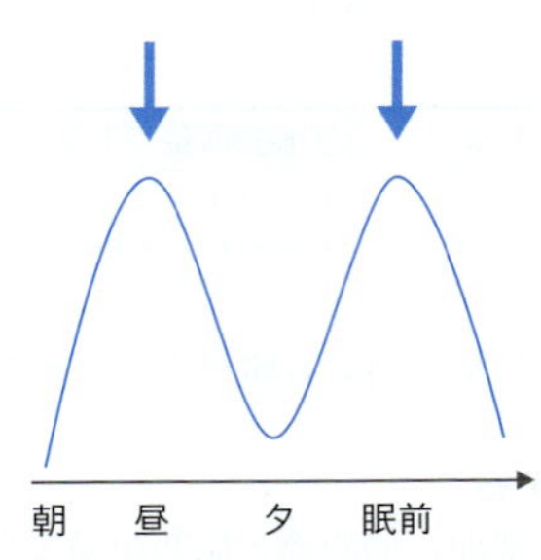

責任インスリン法

インスリン投与後の血糖値を参考に
翌日の責任インスリンを決定する

① 昼の高血糖を回避するために
朝にインスリンを投与する
② 夕の高血糖を回避するために
昼にインスリンを投与する
③ 眠前の高血糖を回避するために
夕にインスリンを投与する

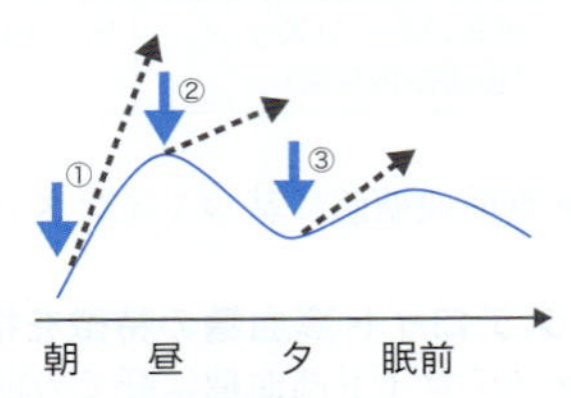

図●スライディング・スケール法とアルゴリズム法の考え方

4) ステロイドの減量や中止を検討する

- 中等度催吐リスクのレジメンについて，パロノセトロンを使用する場合はDay2以降のデキサメタゾン投与を中止しても制吐効果は劣らない可能性が示されている[17]

5) ステロイド高血糖への対応

- 糖尿病専門医にコンサルトする．
- インスリン投与法の1つであるスライディング・スケール法ではステロイド高血糖の是正に繋がらないため，漫然とスライディング・スケール法を継続することは避ける
- インスリン投与後の血糖値を参考にして翌日の責任インスリン（＝測定した血糖値に最も影響を与える時間帯のインスリン）投与量を決定する責任インスリン法が有効である（図）
- 速効，超速効型インスリンは0.05単位/kg/回，基礎インスリンは0.1単位/kg/日で開始し，患者のインスリン感受性や低血糖がないことを確認後に増量する．ステロイド投与後はインスリン抵抗性が強くなるためインスリン増量に対して血糖値が低下しないことも多く，高血糖是正のためには高用量のインスリンを要する場合がある
- アドヒアランス不良，患者の希望などでインスリンが適用できない場合に経口血糖降下薬を使用する

◆看護のポイント◆

- 神経障害を起こしやすい抗がん薬を投与する際，糖尿性神経障害の増悪に注意する
- 消化器症状や味覚障害によって，血糖コントロールが不良になることがあるため，低血糖症状が現れたときの対処法を改めて患者・家族に説明する
- それまで血糖のコントロールが良好であった患者では，血糖コントロールが不良になることが血糖管理意欲に影響する場合があり，セルフケアへの思いを傾聴しながら支援する

〈田﨑亜希子〉

6）糖尿病性ケトアシドーシス・高浸透圧性高血糖症候群への対応

- 高血糖性の急性代謝失調であり集中治療を要する
- 高血糖（≧250 mg/dL），高ケトン血症（βヒドロキシ酪酸増加），アシドーシス（pH＜7.30，重炭酸塩濃度＜18 mEq/L）があれば速やかに糖尿病専門医にコンサルトする

症例から学ぶがん薬物療法

R-CHOP療法中の高血糖に対してインスリン療法で対応した症例

65歳男性，体重60kg．既往歴は高血圧と脂質異常症，父が糖尿病．HbA1c 5.7％．びまん性大細胞型B細胞リンパ腫（病期Ⅳ期）に対してR-CHOP療法が開始となった．

■この症例への対応

- プレドニゾロン100 mg/body投与が予定された．糖尿病の家族歴や既往歴も考慮して血糖値のモニタリングを強化した
- その結果，プレドニゾロン投与開始1日目より夕～眠前の高血糖（＞350 mg/dL）を認めた．CINVが発現する可能性も念頭に置き，インスリンリスプロを食直後〔昼3単位，夕3単位（0.05単位/kg/回）投与，主食摂取量1/2以下で投与スキップ〕を選択した

■対応のポイント

- ステロイド高血糖のスクリーニングのためにプレドニゾロン服用期間の簡易血糖測定を1日4回（毎食前と眠前）行った
- 超速効型インスリンであるインスリンリスプロを使用した

■症例の経過

- インスリン開始後CINVの発現はなく，血糖推移を確認しながら責任インスリンの増量を行い，プレドニゾロン投与4日目にはおおむね血糖値＜200 mg/dLに改善できた

＜文献＞

1）Weiser MA, et al：Relation between the duration of remission and hyperglycemia during induction chemotherapy for acute lymphocytic leukemia with a hyperfractionated cyclophosphamide, vincristine, doxorubicin, and dexamethasone/methotrexate-cytarabine regimen. Cancer, 100：1179-1185, 2004

2）Vu K, et al：A randomized controlled trial of an intensive insulin regimen in patients with hyperglycemic acute lymphoblastic leukemia. Clin Lymphoma Myeloma Leuk, 12：355-362, 2012

3）Vissers PA, et al：The impact of diabetes on neuropathic symptoms and receipt of chemotherapy among colorectal cancer patients: results from the PROFILES registry. J Cancer Surviv, 9：523-521, 2015

4）de la Morena Barrio P, et al：Delayed recovery and increased severity of Paclitaxel-induced peripheral neuropathy in patients with diabetes. J Natl Compr Canc Netw, 13：417-423, 2015

5）日本糖尿病学会：SGLT2阻害薬の適正使用に関するRecommendation：http://www.jds.or.jp/modules/important/index.php?page=article&storyid=48

6）Hughes J, et al：Precipitation of autoimmune diabetes with anti-PD-1 immunotherapy. Diabetes Care, 38：e55-e57, 2015

7）KEYTRUDA®（pembrolizumab）package insert. Merck社, 2014

8）Duval M, et al：Comparison of Escherichia coli-asparaginase with Erwinia-asparaginase in the treatment of childhood lymphoid malignancies: results of a randomized European Organisation for Research and Treatment of Cancer-Children's Leukemia Group phase 3 trial. Blood, 99：2734-2739, 2002

9）Flinn IW, et al：Randomized trial of bendamustine-rituximab or R-CHOP/R-CVP in first-line treatment of indolent NHL or MCL: the BRIGHT study. Blood , 123：2944-2952, 2014

10）Watanabe T, et al：Phase II/III study of R-CHOP-21 versus R-CHOP-14 for untreated indolent B-cell non-Hodgkin's lymphoma：JCOG 0203 trial. J ClinOncol, 29：3990-3998, 2011

11）Bernstein SH, et al：A phase II multicenter trial of hyperCVAD MTX/Ara-C and rituximab in patients with previously untreated mantle cell lymphoma; SWOG 0213. Ann Oncol, 24：1587-1593, 2013

12）Yamaguchi M, et al：Phase II study of SMILE chemotherapy for newly diagnosed stage IV, relapsed, or refractory extranodal natural killer（NK）/T-cell lymphoma, nasal type: the NK-Cell Tumor Study Group study.J Clin Oncol, 29：4410-4416, 2011

13）Rajkumar SV, et al：Phase III clinical trial of thalidomide plus dexamethasone compared with dexamethasone alone in newly diagnosed multiple myeloma: a clinical trial coordinated by the Eastern Cooperative Oncology Group. J Clin Oncol, 24：431-436, 2006

14) Valent P, et al：Vascular safety issues in CML patients treated with BCR/ABL1 kinase inhibitors. Blood, 125：901-906, 2015

15) Wu W, et al：The association of diabetes and anti-diabetic medications with clinical outcomes in multiple myeloma. In Br J Cancer, 111：628-636, 2014

16) Gallo M, et al：Diabetology and oncology meet in a network model: union is strength. Acta Diabetol, 53：515-524, 2016

17) Celio L, et al：Palonosetron in combination with 1-day versus 3-day dexamethasone for prevention of nausea and vomiting following moderately emetogenic chemotherapy: a randomized, multicenter, phase III trial. Support Care Cancer, 19：1217-1225, 2011

18) BCCA Cancer Drug Manual：http://www.bccancer.bc.ca/health-professionals/professional-resources/cancer-drug-manual/drug-index

〈土手賢史〉

G. 内分泌・代謝疾患

2 骨粗鬆症

注意 アロマターゼ阻害薬，アンドロゲン除去療法，骨修飾薬

Point

- 骨粗鬆症治療は他施設で行われていることが多いため，薬歴を慎重に把握する
- アロマターゼ阻害薬やアンドロゲン除去療法など，骨イベントを増加させるがん薬物療法を受ける患者に対しては，治療前の骨折リスク評価と定期的な骨密度測定を行う
- ライフスタイルへのアドバイスとして禁煙，減酒，適度な運動，十分量のカルシウム（Ca）・ビタミンD摂取を勧める

1 骨粗鬆症を合併したがん患者の問題点

- 骨粗鬆症治療は**他施設で行われていることが多い**ため，薬歴が把握できていないことがある．特に投与間隔の長い注射薬に12カ月ごとの**ビスホスホネート**（BP，リクラスト®），6カ月ごとの**デノスマブ**（プラリア®）があり，お薬手帳に薬歴が残らないことも多いため把握が漏れやすい
- がん患者に対するBPやデノスマブなどの骨修飾薬投与は**顎骨壊死**のリスク因子である（表1）[1)]
- 閉経後乳がん患者において，骨密度のTスコア < −1.5や50歳以降の脆弱性骨折の既往は骨折のリスク因子である（表2）[2)]

2 骨粗鬆症患者に対して注意すべきがん薬物療法

1）アロマターゼ阻害薬（アナストロゾール，レトロゾール，エキセメスタン）

- エストロゲンは骨量維持の働きがあり，脂肪組織から分泌されるアロマターゼは副腎由来のアンドロゲンをエストロゲンに変換する．したがって，アロマターゼ阻害薬の投与により血中エストロゲンレベルが低下すると骨は脆弱化する
- 閉経後乳がん患者の術後療法として広く使用され，代表的な副作用は骨密度の低下，関節痛・関節のこわばりであり，骨関連事象（病的骨折，疼痛など）の頻度が高い[3)]（表3）

表1 ●がん患者の顎骨壊死リスクファクター

リスクファクター	単変量解析	多変量解析
男性（vs 女性）	−	HR = 1.68
年齢（/10歳ごと）	−	OR = 1.09
年齢（/1歳ごと）	OR = 1.1	−
経口BP剤	−	OR = 12.2
静注BP剤	−	OR = 299.5
静注BP剤（vs 経口BP剤）	−	HR = 1.80
BP剤投与回数増加	−	RR = 4.9
がん薬物療法にBP剤併用	OR = 29.11	−
ゾレドロン酸	−	OR = 1.06〜28.09，RR = 9.5
パミドロン酸	−	OR = 12.32
デノスマブ	−	リスク増加が推測される
シクロホスファミド	OR = 3.4	−
ステロイド	OR = 6.5	−
エリスロポエチン	OR = 3.9	−
化膿	−	OR = 7.8
歯周炎	−	OR = 2.95〜13.0
糖尿病	−	HR = 3.40
透析	OR = 3.2	−
骨粗鬆症	−	OR=6.11
貧血	OR = 6.8	−
甲状腺機能亢進症	−	HR = 3.59
入れ歯（義歯）	−	OR = 1.43〜4.9
抜歯	OR = 5.3	OR = 9.09〜53.2
喫煙	OR = 6.0	HR = 3.44
放射線治療	−	OR = 24.1

HR：ハザード比，OR：オッズ比，RR：相対リスク
文献1を参考に作成

2）アンドロゲン除去療法（ADT）

- 性腺刺激ホルモン放出ホルモン（GnRH）アゴニストとしてリュープロレリン，ゴセレリンが，GnRHアンタゴニストとしてデガレリクスが使用される
- 前立腺がんの内分泌療法に用いられるGnRH投与によりアンドロゲン分泌が抑制されることで，骨粗鬆症や骨量減少に伴う脆弱性

表2 ●閉経後乳がん患者における骨折のリスク因子

・アロマターゼ阻害薬の投与	・大腿骨頸部骨折の家族歴
・骨密度 Tスコア ＜−1.5	・50歳以降の脆弱骨折の既往
・高齢（>65歳）	・喫煙
・BMI ＜ 20 kg/m^2	・経口ステロイド投与が6カ月以上

Tスコア：若年成人平均値に対する標準偏差値
BMI：Body Mass Index ＝ 体重（kg）÷〔身長（m）× 身長（m）〕
文献2を参考に作成

表3 ●主なアロマターゼ阻害薬臨床試験における骨折発生数

臨床試験	患者数/骨折数	フォローアップ期間（月）	治療	骨折発生数（%）
①タモキシフェン（TAM）を対照としたアロマターゼ阻害薬投与				
ATAC[4]	9,366/609	100	アナストロゾール vs TAM	11.0 vs 7.7 ($p<0.001$)
BIG 1-98[5]	4,922/352	51	レトロゾール vs TAM	8.6 vs 5.8 ($p<0.01$)
②TAM2〜3年投与後のアロマターゼ阻害薬投与				
IES[6]	4,724/277	58	エキセメスタン vs TAM	7.0 vs 5.0 ($p = 0.003$)
ABCSG8/ARNO[7]	3,224/50	28	アナストロゾール vs TAM	2.0 vs 1.0 ($p = 0.015$)
③TAM5年投与後のアロマターゼ阻害薬投与				
MA-17[8]	5,187/256	30	レトロゾール vs プラセボ	5.3 vs 4.6 ($p = 0.25$)

文献9より引用

骨折などのリスクが上昇する（表4）

- ADT開始5年間の骨折発生率は**19.4%**（ADT未施行前立腺がん患者に対して絶対リスク**6.7%増加**：number needed to harm "15"）と報告されている[10]

3）ステロイド

- 支持療法薬や抗腫瘍薬として使用されるが，骨粗鬆症のリスクになる
- 一般に，3カ月以上のステロイド長期投与は用量にかかわらず骨粗鬆症のリスクである．ただし，がん薬物療法中の間欠的なステロイド投与が骨折リスクとなるかは明らかになっていない

表4 アンドロゲン除去療法と骨折リスク

骨折リスク		骨折の相対リスク（95％信頼区間）
アンドロゲン除去療法	未実施	1.00
性腺刺激ホルモン放出ホルモン	1～4回投与 5～8回投与 9回以上投与	1.07（0.98～1.16） 1.22（1.11～1.35） 1.45（1.36～1.56）
除睾術		1.54（1.42～1.68）

文献10より引用

Pitfall

転移・再発がんの患者の治療では，骨折の原因として医療者の関心は骨転移と病的骨折に向きがちになる．治療がうまく奏効するなどして治療期間が長期に及ぶ場合，制吐や過敏症予防のために使用するステロイドの長期の副作用をつい忘れがちになる．特に，高齢者では骨粗鬆症の進行とそれによる骨折に注意する．

〈安藤雄一〉

4）メトトレキサート

- 葉酸欠乏からDNA合成障害を起こし，骨芽細胞への分化が障害されることで骨量減少が発現する[11)]

5）骨修飾薬（BP，デノスマブ）

- BP・デノスマブを高Ca血症や骨転移に対して投与する場合は，骨粗鬆症治療時に比して投与量や投与回数が増えることから**顎骨壊死**のリスクが高まる[12)]

3 薬物相互作用

1）ラロキシフェンをアロマターゼ阻害薬と併用しない

- 「乳癌診療ガイドライン」では，タモキシフェンとアナストロゾールの併用で有害事象が増加し，アナストロゾールの乳がん再発抑制効果が減弱すると報告されている．そのため，同様の相互作用が予想されるラロキシフェンとアロマターゼ阻害薬の併用は推奨されない

2）テリパラチドの消化器症状に注意

- 副甲状腺ホルモン製剤である**テリパラチド**の副作用に**悪心**や**嘔吐**があり，投与後4～6時間を最大として生じる一過性の血中Ca濃

度の上昇がその一因と考えられている．連日投与製剤よりも週1回投与製剤で頻度が高い（フォルテオ®：悪心2.8% vs テリボン®：悪心24.4%，嘔吐13.4%）．よって，がん薬物療法後の悪心・嘔吐との鑑別が必要である

4 治療戦略

1）ライフスタイルへのアドバイス

- 禁煙，減酒，ウォーキングなどの適度な運動，Ca・ビタミンD摂取を勧める
- 栄養士へ栄養指導を依頼する
- 本邦の「骨粗鬆症の予防と治療ガイドライン2015年版」では骨粗鬆症患者について，Caは食品から**700～800 mg/日**，ビタミンD**400～800 IU/日**摂取が推奨されている．アロマターゼ阻害薬投与患者やADT施行患者について，海外のガイドラインではより高用量の摂取が推奨されている
  - ▸ アロマターゼ阻害薬投与患者[2)]：Ca 1,300 mg/日，ビタミンD 600 IU/日
  - ▸ 50歳以上のADT施行患者：Ca 1,200 mg/日，ビタミンD_3 800～1,000 IU/日[13)]
  - ▸ ESMOガイドライン[14)]：上記の内分泌治療を施行される患者に対してCa 1,000 mg/日，ビタミンD 1,000～2,000 IU/日
- **OTCの一例**

  新カルシチュウ®D_3：Ca 610 mg，ビタミンD_3 400 IU，マグネシウム30 mg

2）アロマターゼ阻害薬投与患者

- 治療開始前に**二重エネルギーX線吸収測定（DXA）法**で**腰椎・大腿骨の骨密度**を評価する
- **骨密度のモニタリング**と**骨修飾薬**の開始を検討する（図）

3）ADT施行患者

- 治療開始前にDXA法で**腰椎・大腿骨の骨密度**を評価する
- **骨密度のモニタリング**と**骨修飾薬**の開始を検討する（図）
- WHO骨折リスク評価ツール**FRAX**®（http://www.shef.ac.uk/FRAX/tool.aspx?lang=jp）を利用し，今後10年間の骨折確率を計算する
  - ▸ リスク評価の際，ADTにより続発性骨粗鬆症があるとして骨折確率を計算する

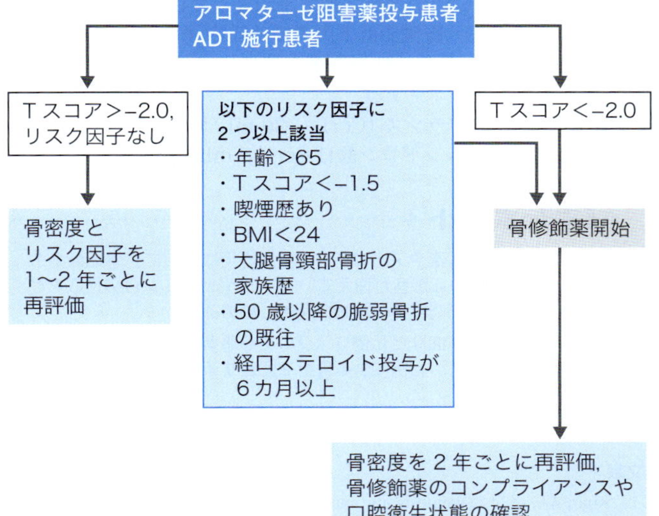

図●がん薬物療法中の骨健康維持アルゴリズム
文献14を参考に作成

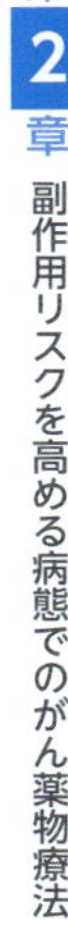

▸ FRAX® で主要骨粗鬆症性骨折（臨床椎体骨折，大腿骨近位部骨折，上腕骨近位部骨折，前腕遠位端骨折）**発症確率 ≧ 20％**，もしくは**大腿骨近位部骨折発症確率 ≧ 3％**であれば骨修飾薬（BPや骨粗鬆症投与量のデノスマブ）を開始する[13)]

- ADT施行患者に対するデノスマブ（60 mg/6カ月，2年間）はプラセボに比して椎体骨折発症率を有意に減少させた（3年間で1.5％ vs 3.9％）[15)]

4）骨修飾薬投与患者

- 顎骨壊死リスク低減のため，**歯科的スクリーニング**と**口腔衛生の指導・観察**を行う
- がん薬物療法開始前に骨粗鬆症治療として骨修飾薬（BP，デノスマブ）を投与されている患者で歯科的スクリーニングを受けていない場合はスクリーニングを行う
- 新規に骨修飾薬を開始する場合は，開始前に歯科的スクリーニングを行う

- デノスマブ投与患者は，低Ca血症予防として**CaおよびビタミンD製剤を投与**する．腎機能低下患者では低Ca血症のリスクが高いため[16]，ビタミンDは活性型薬剤を投与し，がん薬物療法中は血清Ca値をモニタリングする
- クレアチニンクリアランス（Ccr）＜30 mL/分の場合にBP投与は推奨されない（アレンドロン酸はCcr<35 mL/分で投与しない[17]）

◆看護のポイント◆

- アロマターゼ阻害薬やステロイドの長期服用によって，骨粗鬆症のリスクを抱えている患者が増えている．CaやビタミンDの摂取を勧めるとともに，筋肉維持のための運動も勧める
- 末梢神経障害や貧血など転倒リスクのある患者では，生活環境と活動状況を把握して，転倒による骨折を回避する支援を心がける

〈田崎亜希子〉

＜文献＞

1）Khan AA, et al：Diagnosis and management of osteonecrosis of the jaw：a systematic review and international consensus. J Bone Miner Res, 30：3–23, 2015
2）Hadji P, et al：Management of aromatase inhibitor–associated bone loss in postmenopausal women with breast cancer：practical guidance for prevention and treatment. Ann Oncol, 22：2546–2555, 2011
3）Chien AJ & Goss PE：Aromatase inhibitors and bone health in women with breast cancer. J Clin Oncol, 24：5305–5312, 2006
4）Eastell R, et al：Effect of anastrozole on bone mineral density：5–year results from the anastrozole, tamoxifen, alone or in combination trial 18233230. J Clin Oncol, 26：1051–1057, 2008
5）Coates AS, et al：Five years of letrozole compared with tamoxifen as initial adjuvant therapy for postmenopausal women with endocrine–responsive early breast cancer：update of study BIG 1–98. J Clin Oncol, 25：486–492, 2007
6）Coleman RE, et al：Skeletal effects of exemestane on bone–mineral density, bone biomarkers, and fracture incidence in postmenopausal women with early breast cancer participating in the Intergroup Exemestane Study (IES)：a randomised controlled study. Lancet Oncol, 8：119–127, 2007
7）Jakesz R, et al：Switching of postmenopausal women with endocrine–responsive early breast cancer to anastrozole after 2 years' adjuvant tamoxifen：combined results of ABCSG trial 8 and ARNO 95 trial. Lancet, 366：455–462, 2005
8）Goss PE, et al：Randomized trial of letrozole following tamoxifen as extended adjuvant therapy in receptor–positive breast cancer：updated findings from NCIC CTG MA.17. J Natl Cancer Inst, 97：1262–1271, 2005
9）Valent P, et al：Vascular safety issues in CML patients treated with BCR/

ABL1 kinase inhibitors. Blood, 125：901-906, 2015
10) Shahinian VB, et al：Risk of fracture after androgen deprivation for prostate cancer. N Engl J Med, 352：154-164, 2005
11) Pfeilschifter J & Diel IJ：Osteoporosis due to cancer treatment：pathogenesis and management. J Clin Oncol, 18：1570-1593, 2000
12)「骨吸収抑制薬関連顎骨壊死の病態と管理：顎骨壊死検討委員会ポジションペーパー 2016」（顎骨壊死検討委員会）：http://www.perio.jp/file/news/info_160926.pdf
13) NCCN guidelines® Prostate Cancer（version 3.2016）：https://www.nccn.org/professionals/physician_gls/f_guidelines.asp5
14) Coleman R, et al：Bone health in cancer patients：ESMO Clinical Practice Guidelines. Ann Oncol, 25 Suppl 3：iii124-iii137, 2014
15) Smith MR, et al：Denosumab in men receiving androgen-deprivation therapy for prostate cancer. N Engl J Med, 361：745-755, 2009
16) Ikesue H, et al：Time Course of Calcium Concentrations and Risk Factors for Hypocalcemia in Patients Receiving Denosumab for the Treatment of Bone Metastases From Cancer. Ann Pharmacother, 48：1159-1165, 2014
17) FOSAMAX®（HIGHLIGHTS OF PRESCRIBING INFORMATION）：http://www.merck.com/product/usa/pi_circulars/f/fosamax/fosamax_pi.pdf

〈土手賢史〉

3 甲状腺機能低下症

注意 チロシンキナーゼ阻害薬，免疫チェックポイント阻害薬，インターフェロンα

Point

- がん薬物療法の経過中に持続する倦怠感があれば甲状腺機能低下症を除外する
- 甲状腺刺激ホルモン測定値を指標にレボチロキシン投与量を調節する

1 甲状腺機能低下症を合併したがん患者の問題点

- 甲状腺機能低下症に**特異的な臨床症状はない**ことから，臨床試験で過小評価されたり実臨床で見過ごされている可能性がある
- がん薬物療法の経過中に甲状腺機能低下症を合併することがあり，**症状の多くは非特異的**である
  - 臨床症状として，倦怠感，寒がり，疲れやすい，頭痛，便秘，筋痛，傾眠などの症状に注意する
  - 検査所見として，**低ナトリウム血症**，**総コレステロール・トリグリセリド・クレアチンキナーゼ**の高値に注意する
- 治療開始時にすでに甲状腺機能低下症を合併している患者では，甲状腺機能のモニタリングを強化する

Pitfall

倦怠感，体重や便通変化，不整脈などから甲状腺機能異常を疑って診断することは実際にはかなり困難である．そのため，有害事象として甲状腺機能異常をきたす可能性があれば，甲状腺機能をモニタリングすることが大切である．実際に，がんの症状やほかの有害事象と思っていた所見が甲状腺機能異常で説明できることがある．

〈安藤雄一〉

2 甲状腺機能低下症患者に対して注意すべきがん薬物療法（表）

1）チロシンキナーゼ阻害薬（TKI）[1, 2, 7]

- 血管内皮細胞増殖因子受容体（VEGFR）を標的とした血管新生阻害作用のあるチロシンキナーゼ阻害薬（VEGFR-TKI）に共通した

オフターゲットの副作用として甲状腺機能低下症が発現する（図1）

- 甲状腺中毒症，破壊性甲状腺炎に続発する甲状腺機能低下症の場合，一過性に甲状腺機能は**亢進**することがある
- **スニチニブ**による甲状腺機能低下症がよく知られており，報告も多い．甲状腺機能低下症の発現リスクはスニチニブの投与期間と相関があり，36週投与−18％，52週投与−29％，96週投与−90％と報告されている[8]．そのため，甲状腺刺激ホルモン（TSH）のモニタリングが必要である
- 甲状腺がんに使用されるレンバチニブは，TSHを毎月モニタリングしてレボチロキシン投与量調節を行うことが勧められている[9]

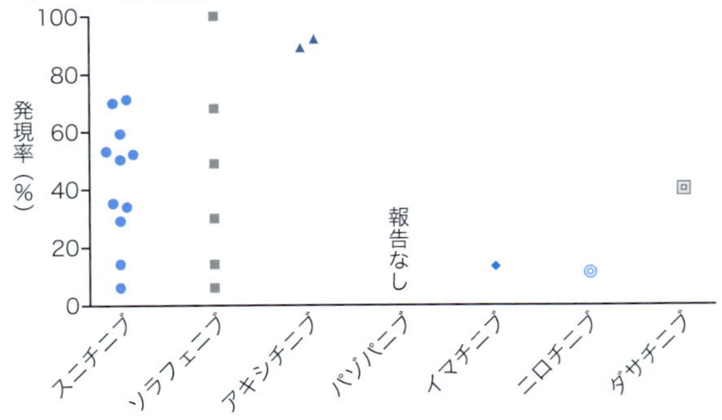

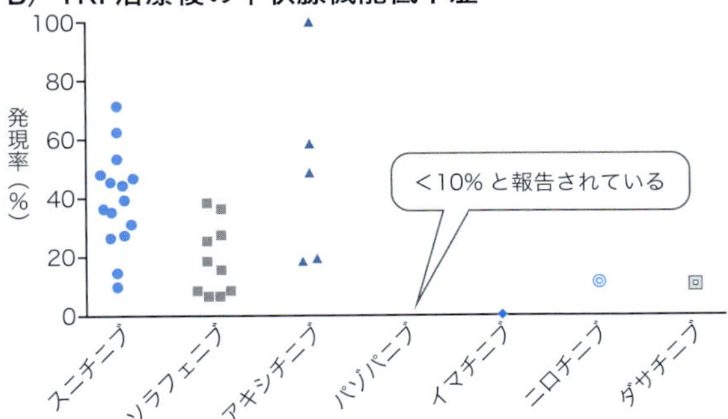

図1 VEGFR-TKIによる甲状腺機能低下症発現率
各シンボルは甲状腺機能低下症を報告した研究を示す．
文献2を参考に作成

表●甲状腺機能低下症患者に対して注意すべきがん薬物療法

分類	薬剤	適応	甲状腺機能低下症頻度※	甲状腺機能低下症発現時期
TKI	スニチニブ	・イマチニブ抵抗性の消化管間質腫瘍 ・根治切除不能または転移性の腎細胞癌 ・膵神経内分泌腫瘍	図1参照	開始4～94週後[1]
	ソラフェニブ	・根治切除不能または転移性の腎細胞癌 ・切除不能な肝細胞癌 ・根治切除不能な甲状腺癌		開始4～16週後[1]
	アキシチニブ	・根治切除不能または転移性の腎細胞癌		開始4週以内[1, 2]
	パゾパニブ	・悪性軟部腫瘍 ・根治切除不能または転移性の腎細胞癌		不明
	イマチニブ	・慢性骨髄性白血病 ・KIT（CD117）陽性消化管間質腫瘍 ・フィラデルフィア染色体陽性急性リンパ性白血病 ・FIP1L1-PDGFRα陽性の下記疾患： 好酸球増多症候群，慢性好酸球性白血病		開始2週以内[2]
	ニロチニブ	慢性期または移行期の慢性骨髄性白血病		開始22～944日後[2]
	ダサチニブ	・慢性骨髄性白血病 ・再発または難治性のフィラデルフィア染色体陽性急性リンパ性白血病		開始7～370日後[2]
抗CTLA-4抗体薬	イピリムマブ	根治切除不能な悪性黒色腫	甲状腺機能低下症：1％ 甲状腺機能亢進症：<5％ 下垂体炎：1％（5％[3]）	（下垂体炎発現時期） 開始9～24週後[3]

分類	薬剤	適応	甲状腺機能低下症頻度※	甲状腺機能低下症発現時期
抗PD-1抗体薬	ニボルマブ	・根治切除不能な悪性黒色腫 ・切除不能な進行・再発の非小細胞肺癌 ・根治切除不能または転移性の腎細胞癌 ・再発または難治性の古典的ホジキンリンパ腫 ・再発または遠隔転移を有する頭頸部癌	甲状腺機能低下症：10.6% 甲状腺機能亢進症：1.8% 甲状腺炎：2.4% 下垂体炎：<1%	甲状腺機能障害発現時期として中央値86日（範囲13～360日）（オプジーボ®適正使用ガイドより）
	ペムブロリズマブ	・根治切除不能な悪性黒色腫 ・PD-L1陽性の切除不能な進行・再発の非小細胞肺癌	甲状腺機能低下症：8.0% 甲状腺機能亢進症：4.0% 甲状腺炎：0.7% 下垂体炎：0.4% 下垂体機能低下症：0.3%	中央値98日（範囲20～231日）[4]
サイトカイン製剤	インターフェロンα	・腎癌 ・多発性骨髄腫 ・ヘアリー細胞白血病 ・慢性骨髄性白血病 ・悪性黒色腫における術後補助療法（PEG化製剤のみ）	2～10％[1]	開始4ヵ月後[1]
	インターロイキン2	・血管肉腫 ・腎癌	甲状腺疾患：10～50％[1]	開始4～17週後[1]
免疫調節薬	サリドマイド	・再発または難治性の多発性骨髄腫 ・らい性結節性紅斑	7％[5]（TSH>10 μU/mL）	開始1～6カ月後[5]
	レナリドミド	・多発性骨髄腫 ・5番染色体長腕部欠失を伴う骨髄異形成症候群 ・再発または難治性の成人T細胞白血病リンパ腫	5～10％[6]	開始5カ月後[6]

※添付文書より抜粋

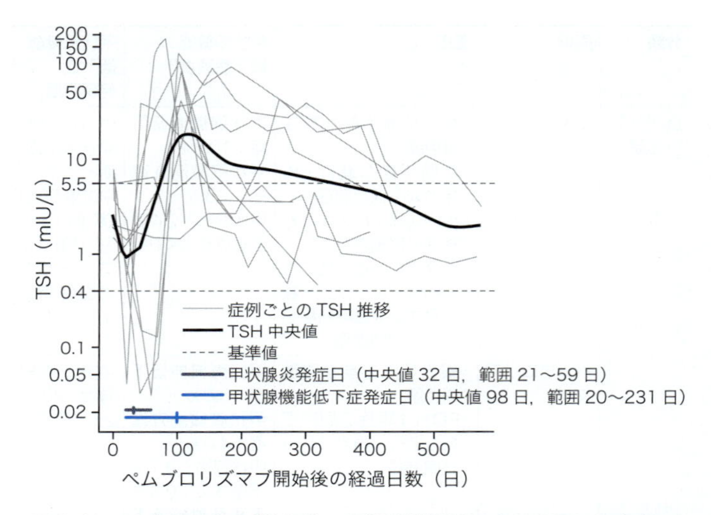

図2 ペムブロリズマブ投与後，甲状腺機能低下症が発現した患者10名のTSH推移
文献4より引用

2）免疫チェックポイント阻害薬[1, 2, 10, 11]

- 免疫チェックポイント阻害薬投与に伴う内分泌障害のなかで，甲状腺機能障害は最も頻度が高い免疫学的有害事象である
- 自己免疫反応で甲状腺細胞が破壊され，一過性の甲状腺機能亢進を認めた後に，甲状腺機能低下症が発現する（図2）．多くの症例で甲状腺自己抗体（抗サイログロブリン抗体・抗甲状腺ペルオキシダーゼ抗体）が陽性である
- **甲状腺中毒症**を示すことは稀である
- **下垂体炎に続発する**ことがある
- 甲状腺機能低下症の発現率は**抗PD-1抗体薬 > 抗CTLA-4抗体薬**である

3）インターフェロンα，インターロイキン2[1, 2, 12]

- 自己免疫疾患，特に甲状腺自己抗体（抗サイログロブリン抗体・抗甲状腺ペルオキシダーゼ抗体）による慢性甲状腺炎の誘因となる．甲状腺機能亢進症も発現しうる

- 甲状腺機能異常は治療終了後，自己抗体の消失とともに改善することが多いが，自己抗体が消失しない場合は甲状腺機能異常も持続する[13)]

4）サリドマイド，レナリドミド[1, 2)]

- 甲状腺ホルモン分泌障害や甲状腺濾胞細胞へのヨード取り込み障害により，甲状腺機能低下症が発現する

3 がん薬物療法が甲状腺機能検査やレボチロキシンの薬物動態に及ぼす影響

- ステロイドにはTSH分泌抑制作用やサイロキシン（T_4）→トリヨードサイロニン（T_3）への変換を阻害する作用がある
- 制酸薬併用でレボチロキシンの消化管吸収が減少する可能性がある[14)]

4 治療戦略

1）VEGFR-TKIやインターフェロンα・インターロイキン2投与患者はTSHをモニタリングする

- TSH≧10 μU/mLがレボチロキシン投与の目安である[15)]．無症候性の場合は慎重に観察することも選択肢になる
- VEGFR-TKI投与患者は治療開始前と，甲状腺機能低下症を疑う症状発現時にTSHを評価する．総説では**治療開始前**と，治療開始後最初の4カ月間は**1カ月ごと**，その後は**2〜3カ月ごと**を目安にTSHをモニタリングすることが推奨されている[1)]．TSHに加え遊離トリヨードサイロニン（FT_3）と遊離サイロキシン（FT_4）のモニタリングを推奨する意見もある
- スニチニブ投与中の甲状腺モニタリングは図3参照
- インターフェロンα・インターロイキン2投与患者は甲状腺自己抗体（特に抗甲状腺ペルオキシダーゼ抗体）の有無とTSHを治療前に評価する．総説では自己抗体陽性の場合は**2〜3カ月ごと**，陰性の場合は**6カ月ごと**にTSHをモニタリングすることが推奨されている[1)]

2）免疫チェックポイント阻害薬投与患者はTSH，FT_3とFT_4をモニタリングする

- 下垂体炎に続発する甲状腺機能低下症（中枢性甲状腺機能低下症）の場合，TSHは正常範囲にある可能性がある

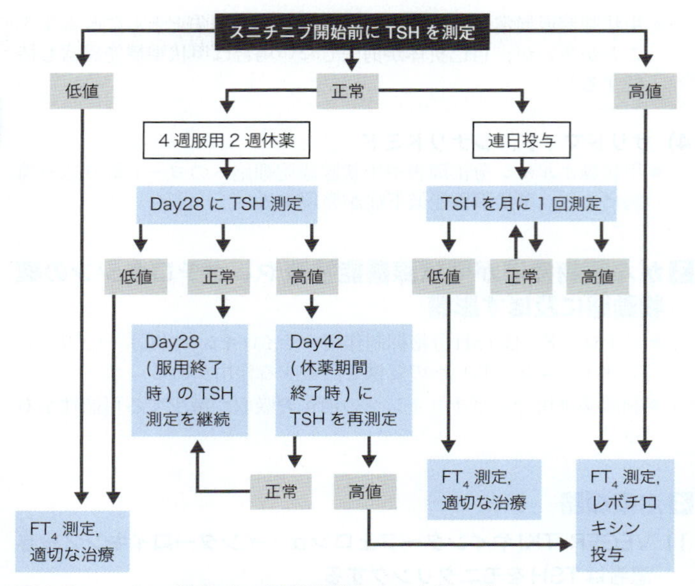

図3 スニチニブ投与中の甲状腺機能モニタリング
TSH：甲状腺刺激ホルモン，FT_4：遊離サイロキシン
文献7を参考に作成

- 治療開始前にTSH，FT_3，FT_4を評価する．治療開始後は**6～8週ごと**にTSH，FT_3，FT_4のモニタリングを行う
- 低血圧，低ナトリウム血症，低血糖の有無を観察し，必要に応じてACTH，血中コルチゾールや下垂体MRIなどで下垂体・副腎機能を評価する

3）甲状腺機能低下症への対応

- 内分泌専門医にコンサルトする
- 症候性の甲状腺機能低下症が発現した場合は抗がん薬を中止し，症状改善後に再開を検討する
- レボチロキシン開始用量：
  - **25 μg/日**で開始し，維持量（75～150 μg/日）まで増量する
  - 心疾患がない場合は1.6 μg/kg/日，心疾患がある場合は50 μg/日で開始することも選択肢[1)]

- TSHが基準値範囲内となるようレボチロキシン投与量を調節するが，免疫チェックポイント阻害薬投与患者は**FT_4 1〜1.5 ng/dL**を目標にレボチロキシン投与量を調節する[1)]
- 食事や薬物相互作用による吸収不良を回避するためレボチロキシンは**眠前投与**が勧められる[16)]
- 副腎機能障害を合併している場合に，レボチロキシンの補充のみを行うとかえって副腎不全が悪化するため，ステロイドの補充を先行させる[10)]
- 免疫チェックポイント阻害薬による重度の内分泌障害に対して**プレドニゾロン**1 mg/kg投与を考慮する

看護のポイント

- 自覚症状は，疲れやすさ・むくみ・無気力・便秘などであり，がん薬物療法中の患者に頻繁に起こる症状である．抗がん薬投与日からの経時的変化や症状の強弱があるかなど細かく問診を行い，鑑別する

〈田﨑亜希子〉

<文献>

1）Hamnvik OP, et al：J Natl Cancer Inst, 103：1572-1587, 2011
2）Torino F, et al：Thyroid, 23：1345-1366, 2013
3）Blansfield JA, et al：J Immunother, 28：593-598, 2005
4）Osorio JC, et al：Ann Oncol, 28：583-589, 2017
5）Badros AZ, et al：Am J Med, 112：412-413, 2002
6）Figaro MK, et al：Am J Hematol, 86：467-470, 2011
7）Illouz F, et al：Eur J Endocrinol, 171：R91-R99, 2014
8）Desai J, et al：Ann Intern Med, 145：660-664, 2006
9）LENVIMA™（HIGHLIGHTS OF PRESCRIBING INFORMATION）：https://www.accessdata.fda.gov/drugsatfda_docs/label/2015/206947s000lbl.pdf?et_cid=35470087&et_rid=907466112&linkid=http:%2f%2fwww.accessdata.fda.gov%2fdrugsatfda_docs%2flabel%2f2015%2f206947s000lbl.pdf
10）「がん免疫療法ガイドライン」（日本臨床腫瘍学会/編），金原出版，2016
11）Joshi MN, et al：Clin Endocrinol（Oxf），85：331-339, 2016
12）Mandac JC, et al：Hepatology, 43：661-672, 2006
13）Carella C, et al：J Clin Endocrinol Metab, 86：1925-1929, 2001
14）Centanni M, et al：N Engl J Med, 354：1787-1795, 2006
15）Garber JR, et al：Thyroid, 22：1200-1235, 2012
16）Bolk N, et al：Arch Intern Med, 170：1996-2003, 2010

〈土手賢史〉

G. 内分泌・代謝疾患

4 高尿酸血症

注意 メルカプトプリン

Point

- 腎障害を合併していることがある
- キサンチンオキシダーゼ阻害薬とメルカプトプリンの併用に注意する

1 高尿酸血症を合併したがん患者の問題点

- 急性白血病に使用される**メルカプトプリン**（**6-MP**）は体内でキサンチンオキシダーゼにより6-チオ尿酸となり失活する．キサンチンオキシダーゼ阻害薬であるアロプリノールを併用することで6-MPの血中濃度が上昇する
- **腎障害**（**痛風腎**）を合併していることがある

2 高尿酸血症患者に対して注意すべきがん薬物療法

【6-MP】

- キサンチンオキシダーゼ阻害薬併用で6-MPの血中濃度が上昇する
- アロプリノールと6-MPは併用注意となっている
- フェブキソスタット・トピロキソスタットと6-MPの併用に関する臨床データはないが，アロプリノールとの相互作用に準じて6-MPと**併用禁忌**となっている

3 治療戦略

- 6-MP投与患者は**キサンチンオキシダーゼ阻害薬の中止**を検討する
  - アロプリノールの中止が困難である場合は，6-MPの用量を1/3～1/4に減量し，血液毒性や悪心嘔吐などの毒性を注意深く観察する（ロイケリン® 添付文書より）
  - フェブキソスタット・トピロキソスタットを中止する

看護のポイント

- 治療開始前の電解質データを参考に，飲水と尿量確保を促す
- 既往として高尿酸血症をもっている患者は，アルコール多飲や高脂肪・高タンパク食，肥満，ストレスなど生活背景に問題を抱えている場合がある．痛風や腎障害を回避できるよう，生活の見直しを行う

〈田﨑亜希子〉

〈土手賢史〉

1 膠原病・リウマチ性疾患

注意 メトトレキサート，免疫チェックポイント阻害薬，TNF阻害薬

Point

- リウマチに起因する症状（貧血，倦怠感，食欲不振，関節痛など）は，抗がん薬の副作用と類似することがあり，症状の増悪に注意が必要である
- 抗リウマチ薬の副作用（間質性肺炎，肝障害，腎機能障害，血液毒性など）は，抗がん薬の副作用と類似することがある．がん薬物療法中は原則的に併用を避けるべきと考える
- 生物学的製剤（TNF阻害薬）の使用歴があれば，結核の除外を行う

1 膠原病・リウマチ性疾患を合併したがん患者の問題点

- リウマチ（RA）では慢性炎症に伴う**症候性貧血**が発現している場合がある
- RAを含めて，自己免疫疾患ではがん薬物療法による**白血球減少症**のリスクが高くなる[1]．RAの一種であるフェルティ症候群は，脾腫と好中球減少（<2,000/μL）を伴う稀な疾患である
- RA患者では一般人口に比較して，**リンパ腫**の発生頻度が高い[2]
- RA治療中の原因不明の発熱やリンパ節腫脹は，「ほかの医原性免疫不全に関連したリンパ増殖性疾患（OIIA-LPD）」を疑う．初期症状は微熱や空咳など感冒様症状が多く，感染症との鑑別が困難なことがある
- OIIA-LPDはRA全体では約4.9％の発現率である．メトトレキサート（MTX）の平均用量が高いほどリスクが高くなる傾向があり，特に**MTX関連リンパ増殖性疾患**ともよばれている[3]
- 生物学的製剤使用中は，易感染状態となり結核を合併するリスクが高い（表1）．またTNF阻害薬使用前にツベルクリン反応陰性であったにもかかわらず発症した例も報告されている[4]．したがって，**TNF阻害薬による治療歴**がある患者では**肺結核**のスクリーニングが重要となる
- 十分な治療方法が確立されていない**非結核性抗酸菌症**の除外も重要であり，特に気道病変や間質性肺炎の既往はリスク因子である
- RA治療薬としてのMTXは骨髄抑制を，生物学的製剤・免疫抑制

表1 ●生物学的製剤と結核の合併頻度

	薬品名	頻度
TNF阻害薬	インフリキシマブ	0.32%
	エタネルセプト	0.09%
	アダリムマブ	1.2%
T細胞選択的阻害薬	アバタセプト	0.05%
IL-6阻害薬	トシリズマブ	0.06%

各薬品インタビューフォームを参考に作成

剤・ステロイドは易感染を助長する

- RA治療のために非ステロイド性抗炎症薬（NSAIDs）やブシラミンなどの抗リウマチ薬（DMARDs）が長期にわたり投与された患者では薬剤性腎障害に注意する
- RA自体が**間質性肺炎，胸膜病変，気道病変**などを合併することがある（リウマチ肺とよばれる※）
- リウマチ肺，肺感染症は生命予後を左右する．なお，間質性肺炎では，無症候性の場合もある

IC インフォームド・コンセントのコツ！

関節変形を伴うリウマチ患者では穿刺が困難であることが多く，また血管外漏出のリスクも高いため，事前に中心静脈ポート（CVポート）の必要性について説明する．また，日常動作が不自由な患者では移動やトイレ使用時など，外来化学療法室において特別な配慮が必要であることを患者とスタッフ間で共有することも大切である．

〈安藤雄一〉

2 膠原病・リウマチ性疾患患者に対して注意すべきがん薬物療法

【免疫チェックポイント阻害薬】
(ニボルマブ，イピリブマブ，ペムブロリズマブ)

- RAを含めて自己免疫疾患を合併している，あるいはその既往のある患者では，免疫チェックポイント阻害薬の投与で**増悪**するおそれがある

メモ ※リウマチ肺：肺に浸潤している細胞成分が少なく，ゆっくり線維化が進むタイプの病変であり，ステロイドには反応しにくい．

- 免疫チェックポイント阻害薬の投与により，PD-1やCTLA-4の活性化によってRA発現が懸念される．PD-1，CTLA-4はいずれも，ある種の遺伝子多型を有する場合，RA発症リスクを高めることが示唆されている[5, 6]
- 免疫チェックポイント阻害薬を投与する場合は，リウマチ因子，抗核抗体，SP-D，KL-6などのモニタリングを考慮する
- 膠原病・RA性疾患を有する患者では，間質性肺炎，筋炎，1型糖尿病など**致死的な副作用**につながることがある．ステロイドの長期服用により，血糖値が上昇しやすい状況も考えられる

3 薬物相互作用

- プレドニゾロン：RAや膠原病治療に用いられる．CYP3A4の誘導作用を有する
- ゲフィチニブ，エルロチニブ，ソラフェニブなどCYP3A4で薬物代謝を受ける抗がん薬は，**併用により効果が減弱する**可能性がある

4 治療戦略

- 膠原病・RAなどの治療中に悪性腫瘍が発症した場合，予後を決定する因子は悪性腫瘍と考えられるため，多くの場合は**抗がん薬治療が優先**される
- がん治療を優先する場合でも，リウマチの治療にあたっている診療科（膠原病内科や整形外科など）との連携は必要である
- RAの主な症状と抗がん薬の副作用は重複する症状が多く，併用により重篤化することが懸念される（表2）
- 骨髄抑制，易感染性のためがん薬物療法との併用を避けるべきRA治療薬は以下のとおりである

> MTX，アバタセプト，TNF阻害薬，トシリズマブ，タクロリムス，トファシチニブ

- MTX服用中にリンパ腫を認めた場合，OIIA-LPDを疑い生検を行う．悪性リンパ腫の組織型が明らかとなればMTX-LPDと診断される．その場合，MTXを中止し，2週間程度経過観察を行う
- 日本リウマチ学会のガイドラインでは，**TNF阻害薬の悪性腫瘍患者への投与は禁忌**とされている[8]
- 悪性リンパ腫の頻度を上げる可能性が懸念されていたTNF阻害薬は，現状ではその頻度を上げるとのエビデンスは乏しい．日本リ

表2 ● RA治療薬副作用プロファイル

薬剤	主な副作用
メトトレキサート	腎機能障害，肝機能障害，造血器障害，間質性肺炎，感染症（結核，肺炎），ウイルス性肝炎など
タクロリムス	腎機能障害，耐糖能低下，感染症など
レフルノミド	肝機能障害，造血器障害，間質性肺炎，感染症（結核，肺炎），ウイルス性肝炎，高血圧など
生物学的製剤	感染症（肺炎，ニューモシスチス肺炎，結核，敗血症など），ウイルス性肝炎，間質性肺炎，注射部位反応，抗TNF製剤では神経自己免疫疾患（多発性硬化症など），心不全など

文献7を参考に作成

ウマチ学会のガイドラインでは悪性リンパ腫には**禁忌**とされている[8)]

- 治療前に発現する微熱，倦怠感，食欲不振，体重減少は，腫瘍またはRAが原因となっている可能性がある．治療開始後の症状増悪に備え，支持療法の強化を考慮する
- NSAIDsでコントロールできない疼痛に対しては，ステロイドの使用を検討する
- がん治療薬として用いられる，プレドニゾロンやリツキシマブにより，RAの症状は安定しやすくなる．リツキシマブは海外ではRA治療に使用される

Pitfall

MTXの投与歴があるリウマチ患者では，がん薬物療法中にみられる好中球減少や血小板減少など骨髄抑制の原因として葉酸欠乏の可能性を念頭に入れる．それは血球減少の発現時期，平均赤血球容積（MCV）の上昇，口内炎などの葉酸欠乏症を示唆する症状から判断する．

葉酸欠乏による好中球減少に対しては，G-CSFではなく，ホリナート（ロイコボリン®）を投与する．

〈安藤雄一〉

看護のポイント

- 膠原病の症状は，がん薬物療法の副作用と重複するケースが多いので，鑑別が重要である．一方，リウマチ性疾患では，病態およびDMARDsによる間質性肺炎のリスクがあり，抗がん薬によるリスクとあわせてアセスメントする
- 関節拘縮などのADLに支障がある場合は，うがいや口腔ケアなどセ

ルフケアに影響を及ぼすので，患者がこれまでしてきた工夫を用いながら，効率的にセルフケアできるよう支援する

〈田﨑亜希子〉

<文献>

1）林 恭子，他：薬物性白血球減少症の危険因子及び自覚症状に関する研究．薬学雑誌，131：139-152，2011

2）Anderson LA, et al：Population-based study of autoimmune conditions and the risk of specific lymphoid malignancies. Int J Cancer, 125：398-405, 2009

3）Kameda T, et al：Association of higher methotrexate dose with lymphoproliferative disease onset in rheumatoid arthritis patients. Arthritis Care Res (Hoboken), 66：1302-1309, 2014

4）Tubach F, et al：Risk of tuberculosis is higher with anti-tumor necrosis factor monoclonal antibody therapy than with soluble tumor necrosis factor receptor therapy: The three-year prospective French Research Axed on Tolerance of Biotherapies registry. Arthritis Rheum, 60：1884-1894, 2009

5）Lee YH, et al：Meta-analysis of genetic polymorphisms in programmed cell death 1. Associations with rheumatoid arthritis, ankylosing spondylitis, and type 1 diabetes susceptibility. Z Rheumatol, 74：230-239, 2015

6）Vaidya B, et al：An association between the CTLA4 exon 1 polymorphism and early rheumatoid arthritis with autoimmune endocrinopathies. Rheumatology (Oxford), 41：180-183, 2002

7）「今日の治療指針2015」（山口 徹，北原光夫/監，福井次矢，高木 誠，小室一成/総編集），医学書院，2015

8）投与禁忌-3：「関節リウマチ（RA）に対するTNF阻害薬使用ガイドライン（2015年3月12日改訂版）」（日本リウマチ学会）：http://www.ryumachi-jp.com/info/guideline_TNF.html

〈鈴木賢一〉

I. 血液疾患

1 貧血

注意 白金製剤，タキサン系抗がん薬，ノギテカン

Point

- がん患者における貧血の原因は多岐にわたる
- 悪性疾患自体が，貧血を引き起こすことがある
- 赤血球の寿命は120日と長く，治療開始から1～2週間後より徐々に貧血が発現する

1 貧血を合併したがん患者の問題点

- がん患者における貧血の原因は，出血，溶血，遺伝性疾患，腎機能不全，栄養失調，慢性疾患など，がんまたはがん治療に関連しないこともある[1, 2]
- 造血器腫瘍に限らず悪性疾患自体が，貧血を引き起こすことがある[3]
- がん細胞が骨髄浸潤を介して，直接造血を抑制する場合もある
- がん薬物療法による貧血は，**赤血球の寿命が120日**と長いため，治療開始時には現れずとも治療を重ねるたびに頻度は増大する[4]
- がん薬物療法後の長期観察中にみられる貧血の場合，**二次性治療関連骨髄異形成症候群**や**白血病**などの可能性がある[5]
- 貧血による抗がん薬の投与基準を定めているものは少ない（表1）
- 慢性貧血患者では**心機能低下**が考えられ，大量補液を必要とするシスプラチンや心毒性を有するがん薬物療法時は，注意が必要である．また，慢性心不全患者の半数は貧血を合併している[6]

IC インフォームド・コンセントのコツ！

ベースラインに貧血を認める患者には，原因疾患によって輸血を要す状態から経過観察のみの場合までさまざまである．ほぼ自覚症状なく生活できていても，がん薬物療法による骨髄抑制のために貧血症状が現れる，月に1回の輸血が数回に頻度が増えるなどがん治療の影響の程度は一人ひとり異なってくる．IC時には個々の患者の病態に応じて，予測される症状を具体的に提示する．動悸や息切れの自覚など来院して精査を要す場合も想定して受診方法を相談しておく配慮が大切である．

〈満間綾子〉

表1 ●貧血による抗がん薬の投与中止，再開基準

分類	一般名	中止基準	再開基準	備考
免疫調節薬	サリドマイド	Grade 4	-	血液毒性として
チロシンキナーゼ阻害薬	スニチニブ	Grade 3	Grade 2	血液毒性として
	ソラフェニブ	Grade 4	Grade 2	血液毒性として
	クリゾチニブ	Grade 3	Grade 2	血液毒性として
	エルロチニブ	Grade 4	Grade 2	血液毒性として
	ニロチニブ	Hb<8.0 g/dL	Hb ≧ 10.0 g/dL	初発の慢性期の慢性骨髄性白血病
	ラパチニブ	6.5 g/dL ≦ Hb<9.0 g/dL	Grade 1	再開時減量なし（2回目以降は減量して再開）
		Hb<6.5 g/dL	Grade 1	再開時減量，継続を判断

各添付文書より抜粋

2 貧血患者に対して注意すべきがん薬物療法（表2）

がん患者における貧血の原因は多岐にわたる．ここでは，がん薬物療法による貧血について述べる．

1）白金製剤（シスプラチン，カルボプラチン，オキサリプラチン，ネダプラチン）

- 骨髄毒性により貧血が誘発される[7)]
- シスプラチンによる腎毒性作用により，腎でのエリスロポエチン（EPO）産生抑制を介して，貧血が引き起こされる[4)]

2）タキサン系抗がん薬（ドセタキセル，パクリタキセルなど）

- カルボプラチンとの併用レジメンも汎用される
- パクリタキセルは投与時間が長い，または1回投与量が多いほど貧血頻度は高い[8)]

3）ノギテカン

- 再発患者に使用されるため，単剤使用においても貧血頻度は高い[9, 10)]

4）放射線治療

- 照射部位および照射量によって，血液毒性が生じる
- 骨格への放射線治療と抗がん薬併用時には，注意が必要である[11)]

表2 ●各がん種のがん薬物療法によるGrade 3/4の貧血頻度

薬剤	Grade 3/4	がん種
単剤		
シスプラチン	11%	頭頸部がん
	2%	卵巣がん
カルボプラチン	0～26%	卵巣がん
パクリタキセル	13%	頭頸部がん
	7%	乳がん
	0～5%	非小細胞肺がん
ドセタキセル	0～14%	乳がん
	2～10%	非小細胞肺がん
	5%	頭頸部がん
トポテカン	32%	小細胞肺がん
	32%	卵巣がん
多剤併用		
CHOP	17～79%	悪性リンパ腫
シスプラチン＋パクリタキセル	5～23%	非小細胞肺がん
	8%	卵巣がん
シスプラチン＋ビノレルビン	13～24%	非小細胞肺がん
シスプラチン＋シクロホスファミド	2～29%	卵巣がん
シスプラチン＋ゲムシタビン	13.4～28%	非小細胞肺がん
シスプラチン＋エトポシド	20～42%	非小細胞肺がん
パクリタキセル＋イホスファミド＋シスプラチン	12%	頭頸部がん
パクリタキセル＋フルオロウラシル＋シスプラチン	12%	頭頸部がん
パクリタキセル＋シスプラチン＋シクロホスファミド	5%	卵巣がん
パクリタキセル＋ドキソルビシン	8～11%	乳がん
カルボプラチン＋パクリタキセル	5～34%	非小細胞肺がん
	2%	卵巣がん
カルボプラチン＋シクロホスファミド	3～42%	卵巣がん
シスプラチン＋フルオロウラシル	5～12%	頭頸部がん
カルボプラチン＋フルオロウラシル	14%	頭頸部がん
放射線治療	33.3%	原発性中枢神経系腫瘍

3 薬物相互作用

- 赤血球液−LR（RBC−LR）輸血と抗がん薬において，治療上考慮すべき相互作用はない

4 治療戦略

- 貧血に対する治療方法は，**RBC−LR輸血のみ**である．すみやかに貧血症状を改善できるが，輸血関連反応，ウイルス感染症などの欠点がある．赤血球補充の第一義的な目的は，末梢循環系へ十分な酸素を供給することにあり，病態に応じて適正に使用する
- がん患者における貧血は，さまざまな要因が含まれるため，その原因を検索し治療戦略を考慮する

1）血球の形態と網状赤血球，平均赤血球容積を確認する

- 貧血の病態を把握し，遺伝性疾患，腎機能不全などとの識別を行う
- 倦怠感，動悸，息切れなど貧血症状の所見を確認する

2）Hb 2.0g/dL以上の急速な低下がみられる場合

- がんの病変部からの出血がある場合は，がん薬物療法前から貧血傾向にあることが多く，治療早期に貧血症状が現れる
- 溶血性貧血では，ハプトグロビンの低下，間接ビリルビンや乳酸脱水素酵素（LDH）および網状赤血球の上昇がみられる

3）栄養素不足

- 小球性貧血の場合は，血清鉄とフェリチンの減少，不飽和鉄結合能上昇を確認し鉄剤の投与を行う
- 大球性貧血の場合は，ビタミンB_{12}・葉酸を測定し，低下していれば補充を行う

4）がん薬物療法に由来する貧血

- 白血球数や血小板数の推移が参考となり，治療を重ねるたびに**頻度は増大**する
- ニロチニブとラパチニブは貧血による投与中止，再開の投与基準が定められている．分子標的治療薬のなかには，血液毒性として一定の基準を示されているものもあるが，細胞障害性抗がん薬においてはない（表1）

- 造血器腫瘍患者は，疾患自体による貧血もあるためRBC-LR輸血を行いながら，がん薬物療法を継続する

5）併用薬による薬剤性貧血

- 併用薬に薬剤性貧血の可能性がある（表3）場合には，識別が必要となる
- 薬剤によって，投与数時間から半年後に貧血を生じるものまでさまざまであり，それを踏まえて薬剤の変更や中止を考慮する

6）RBC-LR輸血の注意

- **Hb値7 g/dL**が輸血を行う1つの目安であり，10 g/dL以上にする必要はない[12)]
- 体重50 kgの成人に赤血球液-LR「日赤」2単位を輸血するとHb値は約1.6～1.7 g/dL上昇する
- 輸血後鉄過剰症は，がん薬物療法に対応する期間（通常1年未満）に限って輸血を受けている患者では**起こりにくい**．骨髄異形成症候群や再生不良性貧血など数年間にわたり頻回な輸血を必要とする患者において観察される[13)]

表3 薬剤性貧血がみられる薬剤

抗菌薬	・ペニシリン系抗菌薬 ・セフェム系抗菌薬 ・テトラサイクリン系抗菌薬 ・ニューキノロン系抗菌薬 ・ST合剤
抗結核薬	・イソニアジド ・リファンピシン
抗ウイルス薬	・リバビリン ・ラミブジン ・セルタミビル
消化性潰瘍治療薬	・オメプラゾール ・ランソプラゾール ・ラベプラゾール ・ファモチジン ・ラニチジン ・シメチジン
抗てんかん薬	・フェニトイン ・カルバマゼピン
経口糖尿病薬	・アカルボース

Pitfall

輸血1単位（RBC-LR約140 mL）で，約100 mgの鉄が負荷されるが，生体内には鉄の排出機構が存在せず蓄積する．生体に鉄が過剰沈着すると，肝臓，心臓，内分泌腺に不可逆的な障害がおきる（輸血後鉄過剰症）．

輸血後鉄過剰症に対して，経口鉄キレート剤であるデフェラシロクス（エクジェイド®）が体内の鉄過剰を改善する．鉄キレート療法開始基準は以下の2点であり，Cr上昇，肝機能障害，懸濁液の投与法などに注意を要する．

① 総赤血球輸血量40単位以上

② 連続する2回の測定で血清フェリチン値＞1,000 ng/mL

〈満間綾子〉

7）EPO 適応外

- 海外では輸血を避けるため，がん薬物療法による貧血に対して，投与される場合がある．しかし，予後の短縮，無増悪生存期間の短縮，血栓症のリスク増加の報告があり[14, 15]，**日本での保険適応はない**

8）血液内科専門医へコンサルテーションが必要とされる貧血

- 白血球や血小板が回復しても貧血が回復せず，貧血の程度と比べて網状赤血球数が低い場合
- 末梢血分画にて芽球増加を認める場合

◆看護のポイント◆

- がん薬物療法によって，倦怠感やふらつきが増強する可能性が高く，転倒防止対策について入念なアドバイスを行う．特に女性では，貧血慣れをしている患者も多いため，抗がん薬による治療前には，改めて貧血の危険性について指導する
- バランスのとれた食生活や鉄剤の継続的な服用など，貧血改善のための生活指導もあわせて実施する

〈美濃正臣〉

<文献>

1）Schwartz RN：Anemia in patients with cancer: incidence, causes, impact, management, and use of treatment guidelines and protocols. Am J Health Syst Pharm, 64：S5-13; quiz S28-30, 2007

2）Steensma DP：Is anemia of cancer different from chemotherapy-induced anemia? J Clin Oncol, 26：1022-1024, 2008

3）Wilson J, et al：A systematic review and economic evaluation of epoetin alpha, epoetin beta and darbepoetin alpha in anaemia associated with cancer, especially that attributable to cancer treatment. Health Technol Assess, 11：1-202, iii-iv, 2007

4）Ludwig H, et al：The European Cancer Anaemia Survey (ECAS): a large, multinational, prospective survey defining the prevalence, incidence, and treatment of anaemia in cancer patients. Eur J Cancer, 40：2293-2306, 2004

5）Smith SM, et al：Clinical-cytogenetic associations in 306 patients with therapy-related myelodysplasia and myeloid leukemia: the University of Chicago series. Blood, 102：43-52, 2003

6）Hamaguchi S, et al：Anemia is an independent predictor of long-term adverse outcomes in patients hospitalized with heart failure in Japan. A report from the Japanese Cardiac Registry of Heart Failure in Cardiology (JCARE-CARD). Circ J, 73：1901-1908, 2009

7）Groopman JE & Itri LM：Chemotherapy-induced anemia in adults: incidence and treatment. J Natl Cancer Inst, 91：1616-1634, 1999

8）Eisenhauer EA, et al：European-Canadian randomized trial of paclitaxel in relapsed ovarian cancer: high-dose versus low-dose and long versus short infusion. J Clin Oncol, 12：2654-2666, 1994

9）ten Bokkel Huinink W, et al：Topotecan versus paclitaxel for the treatment of recurrent epithelial ovarian cancer. J Clin Oncol, 15：2183-2193, 1997

10）Creemers GJ, et al：Topotecan, an active drug in the second-line treatment of epithelial ovarian cancer: results of a large European phase II study. J Clin Oncol, 14：3056-3061, 1996

11）Jefferies S, et al：Haematological toxicity of cranio-spinal irradiation. Radiother Oncol, 48：23-27, 1998

12）「［要約］赤血球濃厚液の適正使用」（厚生労働省）：http://www.mhlw.go.jp/new-info/kobetu/iyaku/kenketsugo/5tekisei3b01.html

13）Jabbour E, et al：Red blood cell transfusions and iron overload in the treatment of patients with myelodysplastic syndromes. Cancer, 112：1089-1095, 2008

14）Thomas G, et al：Phase III trial to evaluate the efficacy of maintaining hemoglobin levels above 12.0 g/dL with erythropoietin vs above 10.0 g/dL without erythropoietin in anemic patients receiving concurrent radiation and cisplatin for cervical cancer. Gynecol Oncol, 108：317-325, 2008

15）Bohlius J, et al：Recombinant human erythropoiesis-stimulating agents and mortality in patients with cancer: a meta-analysis of randomised trials. Lancet, 373：1532-1542, 2009

〈宇佐美英績〉

I. 血液疾患

2 特発性血小板減少（ITPなど）

注意 白金製剤，ゲムシタビン，シタラビン

Point

- 特発性血小板減少の原因と病態を把握し，がん薬物療法の治療を考慮する
- ITP患者へのがん薬物療法は，致命的な出血をきたすことがある
- 血小板の寿命は短く，抗がん薬投与1～2週間後より血小板減少が生じる

1 特発性血小板減少を合併したがん患者の問題点

- 血小板減少の原因は，造血器腫瘍，再生不良性貧血，骨髄異形成症候群，特発性（免疫性）血小板減少性紫斑病（ITP）などの血液疾患，固形腫瘍，造血幹細胞移植，播種性血管内凝固，ウイルス感染症，慢性肝疾患，栄養失調，薬剤性などがん薬物療法に関連しないこともあり，対処方法も異なる
- がん薬物療法後にさらなる血小板減少を引き起こし，重篤な出血をきたす危険性がある
- 薬剤依存性抗体産生により血小板減少をきたす場合があるため[1]，その識別が必要となる
- 血小板造血刺激因子であるトロンボポエチン受容体作動薬（TPO-RAs）としてエルトロンボパグオラミンやロミプロスチムが存在するが，適応は慢性ITPのみであり，がん薬物療法施行による血小板減少への適応はない

2 特発性血小板減少患者に対して注意すべきがん薬物療法（表1）

1）白金製剤（シスプラチン，カルボプラチン，オキサリプラチン，ネダプラチン）

- 1回用量の差や，放射線併用療法などにより頻度が異なる

2）ゲムシタビン

- 点滴を60分以上かけて行うと副作用が増強するため，用法を遵守する

表1 ●各がん薬物療法によるGrade3/4の血小板減少頻度

薬剤	Grade 3/4	がん種
単剤		
ボルテゾミブ	30.0%[2]	多発性骨髄腫
ゲムシタビン	11.0%[3]	膵がん
多剤併用		
カルボプラチン＋パクリタキセル	31.0%[4]	頭頸部がん
カルボプラチン＋ゲムシタビン	57.0%[5]	尿路上皮がん
シスプラチン＋ゲムシタビン	35.0%[6]	非小細胞肺がん
シスプラチン＋エトポシド	19.2%[7]	小細胞肺がん
mFOLFOX6	3.4%[8]	大腸がん
イダルビシン＋シタラビン	100%[9]	急性骨髄性白血病
CHASE	100%[10]	悪性リンパ腫
R-CHOP	5.0%[11]	悪性リンパ腫
VMP	38.0%[12]	多発性骨髄腫

3）シタラビン

- 造血器腫瘍患者に対する大量投与の場合は，**血小板減少は必発**であり，輸血を併用しながら治療を継続する

4）ボルテゾミブ

- 治療歴が長い多発性骨髄腫患者においては，前治療が血小板減少に影響することもあるため，注意が必要である

5）アントラサイクリン系抗がん薬（イダルビシン，ドキソルビシンなど）

- 乳がん，悪性リンパ腫に対するがん薬物療法における血小板減少頻度は低いが，急性白血病での施行量は高用量となり血小板減少頻度は高くなる

6）その他

- 抗がん薬には，血小板数による投与中止，投与開始（再開）基準が定められているものがある（表2）

表2 ●血小板数による投与中止，投与開始（再開）基準

分類	一般名	投与中止基準(/μL)	投与開始(再開)基準(/μL)	備考
免疫調節薬	ポマリドミド	25,000	50,000	
	レナリドミド	30,000	30,000	
	サリドマイド	Grade 4	-	血液毒性として
ヤヌスキナーゼ阻害薬	ルキソリチニブ	50,000	休薬前まで回復	
ヒストン脱アセチル化酵素阻害薬	パノビノスタット	-	100,000	
プロテアソーム阻害薬	ボルテゾミブ	-	25,000	初回
		10,000	25,000	治療中
チロシンキナーゼ阻害薬	スニチニブ	Grade 3	Grade 2	血液毒性として
	ソラフェニブ	Grade 4	Grade 2	血液毒性として
	クリゾチニブ	Grade 3	Grade 2	血液毒性として
	エルロチニブ	Grade 4	Grade 2	血液毒性として
	ボスチニブ	50,000	50,000	
	ニロチニブ	50,000	75,000	初発のCML
		50,000	50,000	イマチニブ抵抗性の慢性期CML
		10,000	20,000	イマチニブ抵抗性の移行期CML
	ダサチニブ	50,000	50,000	慢性期CML
		10,000	20,000	移行期，急性期CML
		10,000	20,000	フィラデルフィア染色体陽性急性リンパ性白血病（Ph+ ALL）
	イマチニブ	50,000	75,000	慢性期CML
		50,000	75,000	消化管間質腫瘍
		10,000	20,000	移行期，急性期CML，Ph+ ALL
	ラパチニブ	75,000	Grade 1	再開時減量なし
		25,000	Grade 1	再開時減量あり

（次ページに続く）

（続き）

分類	一般名	投与中止基準（/μL）	投与開始（再開）基準（/μL）	備考
分子標的治療薬	アレムツズマブ	25,000	50,000	治療開始時に25,000以上のとき
		50%以上減少時	開始前まで回復	治療開始時に25,000以下のとき
	イットリウムイブリツモマブチウキセタン	－	100,000	
白金製剤	オキサリプラチン	－	75,000	
植物アルカロイド	イリノテカン	－	75,000	
	エリブリン	－	75,000	
抗腫瘍性抗生物質	アムルビシン	－	100,000	
	リポソーム型ドキソルビシン	75,000	75,000	
代謝拮抗薬	フルダラビン（錠剤のみ）	－	75,000	悪性リンパ腫
		－	100,000	慢性リンパ性白血病
	フルオロウラシル	－	75,000	
	ゲムシタビン	70,000	－	
アルキル化薬	テモゾロミド	100,000	100,000	
	ベンダムスチン	75,000	75,000	
	メルファラン	100,000	100,000	

各添付文書より抜粋

IC インフォームド・コンセントのコツ！

健診での発見など，ITP と診断されても出血のリスクを経験していない患者は存在する．血液疾患の既往があっても程度はさまざまであり，がん薬物療法による血球減少時の対処法，連絡方法など患者自身，そして家族にも改めてよく説明しておく．

また，血球減少の程度によっては休薬を余儀なくされ，期待した治療効果が得られない可能性がある．仕事に支障なければ PR が得られなくとも SD の現状維持を目的とするなどあらかじめ治療目標を患者と話し合っておく．

〈満間綾子〉

3 薬物相互作用

- 濃厚血小板-LR（PC-LR）輸血と抗がん薬において，治療上考慮すべき相互作用はない

4 治療戦略

- 出血に対する治療方法は，**PC-LR輸血**のみである
- ITPはさまざまな要因が含まれるため，その原因を検索し治療戦略を考慮する

1）ITPの状態を確認

- ITPは，自己免疫が関与する**Primary ITP**，HIVやHCVなどが関与する**Secondary ITP**，薬剤が関与する**Drug-induced ITP**などに大別されそれぞれ対処法が異なるため，病態を判断し，がん薬物療法の治療戦略を考慮する
- 血小板数3万/μL以上のITP患者では，無治療観察でも長期予後は変わらず，すべてがITPの治療対象となることはない[13]．そのため，がん薬物療法による血小板減少頻度を考慮し治療計画を行う
- 日本における中高年ITPの**70％以上がピロリ菌陽性**で，除菌をすることによりITPは**約60％が完治**するため，がん薬物療法前の診断が必要である[14]

2）出血の部位と程度を確認

- 重篤な出血（脳内出血，下血，吐血，血尿，多量の性器出血，止血困難な鼻出血，口腔内出血，外傷部位の止血困難など），多発する紫斑，点状出血を伴う症例では，がん薬物療法の適応にはならず**ITPの積極的治療を先行させる**必要がある．ただし，造血器腫瘍においては，病勢と出血の状態を考慮して，がん薬物療法と併用する場合がある

3）がん薬物療法に由来する血小板減少

- 血小板の寿命は**8～10日**で，**抗がん薬投与1～2週間後**より血小板減少が生じる．そのためITP患者が，がん薬物療法後にさらなる血小板減少を引き起こし，出血をきたす危険性がある時期を考慮する

4）併用薬による薬剤性血小板減少（表3）

- 併用薬に薬剤性血小板減少の可能性がある場合には，識別が必要となり，薬剤の変更や中止を考慮する

5）PC-LR輸血

- **血小板数1万/μL未満**が輸血を行う1つの目安となる
- 出血傾向が認められれば考慮する
- 網膜，中枢神経系，肺，消化管などの出血には，血小板数を**5万/μL以上**に維持するように行う

表3 ●薬剤性血小板減少がみられる薬剤

抗がん薬	・アレムツズマブ ・イリノテカン ・オキサリプラチン
抗菌薬	・ペニシリン系抗菌薬 ・セフェム系抗菌薬 ・ニューキノロン系抗菌薬 ・バンコマイシン ・ダプトマイシン ・リネゾリド ・ST合剤
抗結核薬	・エタンブトール ・リファンピシン
消化性潰瘍治療薬	・ラニチジン
鎮痛・解熱薬	・アセトアミノフェン ・イブプロフェン ・ナプロキセン
抗不整脈薬	・アミオダロン ・キニジン
抗血栓薬	・ヘパリン
抗精神病薬	・ハロペリドール ・ミルタザピン
ループ利尿薬	・フロセミド
抗てんかん薬	・フェニトイン ・バルプロ酸 ・カルバマゼピン
その他	・新三種混合ワクチン ・キニーネ

- 造血器腫瘍など血小板減少が高頻度な治療においては，PC-LR輸血の予防投与を行うが，輸血時の血小板数や輸血量による出血イベントに差はない[15, 16]
- 体重50 kgの成人にPC-LR「日赤」10単位を輸血すると血小板数は約3.8万/μL上昇する

6）TPO-RAs

- TPO-RAs投与下でがん薬物療法を施行した難治性ITP例は，わずかに報告はある[17]．しかし，骨髄線維症，悪性細胞の増殖促進，血栓塞栓症リスクなどの危険性もあり，今後，安全性の確認が必要である[18]

- 保険適応外であるが，抗がん薬であるリツキシマブ，シクロホスファミド，ビンクリスチン，ビンブラスチンや免疫抑制薬であるシクロスポリン，アザチオプリンなどが難治性ITPの治療に散発的に使用されている，しかし日本でのまとまった成績の報告はない[19] 適応外

7）血液内科専門医へコンサルテーションが必要とされる場合

- 原因および病態が予測できない出血傾向がある場合
- PC-LR輸血を行っても，血小板数が増加しない輸血不応状態な場合

看護のポイント

- 患者の出血予防や出血時の対処に関する理解の程度を把握し，がん薬物療法により出血のリスクが上がることを説明しながらセルフケアにつなげる
- 治療としてステロイドを使用している場合はその投与量や副作用の状況を把握しておく

〈美濃正臣〉

〈文献〉

1）George JN, et al：Drug-induced thrombocytopenia: a systematic review of published case reports. Ann Intern Med, 129：886-890, 1998

2）Richardson PG, et al：Bortezomib or High-Dose Dexamethasone for Relapsed Multiple Myeloma. N Engl J Med 352：2487-2498, 2005

3）Ueno H, et al：Randomized phase III study of gemcitabine plus S-1, S-1 alone, or gemcitabine alone in patients with locally advanced and metastatic pancreatic cancer in Japan and Taiwan: GEST study. J Clin Oncol, 31：1640-1648, 2013

4）Kitagawa R, et al：Paclitaxel Plus Carboplatin Versus Paclitaxel Plus Cisplatin in Metastatic or Recurrent Cervical Cancer: The Open-Label Randomized Phase III Trial JCOG0505. J Clin Oncol, 33：2129-2135, 2015

5）De Santis M, et al：Randomized phase II/III trial assessing gemcitabine/carboplatin and methotrexate/carboplatin/vinblastine in patients with advanced urothelial cancer who are unfit for cisplatin-based chemotherapy: EORTC study 30986. J Clin Oncol, 30：191-199, 2012

6）Ohe Y, et al：Randomized phase III study of cisplatin plus irinotecan versus carboplatin plus paclitaxel, cisplatin plus gemcitabine, and cisplatin plus vinorelbine for advanced non-small-cell lung cancer: Four-Arm Cooperative Study in Japan. Ann Oncol, 18：317-323, 2007

7）Hanna N, et al：Randomized phase III trial comparing irinotecan/cisplatin with etoposide/cisplatin in patients with previously untreated extensive-stage disease small-cell lung cancer. J Clin Oncol, 24：2038-2043, 2006

8) Allegra CJ, et al : Initial safety report of NSABP C-08: A randomized phase III study of modified FOLFOX6 with or without bevacizumab for the adjuvant treatment of patients with stage II or III colon cancer. J Clin Oncol, 27 : 3385-3390, 2009
9) Navarro JT, et al : Prophylactic platelet transfusion threshold during therapy for adult acute myeloid leukemia: 10,000/microL versus 20,000/microL. Haematologica, 83 : 998-1000, 1998
10) Ogura M, et al : Pilot phase I/II study of new salvage therapy (CHASE) for refractory or relapsed malignant lymphoma. Int J Hematol, 77 : 503-511, 2003
11) Cunningham D, et al : Rituximab plus cyclophosphamide, doxorubicin, vincristine, and prednisolone in patients with newly diagnosed diffuse large B-cell non-Hodgkin lymphoma: a phase 3 comparison of dose intensification with 14-day versus 21-day cycles. Lancet, 381 : 1817-1826, 2013
12) Mateos MV, et al : Bortezomib plus melphalan and prednisone compared with melphalan and prednisone in previously untreated multiple myeloma: updated follow-up and impact of subsequent therapy in the phase III VISTA trial. J Clin Oncol, 28 : 2259-2266, 2010
13) Cines DB & Bussel JB : How I treat idiopathic thrombocytopenic purpura (ITP). Blood, 106 : 2244-2251, 2005
14) Fujimura K, et al : Is eradication therapy useful as the first line of treatment in Helicobacter pylori-positive idiopathic thrombocytopenic purpura? Analysis of 207 eradicated chronic ITP cases in Japan. Int J Hematol, 81 : 162-168, 2005
15) Diedrich B, et al : A prospective randomized trial of a prophylactic platelet transfusion trigger of 10 x 10 (9) per L versus 30 x 10 (9) per L in allogeneic hematopoietic progenitor cell transplant recipients. Transfusion, 45 : 1064-1072, 2005
16) Slichter SJ, et al : Dose of prophylactic platelet transfusions and prevention of hemorrhage. N Engl J Med, 362 : 600-613, 2010
17) Parameswaran R, et al : Romiplostim for management of chemotherapy-induced thrombocytopenia. Support Care Cancer, 22 : 1217-1222, 2014
18) Kuter DJ : Managing thrombocytopenia associated with cancer chemotherapy. Oncology (Williston Park), 29 : 282-294, 2015
19) 藤村欣吾, 他：成人特発性血小板減少性紫斑病治療の参照ガイド 2012年版. 臨床血液, 53：433-442, 2012

〈宇佐美英績〉

3 骨髄異形成症候群（MDS）

注意 骨髄抑制を引き起こす抗がん薬，アルキル化薬，エトポシド

Point

- MDSは，単一あるいは複数系統の血球減少が存在する複数の症候群の集まりである
- MDS自体の予後を考慮し，重複がんの治療計画を行う必要がある
- MDS患者は高齢者が多く，強力ながん薬物療法に対する忍容性は低い

1 骨髄異形成症候群を合併したがん患者の問題点

- 骨髄異形成症候群（MDS）患者の予後は，血球減少に関連した事象（感染症，出血など）と白血病化によって，**1年未満〜5年以上**と大きく異なるため，がん薬物療法のベネフィットを見極め開始する必要がある
- MDSは**高齢者に多く**，合併症など患者背景が大きく影響し，強力ながん薬物療法に対する忍容性は低い
- 一定量の赤血球輸血を受けたMDS患者は，輸血後鉄過剰状態により**心不全**を生じる場合もある[1]．そのため，大量補液を必要とするシスプラチン（CDDP）や心毒性を有するがん薬物療法時は，注意が必要である
- 骨髄芽球比率が高いMDS患者への顆粒球コロニー刺激因子（G-CSF）投与は，骨髄性白血病へ移行する危険性があるため注意が必要である
- 造血器腫瘍あるいは乳がん，卵巣がん，前立腺がんなどは治療後10年以内に**二次性治療関連MDS（T-MDS）**が発現する危険性がある[2]．T-MDSは**急性骨髄性白血病（AML）**に転化する危険性が高く，重複がんとなる可能性もある
- T-MDSの起因薬剤は，CDDP，カルボプラチン，メルファラン（L-PAM）などのアルキル化薬，あるいはトポイソメラーゼII阻害薬であるエトポシド（ETP），アントラサイクリン系抗がん薬などがある[3〜5]
- MDSまたはAMLにおける，T-MDSまたは二次性治療関連白血病（TRL）の割合は**10〜30％**である[6,7]

- がん薬物療法による骨髄抑制からの回復が不良なことを契機に，MDSが診断されることもある

2 MDS患者に対して注意すべきがん薬物療法

1）骨髄抑制を引き起こす抗がん薬

- MDSによる血球減少が存在するため，がん薬物療法による骨髄抑制が強く現れ，回復も遅い．そのため，骨髄抑制頻度が低い治療や強度を弱めた治療を考慮する場合がある

2）T-MDSを引き起こす抗がん薬

- がん薬物療法後のT-MDS・TRLは，ETP総投与量2,000 mg/m^{2}以上，L-PAM総投与量700 mg/m^{2}以上，CDDP総投与量1,000 mg/body以上で発症リスクが高まる[4, 5]．再発をくり返し，治療歴が長くなるがん種では，注意が必要である

3 薬物相互作用

- 血球減少に対するG-CSF，ダルベポエチン，赤血球液-LR（RBC-LR），濃厚血小板-LR（PC-LR）などと抗がん薬において，治療上考慮すべき相互作用はない
- MDS治療に使用されるレナリドミド，アザシチジンなどと抗がん薬の併用の安全性は担保されていない
- 支持療法で使用される鉄キレート剤のデフェラシロクスは，弱いCYP3A4誘導作用を有するため，CYP3A4で代謝される抗がん薬は，その血中濃度が低下する可能性がある．また，デフェラシロクスはCYP1A2およびCYP2C8を阻害するため，両酵素で代謝される抗がん薬の血中濃度は上昇する可能性がある（表）

4 治療戦略

MDS患者は，さまざまな病態を呈するため，状態に合わせた治療戦略を考慮する．

1）MDSの状態を確認

- MDSは，白血球・赤血球・血小板の単一あるいは複数系統の血球減少，形態学的異形成，骨髄における無効造血，急性白血病への転化リスクなどがあるため，病態を判断し，がん薬物療法の治療戦略を考慮する
- MDSは，骨髄芽球割合，血球減少の系統数，染色体グループの因

表●デフェラシロクスと抗がん薬との相互作用

CYP分子種への作用	影響する薬剤名	相互作用
CYP3A4誘導	シクロホスファミド，イリノテカン，ビンクリスチン，ビノレルビン，ビンデシン，ビンブラスチン，ドセタキセル，パクリタキセル，タモキシフェン，トレミフェン，アナストロゾール，レトロゾール，イマチニブ，ゲフィチニブ	血中濃度低下
CYP1A2阻害	アナストロゾール	血中濃度上昇
CYP2C8阻害	シクロフォスファミド，パクリタキセル	血中濃度上昇

各添付文書より抜粋

子により改訂国際予後予測スコアリングシステム（IPSS-R）やWHO分類に基づき層別化され**予後予測が可能**であり[8]，重複がんの治療時期を見極める必要がある

2）MDS合併患者のがん薬物療法

- IPSS-RにおけるHigh，Very Highリスク群患者は予後不良であり，重複がんの進行スピードを考慮する必要がある．MDS治療薬であるアザシチジンとほかのがん薬物療法を併用した報告はわずかにあるが[9]，手術療法や放射線療法を除いたがん治療は，事実上困難であり**治療方法は限られる**
- 5番染色体長腕の欠失を伴うVery Low，Lowリスク群MDS患者において，レナリドミド併用でほかのがん薬物療法を施行した報告もわずかにあるが，治療方法は限られる

3）抗がん薬の治療量の設定

- 白血球，赤血球，血小板の血球減少程度を考慮し，抗がん薬の治療量を設定する必要があるが，確固たる基準はない

IC インフォームド・コンセントのコツ！

MDS発症後に造血幹細胞移植を行った患者では，免疫抑制薬を内服中の場合がある．免疫抑制薬の影響を考慮して，がん薬物療法を行うリスク，ベネフィットを血液専門医とも協議し対応する．

治療成績の向上によってがんサバイバーが増加している現在，患者背景は複雑になっており考慮すべき問題も多い．キャンサーボードの機能を活かし複数の医療者の意見をとりまとめてICに臨むことが求められる．

〈満間綾子〉

4）がん薬物療法に対する支持療法

- 本邦では，MDS由来の貧血に対して，エリスロポエチン（EPO）製剤であるダルベポエチンの適応はある．しかし，**がん薬物療法由来の貧血に対する適応はなく** 適応外，RBC-LR輸血のみである
- G-CSFとEPO併用の有効性も報告されているが[10]，MDS患者に両剤を併用しながら，がん薬物療法を行う報告は稀である．透析患者や宗教上の理由で輸血ができない患者に対し両剤を併用しながら，がん薬物療法を行う報告は散見される[11, 12]
- 血小板造血刺激因子であるトロンボポエチン受容体作動薬は，MDSの血小板減少に対してその有効性が報告されているが，長期的な効果や安全性はまだ確立していない[13]．また，本邦では，慢性特発性血小板減少性紫斑病のみの適応であり，MDSおよびがん薬物療法による血小板減少への**適応はない** 適応外．がん薬物療法による血小板減少の治療法は，PC-LR輸血のみであるが，MDSの病態による血小板減少に対しての積極的な輸血は行われない

看護のポイント

- 抗がん薬の副作用と病態が重なる貧血・易感染・出血傾向へのセルフケアの確認および教育を行う
- それぞれの病状によって治療を優先するものが異なるため，病状と治療の理解を促すような補足説明を行う

〈美濃正臣〉

〈文献〉

1）Takatoku M, et al：Retrospective nationwide survey of Japanese patients with transfusion-dependent MDS and aplastic anemia highlights the negative impact of iron overload on morbidity/mortality. Eur J Haematol, 78：487-494, 2007

2）Smith SM, et al：Clinical-cytogenetic associations in 306 patients with therapy-related myelodysplasia and myeloid leukemia: the University of Chicago series. Blood, 102：43-52, 2003

3）Travis LB, et al：Risk of leukemia after platinum-based chemotherapy for ovarian cancer. N Engl J Med, 340：351-357, 1999

4）Greene MH, et al：Acute nonlymphocytic leukemia after therapy with alkylating agents for ovarian cancer: a study of five randomized clinical trials. N Engl J Med, 307：1416-1421, 1982

5）Kollmannsberger C, et al：Secondary leukemia following high cumulative doses of etoposide in patients treated for advanced germ cell tumors. J Clin Oncol, 16：3386-3391, 1998

6）Ng A, et al：Treatment-related leukaemia--a clinical and scientific challenge. Cancer Treat Rev, 26：377-391, 2000

7) Leone G, et al : The incidence of secondary leukemias. Haematologica, 84 : 937-945, 1999

8) Schanz J, et al : New comprehensive cytogenetic scoring system for primary myelodysplastic syndromes (MDS) and oligoblastic acute myeloid leukemia after MDS derived from an international database merge. J Clin Oncol, 30 : 820-829, 2012

9) Hashimoto A, et al : Combination Chemotherapy of Azacitidine and Cetuximab for Therapy-Related Acute Myeloid Leukemia following Oxaliplatin for Metastatic Colorectal Cancer. Case Rep Oncol, 7 : 316-322, 2014

10) Hellström-Lindberg E, et al : A validated decision model for treating the anaemia of myelodysplastic syndromes with erythropoietin + granulocyte colony-stimulating factor: significant effects on quality of life. Br J Haematol, 120 : 1037-1046, 2003

11) 石井達矢，他：膀胱原発小細胞癌に対してCPT-11とCBDCAによる全身化学療法を施行した血液透析患者の1例．日本透析医学会雑誌，44：79-85，2011

12) Schmitt S, et al : Successful autologous peripheral blood stem cell transplantation in a Jehovah's Witness with multiple myeloma: review of literature and recommendations for high-dose chemotherapy without support of allogeneic blood products. Int J Hematol, 87 : 289-297, 2008

13) Santini V & Fenaux P : Treatment of myelodysplastic syndrome with thrombomimetic drugs. Semin Hematol, 52 : 38-45, 2015

〈宇佐美英績〉

J. 感染症

1 かぜ症候群

注意 ステロイド，カバジタキセル，ドセタキセル

Point

- かぜ症候群は健常人においても頻繁に罹患する疾患であり，合併症例は多い
- 今までの患者自らの経験に基づき，医療機関に相談せず対処してしまう可能性があるため，患者教育が重要である
- かぜ症候群の治癒までの期間は短いため，基本的にがん薬物療法は延期する

1 かぜ症候群を合併した患者の問題点

- かぜ症候群の原因の8～9割はウイルス感染であり[1)]，抗菌薬での治療は不要といわれている[2)]．しかし，がん患者においては細菌感染のリスクも高く，正しい鑑別が必要である
- かぜ症候群の諸症状は，発熱，頭痛，全身倦怠感，鼻症状（鼻水，鼻閉），咽頭症状（咽頭痛），下気道症状（咳，痰）などがあげられる[3)]．これらの症状は**がん薬物療法の副作用と重複する**ものがあるため，鑑別に注意が必要である
- かぜ症候群は健常人の大半が罹患する疾患であり，がん患者でも過去の経験に基づき**自己判断での対処**を行い，がん薬物療法に影響を及ぼす可能性がある[4)]

2 かぜ症候群に注意すべきがん薬物療法

1）発熱性好中球減少症発症率が高いレジメン（表1）

- 発熱性好中球減少症（FN）発症率が高いレジメンは，発熱の訴えがあった場合，かぜ症候群として対応するより，口腔内，咽頭，肛門に痛みがないか，カテーテル刺入部位に腫れや痛みがないかなどのFNに特徴的な症状を確認し，**積極的にFNを疑い**対処する

2）ステロイド治療

- がん薬物療法において，かぜ症候群の発症に対するステロイド併用の影響を調査した報告はない．しかし，ステロイド治療は一般

表1 ● FNリスクが高い代表的レジメン

疾患分類	対象疾患	レジメン名	FN発症率
造血器腫瘍	DLBCL	R-CHOP-21	18～19%
	バーキットリンパ腫	Hyper CVAD	86%
	再発難治性リンパ腫	CHASE	25%
		ICE/R-ICE	11.5～24%
	限局期鼻咽頭NK/T細胞リンパ腫	2/3DeVIC+RT	15%
	進行・再発NK/T細胞リンパ腫	SMILE	39%
乳がん	乳がん	FEC	8.4%
		FEC-DOC	20%（FEC） 7%（DOC）
		AC-DOC	16%（DOC）
		TC	68.8%
泌尿器がん	膀胱がん	MVAC	24%
	前立腺がん	DOC	16.3%
		カバジタキセル	54.5%
婦人科がん	卵巣がん	DC	11%
		PTX	22%
		ノギテカン	10%
	子宮体がん	DP	10%
	子宮頸がん	CDDP+ノギテカン	18%
		CBDCA+CPT-11	11%
呼吸器がん	小細胞肺がん	AMR	14%
	非小細胞肺がん	CDDP+CPT-11	14%
		CBDCA+PTX	18%
		CDDP+VNR	18%
消化器がん	胃がん	DCF	41%
	食道がん	DOC	18%

文献5を参考に作成

に用量依存的に感染のリスクを増加させる．**高齢者**や**プレドニゾロン10 mg/日以上**，もしくは**累積投与量が700 mg**を超えた場合に感染率が上昇したとの報告がある[6, 7]

- 副作用対策の低用量であっても，長期継続している場合はリスク要因となるため，症状の発現に注意する．ただし，一般にステロイド治療におけるウイルス感染の原因ウイルスは，かぜ症候群に

最も多いライノウイルスではないことから，ステロイド治療に消極的になる必要はない

> **Pitfall**
>
> がん薬物療法時にかぜ症状を認めた際には，合併症による症状ではないか，慎重に鑑別を行う．骨髄抑制があらわれる時期にはFNに注意する必要があり，また呼吸器症状を認める場合には薬剤性肺障害の可能性も考慮する．使用レジメンや抗がん薬投与からの日数を考慮し，リスクに応じて適切に診断する必要がある．
>
> 〈下方智也〉

3 薬物相互作用

- かぜ症候群の治療薬は，通常，対症療法薬であり，一般に抗がん薬と併用されることも多い．通常の感冒薬では，治療上考慮すべき相互作用は認められない
- 細菌による二次感染対策として使用されるマクロライド系の抗菌薬は，**CYP3A4阻害作用**をもつ．併用する場合は，同酵素で代謝される抗がん薬や制吐薬および鎮痛薬などに影響があることを念頭におく

4 治療戦略

1）かぜ症候群の識別（表2）

- がん薬物療法を受けている患者は細菌感染のリスクが高く，安易なかぜ症候群との診断は禁物である．ただ，細菌感染症は「1つの細菌」による「1つの臓器」に対する感染が原則であり，上気道から下気道まで**広い範囲**にわたる症状がある場合は**細菌感染でない**と考えられる[9]．表2の臨床症状と合わせて，かぜ症状と細菌感染との識別を適切に行う
- がん患者において**発熱はFNの可能性**を大いに考慮するべきである．かぜ症候群における発熱は，38℃を超えることは少ない[2]．また，本邦においてFNは腋窩温37.5℃以上の発熱で，好中球数が500/μL未満，または1,000/μL未満で48時間以内に500/μL未満に減少すると予測される状態と定義されており，体温があまり高くないからということで，かぜ症候群と判断するのではなく，**血液検査**の結果を考慮に入れる

2）かぜ症候群を併発するがん患者に対する対応

- がん患者は全身状態（PS）が低下している場合も多く，また，肺

表2 ●かぜ症状と細菌感染の臨床症状の違い

臨床症状・検査値	かぜ症候群	細菌感染
発症	緩徐	通常緩徐
症状分布	局所的	全身〜局所
発熱	通常微熱	微熱〜高熱
痰	白色・粘液性	黄色・膿性
咽頭痛	多い	少ない
白血球数	正常〜減少	増加
好中球	正常〜減少	増加
リンパ球	相対的増加	相対的減少
CRP	陰性〜軽度上昇	中等度〜高度上昇

文献8を参考に作成

がんや肺転移がある場合は，呼吸器症状を呈していることもある．そこにかぜ症候群を併発することにより，患者のQOLが著しく低下する可能性がある．かぜ症候群の**対症療法**を行い，**積極的に症状を緩和**する

- かぜ症候群において，がん患者は細菌二次感染の高リスク患者である[10]．骨髄抑制が遷延している患者などでは，β-ラクタム系やマクロライド系の抗菌薬を**最大投与量で3日**を限度としての使用を検討する[2]

3）かぜ症候群発症時のがん薬物療法

- かぜ症候群の罹患は短期間であり[11]，1週間程度のがん薬物療法の**延期で対応可能**な場合が多い．したがって，重症化を引き起こしかねないがん薬物療法を積極的に行うことは，合理的ではない

4）インフルエンザウイルス感染症

- 一般にはかぜ症候群と区別されるが，インフルエンザにも注意が必要である．がん薬物療法により免疫が低下している状態で感染すると重篤化する危険性がある
- インフルエンザウイルスの感染力が非常に高いため，感染を疑う場合は隔離し診断を行う
- インフルエンザウイルスに関しては，ワクチンによる予防が広く行われており，その有用性が認められている．一方で，がん薬物療法中の患者はその免疫獲得に影響がでるため，がん薬物療法を開始する2週間以上前か，がん薬物療法終了後7日以上経過した

後の接種が勧められている[12]．患者に積極的に接種を勧めるとともに，そのタイミングについても指導する

5）患者教育

- がん薬物療法中にかぜ症候群を発症した場合，二次感染のリスクが上昇し，がん治療の妨げになる可能性がある．したがって，発症予防を目的にうがいや手洗いなどを，適宜行うように指導する[2)]
- 発熱などを通常のかぜ症候群と思い込み，自己対処で解決しようとする可能性がある．3日以上持続する発熱や悪化する咳嗽などは，FNや肺炎などがん薬物療法の重篤な副作用の可能性もある．抗がん薬ごとの副作用発現頻度や骨髄検査の推移を考慮し，リスクが高い状況であれば，積極的に医療機関に相談，受診をするように説明する

看護のポイント

- かぜ症候群ではかかりつけ医を受診することもあり，その際はがん薬物療法の概要がわかるものを持参するよう説明する
- かぜ症候群を理由にがん薬物療法が延期になった場合は，風邪くらいで延期をしたくないと思う患者もいる．患者の安全を守るための措置であることを説明する
- 子どもや孫の世話を通してかぜ症候群をうつされることのないよう，予防策や対応策を決めておく

〈田﨑亜希子〉

<文献>

1）日本呼吸器学会呼吸器感染症に関するガイドライン作成委員会：第Ⅳ章 気道感染症の原因菌とその検出法．「成人気道感染症診療の基本的考え方」，pp21-26，2003

2）日本呼吸器学会呼吸器感染症に関するガイドライン作成委員会：第Ⅴ章 急性上気道炎，いわゆる“かぜ症候群”の治療方針．「成人気道感染症診療の基本的考え方」，pp27-33，2003

3）「呼吸器の病期 A-01 かぜ症候群」（日本呼吸器学会）：http://www.jrs.or.jp/modules/citizen/index.php?content_id=2

4）保田里美，他：外来化学療法中止理由からみる，治療継続を支える看護師の役割．日本看護学会論文集：看護総合，44：98-101，2014

5）「G-CSF適正使用診療ガイドライン2013年版 ver.3」（日本癌治療学会/編），2016：http://www.jsco-cpg.jp/item/30/index.html

6）Sakuma Y, et al：Initial functional status predicts infections during steroid therapy for renal diseases. Clin Nephrol, 63：68-73, 2005

7）Stuck AE, et al：Risk of infectious complications in patients taking glucocorticosteroids. Rev Infect Dis, 11：954-963, 1989

8）日本呼吸器学会呼吸器感染症に関するガイドライン作成委員会：第IV章 気道感染症の原因菌とその検出法．「成人気道感染症診療の基本的考え方」，p23，2003

9）高野義久：各科外来治療における耐性菌感染症の実際 呼吸器科―かぜ症候群・急性気管支炎．治療，90：2893-2898，2008

10）日本呼吸器学会呼吸器感染症に関するガイドライン作成委員会：第VI章 急性気管・気管支炎の治療方針．「成人気道感染症診療の基本的考え方」，pp34-36，2003

11）Kenealy T & Arroll B：Antibiotics for the common cold and acute purulent rhinitis. Cochrane Database Syst Rev, CD000247, 2013

12）日本臨床腫瘍学会：Clinical Question 27 がん薬物療法を受けている患者にワクチン接種は有効か？「発熱性好中球減少症（FN）診療ガイドライン」（日本臨床腫瘍学会/編），p67，金原出版，2012

〈須藤正朝〉

J. 感染症

2 結核・非結核性抗酸菌症

注意 リツキシマブ，ステロイド，分子標的治療薬

Point

- 潜在性結核感染症患者において，がん薬物療法は発症リスクを増加させるため，リスクを明確にして化学予防を考慮する
- がん薬物療法は，活動性結核の治療に影響する可能性があり，薬物相互作用も懸念されるので，治癒可能な結核治療を優先させるのが合理的である
- 非結核性抗酸菌症（NTM）を発症した際は，治療の優先度を確認するために，専門医と連携する

1 結核・NTMを合併したがん患者の問題点

- 本邦での結核罹患患者は減少傾向であるが，その減少速度は鈍化している．日本は米国と比較して罹患率は高く，高齢者の比率が高い[1]．高齢者が多いがん患者においても結核の発症には注意が必要である
- 結核のリスクファクターとしてがんがあり[2]，**がん患者の結核発症率は高い**．また，逆に結核患者の肺がん発生率も一般患者と比較して**25倍**との報告もあり[3]，がんと結核が併発する症例は少なくない
- 抗がん薬によって免疫が抑制されると，過去に感染し潜伏していた結核菌が**再活性化**して，結核を発症する[2]
- NTMの原因の８割は*Mycobacterium avium complex*（MAC）であり，予後は比較的よい．しかし，いまだ決定的な薬物療法が存在していない[4]

2 結核・NTMに注意すべきがん薬物療法

1）リツキシマブ併用療法

- リツキシマブ治療を受けている患者には，ツベルクリン反応やインターフェロンγ遊離試験を実施して感染歴を確認する．陽性であれば結核の化学予防を考慮する[5]

表1 ●結核再活性化に関する記載がある抗がん薬

薬剤名	適応疾患
アレムツズマブ	再発または難治性の慢性リンパ性白血病
イブルチニブ	再発または難治性の慢性リンパ性白血病（小リンパ球性リンパ腫を含む） 再発または難治性のマントル細胞リンパ腫
エベロリムス	根治切除不能または転移性の腎細胞がん 神経内分泌腫瘍 手術不能または再発乳がん
テムシロリムス	治切除不能または転移性の腎細胞がん
パノビノスタット	再発または難治性の多発性骨髄腫
モガムリズマブ	CCR4陽性の成人T細胞白血病リンパ腫 再発または難治性のCCR4陽性の末梢性T細胞リンパ腫 再発または難治性のCCR4陽性の皮膚T細胞性リンパ腫

添付文書より抜粋（2017年6月現在）

2）添付文書に「結核再活性化」の記載がある抗がん薬（表1）

- これらの抗がん薬での治療を開始する前には，結核感染のスクリーニングが必要である

3）ステロイド治療

- 免疫抑制作用によって結核発症のリスクが増大する[6]．例えば，プレドニゾロンで15 mg/日の投与を1カ月以上続けている場合にリスクが上昇するため[7]，造血器腫瘍レジメンや支持療法でステロイドを長期投与する場合には，モニタリングを強化する

4）リンパ球を減少させる抗がん薬（表2）

- 抗酸菌感染症において効果的な防御免疫反応には，リンパ球がかかわる獲得免疫系と自然免疫系の相互作用が必要となる[8]．リンパ球減少をもたらす抗がん薬は**NTM発症に留意**する

3 薬物相互作用

- 結核およびNTM治療においては，**リファンピシン**がキードラッグである．リファンピシンはCYP3A4やP-glycoprotein（P-糖タンパク：P-gp）を強く誘導するため，両者の基質となる抗がん薬，例えばそのほとんどがCYP3A4で代謝される経口分子標的治療薬などを併用する場合，抗がん薬の効果が減弱する可能性がある

表2 ● リンパ球を減少させる抗がん薬

分類	薬剤	リンパ球減少症発現率
アルキル化薬	テモゾロミド	42%
	ベンダムスチン	97.9%
白金製剤	オキサリプラチン	66.7%
微小管伸長阻害薬	エリブリン	54.3～78.4%
代謝拮抗薬	アザシチジン	52.8%
	クラドリビン	87%
	クロファラビン	84.6%
	ゲムシタビン	51.6%
	トリフルリジンチピラシル	9.5～33.6%
	フルダラビン	96.9%
	ペメトレキセド	64%
免疫調節薬	レナリドミド	63.6%
分子標的治療薬	イマチニブ	61.4～100%
	ゲムツズマブオゾガマイシン	80%
	スニチニブ	57%
	ダサチニブ	58.4%
	フォロデシン	97.9%
	ブレンツキシマブベドチン	75%
	ボルテゾミブ	10.6～98.5%
	モガムリズマブ	71.3～88.8%

添付文書より抜粋（2017年6月現在）

- UpToDateの薬物相互作用オンライン検索において，リファンピシン併用時に，抗がん薬のAUC変化率が記載されている抗がん薬の一覧を表3に示す．一部の分子標的治療薬やアビラテロン，エキセメスタンは，リファンピシン併用時に増量することを推奨されているが，一般的には，標準投与量を超えた安易な増量は避けるべきである
- リファンピシン中止後のCYP3A4誘導への影響は一般に1～2週程度継続するとされているため[9]，がん薬物療法を開始する際の目安とする
- 抗がん薬とリファンピシンを同時併用している場合，リファンピシン終了後に併用抗がん薬のAUCが増加する可能性がある．その場合，有害事象が変化しそれまでよりも重篤になりうることを念

表3 リファンピシン（RFP）との相互作用が考えられる抗がん薬

分類	薬剤名	関与代謝酵素	AUC変化率
分子標的治療薬	アキシチニブ	CYP3A4/5	**79％低下**
	アファチニブ	P-gp	**34％低下** （米国では10 mgの追加投与，P-gp誘導剤中止2～3日後に元の投与量へ戻すことを推奨している）
	イブルチニブ	CYP3A4	**90％低下**※1
	イマチニブ	CYP3A4	**74％低下** （米国では50％の増量を推奨している）
	エベロリムス	CYP3A4 P-gp	**63％低下**，クリアランス1.7倍 （米国では10 mg/日から5 mgずつ増量し20 mg/日での投与を推奨している）
	エルロチニブ	CYP3A4	**67～81％低下** （米国では2週間ごとに50 mgずつ増量し最大450 mgまでの投与を推奨している）
	オシメルチニブ	CYP3A4	**78％低下** （米国では160 mg/日への増量，誘導剤中止後3週間で80 mg/日への減量を推奨している）
	クリゾチニブ	CYP3A4	**82％低下**
	ゲフィチニブ	CYP3A4 CYP1A2 CYP2C9	**47％低下** （米国では500 mg/日への増量を考慮し，RFP中止後7日で250 mgへの減量を推奨している）
	スニチニブ	CYP3A4	**46％低下**
	セリチニブ	CYP3A4	**70％低下**
	ソラフェニブ	CYP3A4	**37％低下**
	ダサチニブ	CYP3A4	**82％低下**
	テムシロリムス	CYP3A4/5 P-gp	**56％低下**※2 （米国では50 mg/週へ増量し，誘導剤中止後は元の投与量への減量を推奨している）
	ニロチニブ	CYP3A4	**80％低下**
	バンデタニブ	CYP3A4	**40％低下**（活性代謝物は2.7倍）※3
	ボスチニブ	CYP3A4 P-gp	**94％低下**
	ポナチニブ	CYP3A4	**63％低下**

（次ページに続く）

（続き）

分類	薬剤名	関与代謝酵素	AUC変化率
分子標的治療薬	ボルテゾミブ	CYP3A4	**45％低下**
	ラパチニブ	CYP3A4 P-gp	**72％低下**※4 （米国ではカペシタビン併用で1,250 mg→4,500 mg/日，アロマターゼ阻害薬併用で1,500 mg→5,500 mg/日への増量を推奨している）
	ルキソリチニブ	CYP3A4 CYP2C9	**61％低下** （米国では活性代謝物が増加するため，投与量の調節は推奨されていない）
	レゴラフェニブ	CYP3A4	未変化体：**50％低下** M-5※5：2.6倍に上昇
ホルモン剤	アビラテロン	CYP3A4	**55％低下** （米国では1回/日から2回/日への増量を推奨している）
	エキセメスタン	CYP3A4	**54％低下** （米国では50 mg/日へ増量することを推奨している）
	タモキシフェン	CYP3A4	**86％低下**※6
	トレミフェン	CYP3A4	**80％低下**※7
その他	トラベクテジン	CYP3A4	**31％低下**

日本の添付文書のAUC変化率の記載は，これらのデータを参考に記載されている．米国での推奨用量は，併用が避けられない場合などの条件付きであり，モニタリングを強化するよう記載されている．
※1　シュミレーションによるデータ
※2　活性代謝物シロリムスの変化率
※3　N-デスメチル体（未変化体と同等の活性をもつ）
※4　カルバマゼピンとの併用による．リファンピシンにおいてはさらなる低下が予想される
※5　M-5は活性代謝物，未変化体と同等の活性
※6　未変化体のデータ，活性代謝物のエンドキシフェンも影響を受けると考えられる
※7　活性代謝物N-ジメチル体の変化率
UpToDateを参考に作成（2017年6月現在）

頭におく

- 結核およびNTMとの同時治療において，リファンピシンと同等の作用をもち，相互作用の少ない**リファブチン**の使用を検討することができる[10]．専門医と連携し，治療方針を確認する
- NTM治療ではクラリスロマイシン，リファンピシンおよびエタンブトールの3剤併用療法が基本である．一般にリファンピシンの誘導作用の方が強いと考えられるが，クラリスロマイシンのCYP3A4阻害作用も念頭においておく必要がある

4 治療戦略

1）がん薬物療法中の結核発症

- 潜在性結核感染症患者に，がん薬物療法を施行する際には，**化学予防**〔イソニアジド5 mg/kg/日（最大300 mg/日），6または9カ月，イソニアジドが使用できない場合には，リファンピシン10 mg/kg/日（最大600 mg/日），4または6カ月〕を行う有効性が報告されている[5)]
- 一般に，がん患者はステロイドの内服や低体重など複合したリスクが存在するため，がん薬物療法開始前に専門医にコンサルトし，化学予防を考慮する

2）結核併発時のがん薬物療法

- 結核は治癒可能であるが，不完全・不適切な治療を行えば**薬剤耐性結核**となり，治療に難渋する[11)]．がんは難治であり，がん薬物療法による免疫低下は結核の治療を不完全にする可能性がある．状況が許されるなら，結核のコントロールがつくか，初期治療が終了するまでは，**がん薬物療法の治療を遅らせる**ことが合理的である．しかし，併発時にがんおよび結核の治療どちらを優先するか，または同時に治療を行うか，について一定のコンセンサスはなく，併発時点で専門医と相談し，病状・予後を考慮し総合的に治療方針を決定する
- 同時に治療を行う際には，3薬物相互作用に記載した点を考慮し，表3にあげているAUC変化率も参照して抗がん薬の選択を行う

3）がん薬物療法中のNTM発症

- MACにおいては，発症患者や発症素因をもつリスクの高い患者では，頻繁な土壌曝露により，感染もしくは再感染の頻度が高まる[12)]．リンパ球減少率が高いがん薬物療法を行う際は，**土壌曝露を避ける**ように指導する

4）NTM併発時のがん薬物療法

- がん薬物療法と抗酸菌治療を同時に行った例が報告されている[13, 14)]．ただし，抗がん薬投与によるNTMの再活性化には注意が必要で，NTMのコントロールが十分についた時点での併用が望ましい
- NTM治療の開始時期に関して一定のコンセンサスはなく[10)]，がん治療時のNTM治療開始時期も確定的なエビデンスはない．前述のように，NTMのコントロール状況が判断基準となるため，専門医と併発当初より連携をとり治療に取り組む

5）発熱性好中球減少症（FN）の治療における結核のリスク

- NCCNガイドラインにおいては，FN発症の際は結核曝露の初期評価も必要であるとされている[15]．FNを発症した際の初期治療は，結核感染のスクリーニング結果も考慮に入れる

IC インフォームド・コンセントのコツ！

専門医としっかり連携したうえで，結核や非結核性抗酸菌症の治療とがんの治療のどちらを優先して行うかを，本人や家族に十分に説明し病状を理解してもらうことが大切である．特に結核は周囲の人に感染する危険性があることをよく理解してもらい，発熱や咳嗽，喀痰などの症状が持続する場合には，早めに医療機関を受診するように指導する．

〈下方智也〉

看護のポイント

- がん薬物療法開始による結核・非結核性抗酸菌症の再燃の可能性を念頭におき，発熱や咳嗽などの症状やSpO_2のモニタリングを行う
- がん薬物療法による副作用と重複すると患者の体力の消耗は増大し，どちらの治療も継続が困難となる．治療継続について専門医とディスカッションし，どちらかの治療を中断する場合は，それによる不安への介入を行う

〈田﨑亜希子〉

<文献>

1）日本結核病学会：Ⅰ章 結核の現状．「結核診療ガイドライン 改訂第3版」（日本結核学会/編），pp1-8，2015
2）日本結核病学会：Ⅱ章-6.ハイリスク者の結核．「結核診療ガイドライン 改訂第3版」（日本結核学会/編），p33，2015
3）小松彦太郎，他：肺癌と活動性結核の合併例の検討．結核，56：49-55，1981
4）「非結核性抗酸菌症診療マニュアル」（日本結核病学会/編），pp76-88，2015
5）日本結核病学会予防委員会・治療委員会：潜在性結核感染症治療指針．結核，88：497-512，2013
6）Dong YH, et al：Use of inhaled corticosteroids in patients with COPD and the risk of TB and influenza: A systematic review and meta-analysis of randomized controlled trials. a systematic review and meta-analysis of randomized controlled trials. Chest, 145：1286-1297, 2014
7）Targeted tuberculin testing and treatment of latent tuberculosis infection. Am J Respir Crit Care Med, 161：S221-S247, 2000
8）松山政史，他：非結核性抗酸菌症の最新知見 免疫─肺MAC症と免疫─．呼吸，32：238-243，2013

9）Strayhorn VA, et al：Update on rifampin drug interactions, III. Arch Intern Med, 157：2453–2458, 1997

10）日本結核病学会非結核性抗酸菌症対策委員会，日本呼吸器学会感染症・結核学術部会：肺非結核性抗酸菌症化学療法に関する見解－2012年改訂．結核，87：83–86，2012

11）日本結核病学会：V章 結核の治療．「結核診療ガイドライン 改訂第3版」（日本結核病学会/編），pp77–96，2015

12）「非結核性抗酸菌症診療マニュアル」（日本結核病学会/編），pp34–43，2015

13）藤田 雄，他：肺癌と活動性非結核性抗酸菌症に対し癌化学療法と抗酸菌治療の同時加療を行った1例．日呼吸会誌，49：855–860，2011

14）森 雅秀，他：非結核性抗酸菌症と非小細胞肺癌が同時に発見され抗酸菌治療と癌化学療法を並行して行った2症例．日胸，67：613–621，2008

15）「NCCN clinical praciice guidelines in oncology：Prevention and Treatment of Cancer–Related Infections（version 2.2016）」（NCCN）：https://www.nccn.org/professionals/physician_gls/pdf/infections.pdf

〈須藤正朝〉

K. 眼科疾患

1 緑内障・白内障・硝子体疾患

注意 タモキシフェン，クリゾチニブ，ステロイド

Point

- 事前に既往歴などの十分な問診を行う
- がん薬物療法中に眼痛，視力低下，霧視などの症状があれば，すみやかに眼科医にコンサルトする
- がん薬物療法中の眼科手術の際は，抗がん薬の投与時期や休薬の要否について検討する

1 緑内障・白内障・硝子体疾患を合併したがん患者の問題点

- 抗がん薬による角膜障害や涙道閉塞などの副作用があり，眼科疾患の既往を有する患者では注意する
- 眼球には毛細血管が豊富に分布し，視機能にはさまざまなシグナル伝達経路が関与するため，分子標的治療薬の影響を受けることがある[1)]

1）緑内障（図1）

- 40歳以上の**20人に1人**が罹患するが，うち9割が発症に気づかない
- 続発緑内障として，眼の外傷やぶどう膜炎によるもの，糖尿病性網膜症によるもの，ステロイドなど薬物使用が原因となるものなどがある
- 未治療の閉塞隅角緑内障では，抗コリン作用を有する薬剤による散瞳に伴い，隅角がさらに閉塞されるため，抗コリン作用を有する薬剤は**禁忌**である
- 緑内障に禁忌とされている薬剤であっても，閉塞隅角緑内障の手術後や，開放隅角緑内障であれば投与可能な場合があるので，眼科医に確認する

2）白内障

- 40歳以上の有病率は**31～41％**[3)]
- ステロイドの局所投与，全身投与により**ステロイド白内障**を発症することがある
- 白内障手術は一般的には緊急性がないが，水晶体融解性ぶどう膜炎の場合は緊急手術を要する

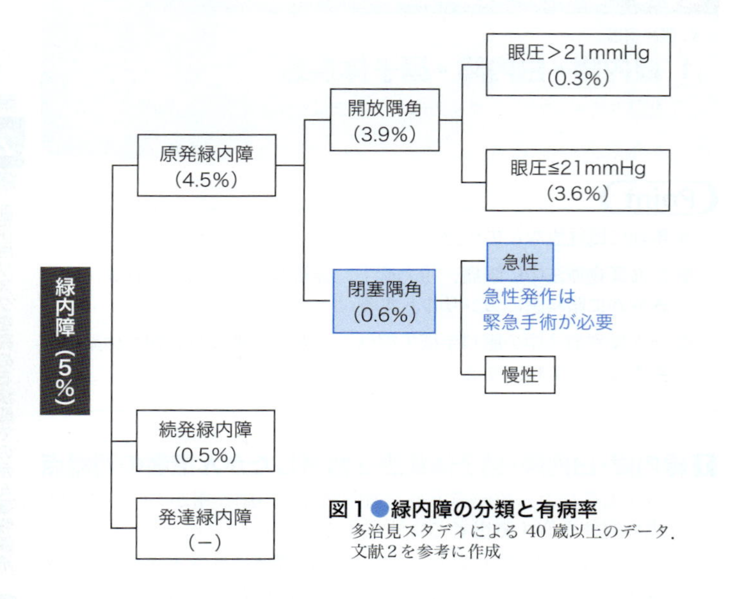

図1 ●緑内障の分類と有病率
多治見スタディによる40歳以上のデータ．
文献2を参考に作成

3）網膜・硝子体疾患

- 網膜剥離は，無治療では失明に至る危険性が高いため多くは手術を要する

2 緑内障・白内障・硝子体疾患などで注意すべき抗がん薬と支持療法（表1）

1）抗エストロゲン薬（タモキシフェン），アロマターゼ阻害薬（アナストロゾール）

- タモキシフェン，アナストロゾールによる白内障の報告がある[4)]
- タモキシフェン投与による網膜症や角膜混濁の報告がある[5, 6)]

2）ALK阻害薬（クリゾチニブ，アレクチニブ）

- 視力障害，光視症，霧視，硝子体浮遊物，複視，視野欠損，羞明，視力低下などの視覚障害がみられる
- 網膜にはALKやc-METが発現しており，網膜機能に対する直接的な作用が視覚障害に関与している可能性がある
- クリゾチニブ投与中は，自動車運転などの危険を伴う機械を操作する場合には十分注意する

表1 ●眼科疾患で注意すべき抗がん薬と支持療法

分類	薬剤	眼障害頻度	副作用※
抗エストロゲン薬	タモキシフェン	0.2%	白内障（6.9%）[4]
アロマターゼ阻害薬	アナストロゾール	3.0%	白内障（5.9%）[4]
ALK阻害薬	クリゾチニブ	70.2%	視覚障害（45.1%），光視症（7.1%） 硝子体浮遊物（2.7%）
	アレクチニブ	17.2%	結膜炎（5.2%），眼乾燥（5.5%） 白内障（1.7%），硝子体出血（1.7%）
EGFR阻害薬	エルロチニブ	42.3%	結膜炎（8.9%），角膜びらん（8.1%） 眼乾燥（7.3%），点状角膜炎（8.9%） **［重大な副作用］** 角膜穿孔（0.1%），角膜潰瘍（0.1%）
	アファチニブ	37.5%	結膜炎（14.8%），眼乾燥（14.8%） 白内障（3.1%），硝子体剥離（0.8%）
	オシメルチニブ	15.0%	眼乾燥（5.0%），白内障（0.7%）
ステロイド	デキサメタゾン，プレドニゾロン	-	緑内障・後嚢白内障に原則**禁忌**
抗ヒスタミン薬	ジフェンヒドラミン	-	緑内障に**禁忌**
チロシンキナーゼ阻害薬	ダサチニブ	35.1%	眼瞼浮腫（18.2%），結膜出血（9.1%） 霧視（5.2%），白内障（1.3%） 眼圧上昇（1.3%）
マルチキナーゼ阻害薬	バンデタニブ	30.6%	霧視（6.9%），角膜混濁（6.9%） 核性白内障（0.4%），緑内障（0.8%）
抗HER2ヒト化モノクローナル抗体	トラスツズマブエムタンシン	21.9%	流涙増加（8.2%），結膜出血（6.8%） 結膜炎（5.5%） 硝子体浮遊物（2.7%）

※発現率5％以上のもの，または緑内障・白内障・硝子体疾患に関連するもの
各薬剤のインタビューフォームおよび文献4を参考に作成

3）EGFR阻害薬（エルロチニブ，アファチニブ，オシメルチニブ）

- 結膜炎，角膜炎などが発症することがある
- EGFRは角膜から輪部基底細胞に発現し，角膜上皮の増殖と創傷治癒に関与している

4）ステロイド（デキサメタゾン，プレドニゾロン）

- 白内障や緑内障の発症リスクとなる
- 線維柱帯の細胞外器質変化，線維柱帯細胞自体の接着能や形態変

化などによって，房水流出抵抗が増加する[7)]

- ステロイド（外用薬）の局所投与により白内障を生ずることは稀である．一方，緑内障は数週間のうちに眼圧亢進とともに誘発されることがある[8)]

5）**抗ヒスタミン薬**（ジフェンヒドラミンなど）

- 緑内障患者に対する抗コリン作用は，瞳孔括約筋を弛緩させ散瞳することにより，さらに隅角が閉塞され眼圧が上昇する

> **Pitfall**
>
> 白内障手術のように患者のQOLを著しく向上することが期待される治療は，たとえ腫瘍の生命予後が厳しい場合でも適応となることがある．また，原疾患の治療のみならず，併存疾患の症状にも注意を払い，眼科を含むさまざまな診療科と連携して治療に臨む必要がある．
>
> 〈前田 修〉

3 薬物相互作用

- 眼科疾患治療薬と抗がん薬の相互作用の情報は乏しい
- 緑内障治療薬として使用されるβ遮断薬（点眼薬）は，β遮断薬**全身投与時と同様の副作用**があらわれることがあるので注意を要する

4 治療戦略

1）がん薬物療法実施前

- 眼科疾患に注意すべき抗がん薬を使用する場合に，眼科疾患の既往歴などを有するときは眼科受診を勧める
- 眼科を定期的に受診している場合は眼科医と連携する．症状がある場合は眼科を受診させる

2）がん薬物療法実施中

- 眼痛や視力障害などの症状があれば，すみやかに眼科医へコンサルトする
- 忍容できない眼症状が出現すれば，抗がん薬の減量や中止を検討する
- 膵がんを対象としたエルロチニブの国内第Ⅱ相臨床試験では，角膜炎が発症した際の休薬減量基準は表2のように定められていた

表2 ●膵がんに対するエルロチニブの国内臨床試験における角膜炎発症時の休薬・再開基準

	Grade 2	Grade 3
CTCAE v4.0（角膜炎）	症状がある；内科的治療を要する（例：外用薬）；身の回り以外の日常生活動作の制限	視力低下（0.5未満，0.1を超える）；身の回りの日常生活動作の制限
休薬基準	2週間以上継続する場合はGrade 1以下になるまで休薬	Grade 1以下になるまで休薬
投与再開時の用量	同一用量で再開．ただし，主治医判断で50 mgに減量して再開可能	50 mgで再開

ゲムシタビンとの併用においてエルロチニブは100 mgを1日1回経口投与する．
タルセバ® インタビューフォームを参考に作成

3）がん薬物療法実施中に眼科手術をする場合

- 抗がん薬による好中球減少の程度や持続期間によって，手術治療の感染リスクが高まる
- 小切開の眼科手術は抗がん薬を休薬する必要がない症例も多く，眼科医と連携して休薬の要否を検討する
- 創傷治癒遅延の副作用がある分子標的治療薬では，術後の再開に注意する（表3）

IC インフォームド・コンセントのコツ！

ALK阻害薬による視覚障害のように，新しい分子標的治療薬では，細胞障害性抗がん薬とは異なる副作用に注意が必要となる．目がかすむ，ものが二重に見える，ものが見づらいなど，視覚障害が疑われる症状があれば，すぐ報告するように患者を指導する．

〈前田 修〉

◆看護のポイント◆

- 緑内障患者では抗コリン薬の使用が**禁忌**となる場合があり，過敏症予防の前投薬の内容に注意する
- 目の見えにくさは生活動作に直接影響すると同時に患者に不安も与える．転倒や危険環境から身を守り，安心して生活できることを支援する

〈田﨑亜希子〉

表3 ●添付文書に創傷治癒遅延の注意喚起がある抗がん薬

薬剤	添付文書の項	術前休薬期間	術後再開までの休薬期間
ベバシズマブ	警告 重大な副作用	6～8週間	4週間程度
アキシチニブ	重大な副作用	24時間	小手術：7日後 大手術：2～3週間
パゾパニブ	重大な副作用	7～10日	創傷が治癒するまで
ラムシルマブ	重大な副作用	外科的処置の前に投与を中断	創傷が治癒するまで 4週間程度
レンバチニブ	重大な副作用	外科的処置の前に投与を中断	創傷が治癒するまで
スニチニブ	その他の副作用	7～10日	4週間程度

各薬剤のインタビューフォームを参考に作成

<文献>

1）Ho WL, et al：The ophthalmological complications of targeted agents in cancer therapy: what do we need to know as ophthalmologists? Acta Ophthalmol, 91：604-609, 2013

2）日本緑内障学会：緑内障診療ガイドライン 第3版．日眼会誌，116：65，2011

3）Zetterberg M & Celojevic D：Gender and cataract--the role of estrogen. Curr Eye Res, 40：176-190, 2015

4）Howell A, et al：Results of the ATAC (Arimidex, Tamoxifen, Alone or in Combination) trial after completion of 5 years' adjuvant treatment for breast cancer. Lancet, 365：60-62, 2005

5）鈴木茂伸：視力障害．日本臨床，72：565-569，2014

6）Pavlidis NA, et al：Clear evidence that long-term, low-dose tamoxifen treatment can induce ocular toxicity. A prospective study of 63 patients. Cancer, 69：2961-2964, 1992

7）柏木賢治：ステロイド点眼薬の眼科的副作用．あたらしい眼科，25：437-442，2008

8）「ステロイド薬の選び方と使い方」（矢野三郎/監，佐藤文三/編），南江堂，1999

〈大辻貴司〉

第3章
見過ごせない臨床背景とがん薬物療法

1 周術期

注意 合併症予防，術前・術後がん薬物療法，血管新生阻害薬

Point

- 周術期は患者の状態が大きく変わりうるため，チームで患者情報を共有する
- 術前・術後のがん薬物療法ではアドヒアランスが非常に重要である
- 血管新生阻害薬は創傷治癒遅延の副作用があるため，手術前後には適切な休薬期間を設ける

1 周術期の患者の概要と問題点

- 周術期とは，術前・術中・術後を含めた一連の期間であり，手術による解剖学的変化など患者の状態が大きく変わりうる．周術期医療においては**合併症予防や術後の回復能力を強化**し，予後を改善することが重要である

1）手術部位感染症（SSI）

- SSIの発生は，術後のがん薬物療法の導入遅延を招く可能性がある
- **予防的抗菌薬投与**はSSIの発生予防として効果的な手段の1つであり，日本化学療法学会・日本外科感染症学会が作成しているガイドライン[1)]や2013年の米国のガイドライン[2)]を参考に実施する

2）静脈血栓塞栓症（VTE）

- 外科手術はVTEの強いリスク因子となり，悪性疾患の場合，非悪性疾患患者と比べて3～5倍多い[3)]
- また，**がん薬物療法もVTEのリスクを増加**させる．特に**術後**がん薬物療法を予定している場合，VTEの予防を「肺血栓塞栓症および深部静脈血栓症の診断、治療、予防に関するガイドライン」[4)]を参考に実施する

2 周術期におけるがん薬物療法の概要と注意点

- 術前・術後のがん薬物療法は，主に細胞障害性抗がん薬が使用される

- 術後のがん薬物療法は，術後合併症から回復しており，骨髄や肝腎機能など主要臓器機能が保たれていることを基本条件として，遅延することなく適切な時期に開始する
- 分子標的治療薬や免疫チェックポイント阻害薬による周術期治療が検討されているが，有用性が確立されているものは少ない．HER2陽性乳がんではトラスツズマブ，消化管間質腫瘍（GIST）ではイマチニブが適応となる
- 各がん腫の治療法については，保険診療の適否を確認するとともに，国内外のガイドラインなどで最新の情報を参照する

▶ 適応となる代表的な疾患

術前がん薬物療法	骨肉腫，食道がん，咽頭がん，乳がん，胚細胞腫瘍，膀胱がん，小児固形腫瘍など
術後がん薬物療法	胃がん，子宮体がん，食道がん，膵臓がん，大腸がん，乳がん，非小細胞肺がん，卵巣がんなど

1）術前がん薬物療法および術後がん薬物療法の概要

【術前がん薬物療法】

- 外科的切除や放射線照射の前に実施される
- メリットとしては，①全身状態のよい時期に行うことで微小転移を根絶する，②切除不能な局所進行がんを切除可能にする，③縮小手術を行うことで正常組織の機能温存を図る，④腫瘍への薬物療法の効果を評価しながら治療をすることができることがあげられる
- 一方，デメリットとしては，①治療が無効であった場合，切除不能になる場合がある，②手術の合併症に影響する，③術前がん薬物療法の影響が加わるため正確な病理学的病期の診断ができない，などがあげられる

【術後がん薬物療法】

- 外科的に切除や放射線照射により根治的にコントロールされた後に，再発高リスクと判断される患者群に対して実施される
- 細胞障害性抗がん薬の抗腫瘍効果は，腫瘍の大きさで規定される増殖速度（Gompertzian model）とがん薬物療法のdose intensityに依存している．すなわち，がん細胞の総量が少ない時期はがん細胞の増殖がさかんな時期であり，抗がん薬の治療効果は高い．適切な副作用マネジメントを行いながら，定められた期間と投与量で治療を完遂することが重要である
- メリットとしては手術ではとりきれない微小転移を根絶し，再発を抑えることである

2）血管新生阻害薬を使用している患者に外科的処置をする際の注意事項

- 血管新生阻害薬は血管内皮細胞増殖因子（VEGF）に作用する．そのため**創傷治癒遅延**の副作用の可能性があり，外科的処置には注意する
- 臨床応用されている血管新生阻害薬はVEGFに対するモノクローナル抗体とVEGF受容体に対する小分子キナーゼ阻害薬がある

▶ 血管新生阻害薬一覧

高分子薬	ベバシズマブ，ラムシルマブ，アフリベルセプトベータ
小分子キナーゼ阻害薬	ソラフェニブ，スニチニブ，パゾパニブ，バンデタニブ，アキシチニブ，レゴラフェニブ，レンバチニブ

【血管新生阻害薬の手術前後における休薬の目安】

- 予定されている手術内容，術後の創部回復の程度，各薬剤の半減期などに十分な配慮を行い，主治医と相談しながら休薬・再開を決定する（表）

表●血管新生阻害薬の術前・術後の休薬期間の目安

	手術前	手術後	皮下静脈アクセス器具※1	出典※2
ベバシズマブ	28日前	28日後	造設後，1週間	a, b
ラムシルマブ	記載なし	28日後	造設後，1週間	a
アフリベルセプト	記載なし	28日後 （大手術：42日後）	造設後，48時間	a
ソラフェニブ	28日前	記載なし	記載なし	a
スニチニブ	7～10日前	28日後	記載なし	a
パゾパニブ	7日前	28日後	記載なし	a, b
バンデタニブ	記載なし	記載なし	記載なし	
アキシチニブ	1日前	小手術7日後 大手術14～21日後		a, b
レゴラフェニブ	14日前	28日後	記載なし	a
レンバチニブ	7日前	記載なし	記載なし	a

※1 CVポートなど
※2 出典
a：各血管新生阻害薬の適正使用ガイドより
b：各血管新生阻害薬のUpToDate Topicより

Pitfall

術前および術後のがん薬物療法は十分なエビデンスに基づいたものであることを確認する．例えば転移・再発性腫瘍でのエビデンスしかない治療を，根拠なく流用するようなことをしてはならない．

〈前田 修〉

症例から学ぶがん薬物療法

胃全摘術後，S-1療法施行中の症例

78歳男性．胃全摘術＋D2郭清術＋脾臓摘出術を施行．病理結果はpT4a（SE）N2H0P0M0，Stage ⅢBで，術後にS-1療法が開始された．2サイクル目Day12に，患者より「昨日から下痢が継続している」との電話連絡があった．

■この症例への対応

- 患者から「おとといの夕方より吐き気と嘔吐が発現，昨日の昼頃から1日4回の腹痛を伴う水様下痢便が発現した．今朝の熱は37.3℃であった．食事は食べられておらず，おとといの夕方よりスポーツドリンクを1日1,000 mL程度飲んでいる．同居している妻が似たような症状を3日前に発症していた」という病歴を聴取した
- 前日より同居している家族が同様の症状を呈していることもあり，ウイルス性胃腸炎を疑ったが，S-1療法中であり，細菌性胃腸炎なども否定はできないと考え，主治医に報告するとともに，受診勧奨を勧めた
- 脾臓を摘出していることから，術後に肺炎球菌ワクチン接種の提案を行った

■対応のポイント

- がん薬物療法施行中の外来患者の下痢の原因は多岐にわたる．まず胃がん患者では術後の合併症として下痢が生じうる．またS-1の副作用として粘膜障害（口腔粘膜炎，下痢）が報告されている．そしてがん薬物療法施行中の外来患者では，常に市中感染症の発症の可能性があるため，発症の経過や曝露歴を確認していく
- 胃がんの手術では，脾臓の合併切除が行われる場合がある．脾臓の摘出をした患者では，肺炎球菌の罹患率が増加する．そのため，肺炎球菌ワクチン接種により，肺炎球菌性肺炎の減少，死亡率の低下を期待できる

■その後の経過

- 医師の診察・検査の結果，ウイルス性胃腸炎が疑われ，外来にて脱水改善目的のため輸液を投与後，帰宅の方針となった．帰宅後，症状の悪化があった場合には電話連絡もしくは受診の必要性があることを説明した
- 3日目後の再受診で，嘔気・嘔吐・下痢症状の消失，食事と飲水が可能になっていることを確認し，S-1が再開となった

IC インフォームド・コンセントのコツ!

術前には原疾患の症状が，術後には手術に伴う症状が出現する．また，がん薬物療法による副作用もあるので，患者にはそれぞれの留意すべき点を説明するとともに，何か変化があった際には遠慮なく医療者に伝えるように話しておくことが重要である．

〈前田 修〉

◆看護のポイント◆

- 術前・術後のがん薬物療法によりがんの根治をめざす場合は，副作用マネジメントを行い計画通り治療を遂行させながら，患者の治療継続意志に繋がるよう支援する
- 消化管術後では消化器毒性の症状が術後の症状と重複する場合があるため，患者の症状の変化をモニタリングする
- 術前に血管新生阻害薬の投与を行っていた患者では，術後の創傷治癒遅延や静脈血栓塞栓症の可能性を念頭に置いて全身の観察を行う

〈美濃正臣〉

<文献>

1）「術後感染予防抗菌薬適正使用のための実践ガイドライン」（公益社団法人日本化学療法学会・一般社団法人日本外科感染症学会 術後感染予防抗菌薬適正使用に関するガイドライン作成委員会/編），日本化学療法学会，2016

2）Bratzler DW, et al：Clinical practice guidelines for antimicrobial prophylaxis in surgery. Am J Health Syst Pharm, 70：195-283, 2013

3）Lee AY & Levine MN：The thrombophilic state induced by therapeutic agents in the cancer patient. Semin Thromb Hemost, 25：137-145, 1999

4）循環器病の診断と治療に関するガイドライン（2008年度合同研究班報告），肺血栓塞栓症および深部静脈血栓症の診断、治療、予防に関するガイドライン（2009年改訂版）
http：//www.j-circ.or.jp/guideline/pdf/JCS2009_andoh_h.pdf（2017年7月閲覧）

〈東 加奈子〉

2 薬物相互作用

注意 CYP3A阻害・誘導薬，5-FU系抗がん薬，
弱塩基性経口分子標的抗がん薬

Point

- 高齢化に伴い増加する合併症への投薬によるポリファーマシーで，薬物相互作用のリスクは増大する
- 服用時間を変更するなど相互作用のメカニズムに基づく適切な対応により，薬物相互作用のリスクを軽減できる場合がある
- QT延長などの重篤な副作用を有する薬同士の併用は原則として避ける

1 薬物相互作用の概要と問題点

- がん薬物療法を受ける患者は，抗がん薬だけでなく，支持療法薬，がんの症状や合併症の治療薬も併用していることが多い
- ポリファーマシーは薬物相互作用のリスクを増大させる
- 薬物相互作用には，薬物動態学的相互作用と薬力学的相互作用がある

1）薬物動態学的相互作用

- 薬物の体内動態が吸収，分布，代謝，排泄の各過程で変動することによって，影響を受ける側の薬物の体内暴露量（血中薬物濃度やAUC）が変化する

【吸収過程に関する相互作用】

- プロトンポンプ阻害薬（PPI）やヒスタミン受容体（H）2拮抗薬などの併用により，胃内pHが上昇することによって薬物の溶解性が低下し，消化管からの吸収が低下する[1]．特に弱塩基性の経口分子標的治療薬で問題となりやすい（表1）
- グレープフルーツジュースは，小腸壁のCYP3A4/5および薬物トランスポーターを阻害することによって経口抗がん薬の初回通過効果を減弱させ，バイオアベイラビリティー（生体内利用率）を増大させる可能性がある[2]．例えば，ニロチニブとグレープフルーツジュースの併用によって，ニロチニブのAUCは60％増大する[3]
- 経口分子標的治療薬の吸収性は，食事の影響を受ける場合がある[4]（表2）

表1 ●主な経口分子標的抗がん薬のpH依存的溶解性と添付文書における記載の有無

薬物	商品名	pH依存的溶解性	添付文書へのPPIや制酸薬との相互作用記載
ダサチニブ	スプリセル®	○	○
エルロチニブ	タルセバ®	○	○
エベロリムス	アフィニトール®	×	×
ゲフィチニブ	イレッサ®	○	○
イマチニブ	グリベック®	pHにより溶解性は変動するがPPI併用による吸収性に変化なし	×
ラパチニブ	タイケルブ®	○	○
ニロチニブ	タシグナ®	○	○
パゾパニブ	ヴォトリエント®	○	○
ソラフェニブ	ネクサバール®	×	×
スニチニブ	スーテント®	pHにより溶解性は変動するが使用される用量では問題とならない	×
バンデタニブ	カプレルサ®	pH依存性に溶解性が変動するが，臨床的な影響はなし	×
クリゾチニブ	ザーコリ®	pH依存性に溶解性が変動するが，臨床的な影響はなし	×
ベムラフェニブ	ゼルボラフ®	×	×
アキシチニブ	インライタ®	pH依存性に溶解性が変動するが，臨床的な影響はなし	×

文献1を参考に作成

【代謝過程に関する相互作用】

- 薬物代謝は2相に大別され，第I相は水酸基が付加するなどの酸化反応が中心であり，第II相はグルクロン酸など水溶性の高い分子が結合する抱合反応である．第I相反応の多くはチトクロームP450（CYP）によって触媒される
- CYP分子の薬物代謝への寄与はCYP3A4/5，CYP2D6，CYP2C，CYP1A2の分子種で90％以上を占める．特にCYP3A4/5はヒト小腸および肝臓における主要なCYPである
- CYP3A4/5を介した薬物相互作用に注意を払う頻度の高い主な抗がん薬は，タキサン系，ビンカアルカロイド系，多くの経口分子標的治療薬である
- 一般に，CYPの阻害・誘導に関する相互作用が臨床上問題となり，

表2 ● 主な経口分子標的抗がん薬の吸収性に及ぼす食事の影響と服用タイミング

一般名	商品名	食事との関係	服薬時間
アファチニブ	ジオトリフ®	食後で吸収**低下**	**空腹時**
ダブラフェニブ	タフィンラー®	食後で吸収**低下**	**空腹時**
トラメチニブ	メキニスト®	食後で吸収**低下**	**空腹時**
テモゾロミド	テモダール®	食後で吸収**低下**	**空腹時が望ましい**
ソラフェニブ	ネクサバール®	高脂肪食で吸収**低下**	高脂肪食摂取時は**空腹時**に服用すること
レナリドミド	レブラミド®	高脂肪食で吸収**低下**	高脂肪食摂取時は**空腹時**が望ましい
アビラテロン	ザイティガ®	食後で吸収**増加**	**空腹時**
エルロチニブ	タルセバ®	食後で吸収**増加**	**空腹時**
セリチニブ	ジカディア®	食後で吸収**増加**	**空腹時**
ニロチニブ	タシグナ®	食後で吸収**増加**	**空腹時**
パゾパニブ	ヴォトリエント®	食後で吸収**増加**	**空腹時**
ラパチニブ	タイケルブ®	食後で吸収**増加**	**空腹時**
ベムラフェニブ	ゼルボラフ®	食後で吸収**増加**	**空腹時が望ましい**
ボスチニブ	ボシュリフ®	空腹時で吸収**低下**	食後
レゴラフェニブ	スチバーガ®	空腹時で吸収**低下**	食後
トリフルリジン・チピラシル	ロンサーフ®	空腹時で吸収**増加**	食後
エベロリムス	アフィニトール®	食後で吸収**低下**	食後または空腹時のいずれか一定の条件で服薬する
アレクチニブ	アレセンサ®	食事の影響をほとんど受けない	食事による制限無し
クリゾチニブ	ザーコリ®	食事の影響をほとんど受けない	食事による制限無し
ゲフィチニブ	イレッサ®	食事で吸収増加するが，臨床上問題となる変化ではない	食事による制限無し

抱合酵素の関与する薬物相互作用は少ない．表3にCYP3Aの代表的な阻害薬・誘導薬を示した

- CYPの阻害によって，CYPによる薬物代謝を受ける薬物の体内曝露量が増加し，薬理作用が増強する．プロドラックでは薬理効果が減弱する可能性がある．CYPの誘導の場合は，その逆の効果を示す

表3 ● 主なCYP3A阻害薬と誘導薬

CYP3A阻害薬	アゾール系抗真菌薬	**イトラコナゾール**，**ケトコナゾール**，**ボリコナゾール**，ミコナゾール，フルコナゾール
	抗HIV薬	**リトナビル**，**インジナビル**，**アタナザビル**，ネルフィナビル，サキナビル
	マクロライド系抗菌薬	エリスロマイシン，クラリスロマイシン
	Ca拮抗薬	ジルチアゼム，ベラパミル
	柑橘系飲料	グレープフルーツジュース
	制吐薬	アプレピタント
CYP3A誘導薬	抗結核薬	**リファンピシン**，リファブチン
	抗てんかん薬	フェノバルビタール，フェニトイン，カルバマゼピン
	健康食品	セント・ジョーンズワート

阻害薬の阻害率：0.9以上（**太字**），0.8～0.9（色字），0.7～0.8（黒字）
誘導薬のクリアランスの増加率：5以上（**太字**），3～5（色字），1～3（黒字）
太字＞色字＞黒字の順で，阻害及び誘導の効果が高い
文献4を参考に作成

【薬物トランスポーターが関与する分布・排泄過程に関する相互作用】

- 薬物トランスポーターは，各臓器の細胞膜に発現し，基質薬物の吸収・分布・排泄を制御している
- ATPの加水分解を駆動力とするABCトランスポーターと，イオン勾配などの電気化学ポテンシャルを駆動力とするSLCトランスポーターに大別される
- 抗がん薬の輸送に関与しているABCトランスポーターには，P-糖タンパク質（P-gp/ABCB1）や乳がん耐性タンパク（BCRP/ABCG2）などがある
- 抗がん薬の輸送に関与しているSLCトランスポーターには，有機アニオントランスポーター（OAT/SLC22A）や，有機アニオン輸送ポリペプチド（OATP/SLCO）などがある[5)]
- CYPに比べて，臨床上問題となる薬物トランスポーターの関与する薬物相互作用は少なく，主なものとしては，OATによって尿細管分泌を受けるメソトレキサートとその阻害薬であるNSAIDsの併用がある

2）薬力学的相互作用

- 薬物の体内暴露量の変動とは無関係に，併用薬の影響を受けて薬理作用が変化する

- 直接的な相互作用としては，腎障害，心機能障害，神経障害などを引き起こす抗がん薬を，これらの臓器障害を引き起こす医薬品と併用した場合などが相当する
- 理論的には，併用する薬物が生理学的な変化を引き起こすことにより，抗がん薬に影響を及ぼす間接的な相互作用もある．例えば，尿を酸性化させる利尿薬（フロセミドなど）とメソトレキサートを併用すると，メソトレキサートの結晶が尿細管に沈着することによって，腎障害を引き起こす場合が相当する

2 がん薬物療法を実施するうえで注意すべき薬物相互作用のポイント

対象となる抗がん薬の物理化学的特性・薬物動態学的特性・薬力学的特性によるが，重篤度や頻度の観点から，抗がん薬の薬物相互作用を注意する際の主要ポイントを以下に示した．なお，薬物相互作用の組合わせやその臨床効果の詳細については，付録2や個別の章を参照すること．

1）薬物動態学的相互作用[6)]

❶弱塩基性経口分子標的抗がん薬とPPIなど胃酸分泌抑制薬の併用
❷経口分子標的抗がん薬と食事摂取
❸CYP3Aにより薬物代謝を受ける抗がん薬とCYP3A阻害薬（表3）の併用
❹CYP3Aにより薬物代謝を受ける抗がん薬とCYP3A誘導薬（表3）の併用
❺5-FU系抗がん薬とワルファリン・フェニトイン併用
❻S-1と5-FU系抗がん薬の併用
❼タモキシフェンとCYP2D6阻害薬の併用
❽エルロチニブと喫煙
❾メルカプトプリンと尿酸生成阻害薬の併用
❿メトトレキサートとNSAIDsの併用

2）薬力学的相互作用

❶高用量メドロキシプロゲステロン（ヒスロン®）とステロイド
❷免疫チェックポイント阻害薬投与後におけるEGFR-TKIの投与
❸QT間隔延長を起こす抗がん薬とQT間隔延長を起こす医薬品の併用
❹アントラサイクリン系抗がん薬を投与中の患者またはその前治療

歴のある患者へのトラスツズマブの投与

❺シスプラチンと腎障害を引き起こす可能性のある医薬品の併用・逐次投与

❻神経毒性を引き起こす抗がん薬の併用

3 臨床における対処方法

薬物相互作用の具体的な対処方法が，添付文書や適正使用ガイドに記載されている場合は，それらの記載を遵守する．一方で，添付文書では併用注意となっているが，具体的な対処方法が記載されていない抗がん薬も多い．主な対処方法としては，①併用しない，②代替薬を選択する，③投与量を調整する，④モニタリングを強化するなどがある．各薬物の治療域の幅，患者背景や病状，がんおよび合併症の治療継続のリスク・ベネフィットなどを考慮して，対処法を選択する．主な相互作用の具体的な対処方法をリストアップする．

1）弱塩基性経口分子標的抗がん薬とPPIなど胃酸分泌抑制薬の併用

- PPIの併用は可能な限り避ける
- H_2拮抗薬と併用する場合には，H_2拮抗薬服用後，10時間以上の間隔を開けて抗がん薬を服用する
- 制酸薬の場合は，数時間服用をずらす．胃の症状によっては，レバミピドのような胃粘膜保護薬で対応できる場合もある

2）CYP3Aにより薬物代謝を受ける抗がん薬とCYP3A阻害薬（表3）の併用

- CYP3A阻害活性の低い代替薬があれば，それを用いる．やむをえず併用する場合には，モニタリングを強化する

3）CYP3Aにより薬物代謝を受ける抗がん薬とCYP3A誘導薬（表3）の併用

- CYP3A誘導活性の低い代替薬があれば，それを用いる．やむをえず併用する場合には，モニタリングの強化が必要である
- 抗がん薬との併用中にCYP3A誘導薬を中止する場合には，抗がん薬の薬効が増強される可能性を念頭に入れておく
- なお，リファンピシンを併用する際のマネジメントの詳細は，**第2章-J-2結核・非結核性抗酸菌症**の薬物相互作用の欄を参照すること
- 脳腫瘍や脳転移を有する患者では抗けいれん薬やステロイドを併用している場合が多いため，CYP3Aの基質薬との相互作用に注意する

4）5-FU系抗がん薬とワルファリン・フェニトインの併用

- 5-FU系抗がん薬が，CYP2C9の発現量を低下させることによって，ワルファリンやフェニトインの効果が増強される．本相互作用は一般に程度が強く，併用する場合にはPT-INR（ワルファリン）や血中濃度（フェニトイン）のモニタリングを強化する
- 外来通院患者の場合には，副作用の初期症状（ワルファリン：出血傾向，フェニトイン：吐き気など）について患者教育を行う
- 適応症などが問題なければ，ワルファリンをDOACに変更することも考慮する

5）S-1と5-FU系抗がん薬の併用

- S-1に含まれるギメラシルが，併用された5-FU系抗がん薬の代謝を阻害し，5-FUの血中濃度が上昇することから**併用禁忌**である

6）タモキシフェンとCYP2D6阻害薬の併用

- 理論的には，CYP2D6の阻害によってタモキシフェンの薬効が低下する可能性があるため，パロキセチンなどCYP2D6の強力な阻害作用を有する薬剤との併用を避ける．一方，最近の大規模コホートスタディーによると，パロキセチンを含むSSRIの併用はタモキシフェンの薬効に影響しなかったという報告が多い[7, 8]
- その他の強力なCYP2D6阻害薬としては，テルビナフィン，キニジン，シナカルセトがある

7）メルカプトプリンと尿酸生成阻害薬の併用

- フェブキソスタット，トピロキソスタットの併用は**禁忌**である．アロプリノールとメルカプトプリンの併用については，メルカプトプリンの用量を1/3～1/4に減量することが添付文書に記載されているが，本用量での十分な有効性・安全性のエビデンスは存在しない．原則併用を避け，尿酸排泄促進薬などで治療可能かどうか検討する

8）メトトレキサート・ペメトレキセドとNSAIDsの併用

- メトトレキサートはOATによって尿細管分泌を受けるが，NSAIDsはOATを阻害する[9]．特にメトトレキサート大量療法時のNSAIDsの併用は致命的なこともあり，原則併用は避けるべきである[10]
- ペメトレキセドとNSAIDsの併用によっても同様の機序が考えられており[11]，ペメトレキセド＋カルボプラチン療法における重篤な血液障害のリスク因子として，NSAIDsの併用があげられている[12]

- いずれの場合も，アセトアミノフェンへの変更を考慮する．また，患者は，OTC薬のNSAIDsを服用しているケースもある

9）免疫チェックポイント阻害薬投与後におけるEGFR-TKIの投与

- 厚生労働省医薬・生活衛生局安全対策課長から「上皮成長因子受容体チロシンキナーセ阻害剤を投与する際の間質性肺疾患に関する留意点について（平成28年7月22日付薬生安発0722第3号）」が通知されている．現時点では，免疫チェックポイント阻害薬投与後にEGFR-TKIを連続的に使用することにより，間質性肺疾患のリスクが増大するという確定的なエビデンスはないが，やむなく連続投与する場合には，厚生労働省の最適使用推進ガイドラインや製薬メーカーからの適正使用に関するお願いに記載されている，間質性肺炎のマネジメントに沿った対応を行う

10）高用量メドロキシプロゲステロン（ヒスロン®）とステロイド

- 血栓を起こすリスクが高くなるため**併用禁忌**である
- 高用量メドロキシプロゲステロンを服用しながら，催吐性リスクの高いレジメンを適応する場合のデキサメタゾンの使用については，循環器専門医に血栓症のリスクについて相談する．やむをえず併用する場合は，D-ダイマー測定などのモニタリングを強化する

Pitfall

がん患者では支持療法として酸化マグネシウム製剤や鉄剤を服用していることが多い．がん薬物療法による発熱性好中球減少時に汎用されるレボフロキサシンなどニューキノロン製剤はこれらの薬剤とキレートを形成して吸収が低下し，薬効が減弱する可能性がある．抗生剤の内服を優先し，マグネシウム製剤や鉄剤は中断するか，1～2時間後に投与する．

〈安藤雄一〉

看護のポイント

- がん薬物療法開始時にサプリメントの使用歴を把握し，新たにはじめるときは報告するよう伝えておく
- 治療経過において，急に副作用が強く出たときは相互作用を念頭に置いて，治療と摂取したものの経過を見直す
- 医療従事者との情報共有の重要性を説明し，おくすり手帳の活用や異なる診療科の治療を受けていることも必要に応じて話すよう伝える

〈田﨑亜希子〉

<文献>

1) Budha NR, et al：Drug absorption interactions between oral targeted anticancer agents and PPIs: is pH-dependent solubility the Achilles heel of targeted therapy? Clin Pharmacol Ther, 92：203-213, 2012

2) Collado-Borrell R, et al：Oral antineoplastic agent interactions with medicinal plants and food: an issue to take into account. J Cancer Res Clin Oncol, 142：2319-2330, 2016

3) Yin OQ, et al：Effect of grapefruit juice on the pharmacokinetics of nilotinib in healthy participants. J Clin Pharmacol, 50：188-194, 2010

4) Parsad S & Ratain MJ：Food Effect Studies for Oncology Drug Products. Clin Pharmacol Ther, 101：606-612, 2017

5) Sprowl JA & Sparreboom A：Uptake carriers and oncology drug safety. Drug Metab Dispos, 42：611-622, 2014

6) 大野能之：第1章-1　抗がん剤の相互作用．「がん化学療法レジメン管理マニュアル」（濱 敏弘/監，青山 剛，他/編），pp2-11，医学書院，2012

7) Valachis A, et al：Effect of selective serotonin reuptake inhibitors use on endocrine therapy adherence and breast cancer mortality: a population-based study. Breast Cancer Res Treat, 159：293-303, 2016

8) Donneyong MM, et al：Risk of mortality with concomitant use of tamoxifen and selective serotonin reuptake inhibitors: multi-database cohort study. BMJ, 354：i5014, 2016

9) Nozaki Y, et al：Quantitative evaluation of the drug-drug interactions between methotrexate and nonsteroidal anti-inflammatory drugs in the renal uptake process based on the contribution of organic anion transporters and reduced folate carrier. J Pharmacol Exp Ther, 309：226-234, 2004

10) Thyss A, et al：Clinical and pharmacokinetic evidence of a life-threatening interaction between methotrexate and ketoprofen. Lancet, 1：256-258, 1986

11) Posada MM, et al：Prediction of renal transporter mediated drug-drug interactions for pemetrexed using physiologically based pharmacokinetic modeling. Drug Metab Dispos, 43：325-334, 2015

12) Kawazoe H, et al：Non-steroidal anti-inflammatory drugs induce severe hematologic toxicities in lung cancer patients receiving pemetrexed plus carboplatin: A retrospective cohort study. PLoS One, 12：e0171066, 2017

〈牧野好倫〉

3 ポリファーマシー

注意 不適切な薬物投与，高齢者の安全な薬物療法ガイドライン2015，減薬／中止のプロセス

Point

- がん患者においても，ポリファーマシーは解決すべき問題の1つである
- まずは患者個々の治療目標を，患者および患者をとり巻く全員で共有できることが重要である
- そのうえで，コミュニケーションをとりながら至適な方法により介入を進める

1 ポリファーマシーの概要と問題点

1）ポリファーマシーの概要

- ポリファーマシーとは，臨床的に必要とされる量以上に多くの薬物が処方されている状態であり，5～6種類以上の服薬が目安とされている[1]．市販薬やサプリメントの服薬についても包括して考える
- 特に合併症が多い高齢者が問題となりやすい
- より安全で効果的な代替薬があり，有害事象の危険性が有用性を上回っている可能性がある薬物投与のことを，潜在的に不適切な薬物投与（PIMs）という
- PIMsを検出するツールとして，Beers criteria 2015[2]，STOPP/START criteria（ver.2）[3]，高齢者の安全な薬物療法ガイドライン2015[1]などがある

2）がん患者のポリファーマシーの問題点

- 進行がん患者のポリファーマシーについて，平均・中央値で**3.0～9.1剤**が処方され，そのうち65歳以上ではより多く，また終末期においても顕著であるとのレビューがあり[4]，積極的な介入が必要である
- 薬物有害事象の増加，薬物相互作用，アドヒアランスの低下への影響が指摘されており[4]，老年症候群・脆弱性・せん妄との関連を認める報告もある[5]
- 特に経口抗がん薬については，アドヒアランスが生存期間にも影響を及ぼす可能性がある

表1 ●がん薬物療法を受ける高齢がん患者の有害事象の予測因子

①年齢：≧72歳
②がん腫：消化器・泌尿器系
③抗がん薬の数：単剤 または 多剤併用
④抗がん薬の投与量：標準量（減量なし）
⑤ヘモグロビン値：＜ 11 g/dL（男性），＜ 10 g/dL（女性）
⑥Ccr：＜ 34 mL/分（Jelliffe，ideal weight）
⑦聴力：正常 または Ccr 低下
⑧転倒歴（直近6カ月）：1回 または 複数回
⑨IADL※：介助により服薬が可能 または 服薬ができない
⑩歩行能力：一定距離を歩行可 または 不可
⑪身体的または感情的な理由に伴う社会活動の低下：あり または なし

※Instrumental Activities of Daily Living
文献6を参考に作成

- 高齢がん患者のがん薬物療法の有害事象を予測する指標には，リスク因子として老年症候群・併用する抗がん薬の数（表1）[6] やレジメンの種類[7] を含むものがある
- 卵巣がん患者の3つのphase II・III試験において，ポリファーマシーとGrade III・IVの血液・非血液毒性の関連性を示すメタ解析が報告されている[8]
- サプリメントについても，がん薬物療法が推奨されたものの開始しなかった米国乳がん患者では，栄養補助食品を利用する割合が高い[9] など，がん薬物療法への影響を示す報告がある

Pitfall

分子標的治療薬を中心に経口抗がん薬が増えるなかで，アドヒアランスとともにポリファーマシーについても注意すべき点は多い．治療の目標によって優先すべき薬剤を提示する，高齢者の場合は家族や同居者に協力を求めるなど，患者の臨床背景や生活状況に応じて多職種と連携しながらかかわりをもつ．

〈満間綾子〉

2 ポリファーマシーのがん患者に対して注意すべきがん薬物療法

- ポリファーマシーの患者には，いずれのがん薬物療法も注意すべきである

3 薬物相互作用

- ポリファーマシーの患者では，特に薬物相互作用が問題になるケースが多い．詳しくは**第3章-2．薬物相互作用**および**付録**を参考とする

4 治療戦略

1）患者の入念なフォローを実施

- ポリファーマシーの患者では特に，アドヒアランスの維持に向けた患者力の向上，薬物相互作用のチェック，薬物有害事象増加の可能性を念頭においたモニタリングの強化に努める
- 診療録へプロブレムの1つとして挙げることも有用と考えられる
- そのなかで浮かび上がってきた問題点について，**4-2）減薬/中止のためのプロセス**を参考に取り組みを開始する

2）減薬/中止（deprescribing）のためのプロセス[10)]

【①すべての内服薬と処方意図を明確に】

- OTCやサプリメント，薬歴（副作用歴を含む）も確認する
- 複数のおくすり手帳の所持や，内服アドヒアランス低下の可能性にも留意しておく

【②副作用を引き起こしやすい因子の探索】

- 薬物側因子：服用薬剤数・副作用歴・重複投与・ハイリスク薬など
- 患者側因子：服薬に必要な身体機能や理解度（IADL）を含めた老年症候群の評価が有用となる可能性

【③deprescribingの妥当性を検討】

- がん患者においても前述したBeers criteriaなどの有用性が報告されている[4, 5)]．ただし，これらのcriteriaには抗がん薬は含まれておらず，別途リスクの検討が必要である．表2のような指標[11)]も参考となる．一方，予後の問題などから投薬のリスク・ベネフィットが非がん患者と異なる場合もあり，例えばPIMsとして検出された**ベンゾジアゼピン**は症状緩和のために有用と判断できるなど，その評価には注意を要する[4, 5)]
- 各疾患のガイドライン推奨に基づき服薬しても，単疾患では効果が高くても複数疾患では減弱がある[12)]など，ガイドライン診療の限界が報告されている．特に進行がん患者における**スタチン**については，安全な中止が可能で服用数やコストの削減にも寄与できるとの報告もある[4)]

表2 高齢がん患者のポリファーマシーのマネジメント

PIMs検出ツールに含まれるような薬剤で，主治医との相談のうえ中止できる可能性のある薬剤
・三環系抗うつ薬 ・鎮静作用のあるH_1受容体拮抗薬 ・過鎮静の原因になり得るような作用時間が長めのベンゾジアゼピン ・鎮痛薬：NSAIDs
がん患者によく処方され，かつ高い頻度で起こる薬物有害事象と関連しており，注視（または変更を考慮）すべき薬剤
・抗凝固薬（特にワルファリン） ・ベンゾジアゼピン
疾病の一次または二次予防のような長期的なメリットを期待した薬剤で，進行がん患者へ処方されている薬剤
・降圧薬 ・脂質異常症用薬 ・抗血小板薬/抗凝固薬

文献11を参考に作成

【④deprescribingの優先順位を決定】

- 原則として少しずつ慎重に行う（中止薬と症状の因果関係を見極めるため）

【⑤deprescribingの実行と慎重な経過観察】

【⑥本来投与されるべき薬剤の不使用がないか再考】

- START criteria[3]などを参考にする

3）患者コミュニケーションで留意するポイント

- がん患者では限られた予後をどう過ごすかが重要となる場合も多く，院内スタッフ間および地域間で治療目標を共有する．その際誰がリーダーシップを執るか，議論する[5]
- deprescribingを行うにあたって障害となる患者側因子には，中止への恐怖や薬効への過剰な期待などがあげられており[13]，患者には十分な説明が必要である
- サプリメントなどの**補完代替医療**を利用している米国患者の約4割がかかりつけ医に申告しておらず，その最も多い理由は「医師から問われないから」，次いで「医師が知っておく必要があるとは思わなかった」との報告がある[14]．医療者は患者の心理的な背景にも関心をもっていることを表したうえで，補完代替医療が治療に臨むうえで重要な問題の1つとなり得ることを教育していく必要がある

IC インフォームド・コンセントのコツ！

> 外来がん薬物療法では，他院への通院と並行して行う場面も多い．ポリファーマシーに起因する重複や有害な薬物相互作用を避けるため，かかりつけ医やかかりつけ薬局と情報を共有しながら治療を進めることを患者に伝える．
>
> 〈満間綾子〉

4）取り組みの事例[15)]

- ポリファーマシー対策への報告の1つを紹介する
  - ▶ 米国Thomas Jefferson University Hospitalでは初診時に多職種で高齢者総合的機能評価を行っている．薬剤師が持参薬を確認したがん患者248名（2011年1月～2013年6月，中央値79.9歳）のうち234名において，服用剤数の中央値は9.23であり，ポリファーマシー（市販薬・サプリメントを含む5剤以上）は96例（41％），PIMs（Beers, STOPP criteriaなどで検出）は119例（51％）に173件認められた（表3）
  - ▶ 薬剤師はこれに加えて副作用歴やIADL（服薬介助の要否，薬袋の指示の認知能力など）も包括的に評価したうえで，適切なアプローチに繋げていると報告されている
- 上記事例のように，専門分化された診療が一般化しているなかで，薬剤師には処方の横断的な評価と調整が求められている．本邦においても「高齢者の安全な薬物療法ガイドライン2015」[1)]で「薬剤師の役割」が強い推奨度にて言及されるなど，その期待は大きい
- とりわけがん薬物療法は，有害事象管理の観点からも最優先すべき治療となる場合が多くあり，がん薬物療法を施行する医療機関の薬剤師が最もリーダーシップを発揮しやすいと筆者は考える．ただし，院内での積極的な取り組みだけでは根本的な問題解決に結びつかない場合もある．患者の退院時または通院時には，院内での検討過程と結論のサマリをほかの医療機関や保険薬局へ発信するなど，共通の問題意識をもち協力し合えるための病診薬連携をいかにして講ずるかが重要となる

表3 ●調査対象のがん患者で検出されたPIMs（n＝234）

PIMs	件数	割合
ベンゾジアゼピン	38	16.2％
消化器系薬 （制吐薬，抗コリン/鎮痙薬，便秘/止瀉薬，PPI）	22	9.4％
NSAIDs	20	8.6％
抗血小板薬	19	8.1％
抗ヒスタミン薬	14	6％
β遮断薬	13	5.6％
催眠鎮静薬	7	3％
抗精神病薬	6	2.6％
心血管系薬（抗不整脈薬，Ca拮抗薬）	6	2.6％
内分泌系薬（SU薬，インスリン，甲状腺ホルモン薬）	6	2.6％

文献15を参考に作成

◆ **看護のポイント** ◆

- がん薬物療法中は，副作用対策の内服薬が増える．症状に応じて開始した薬はその効果を適切に評価し，効果が不十分であれば変更を検討する
- 抗不安薬や睡眠薬など，患者自身の実感で評価するものに関しては自己判断で重複・過量内服する可能性があるため，何をどれだけ服用することが適切か具体的に示す．市販薬は病院で処方される薬とは別のものと思っている場合もあることを念頭においておく

〈田﨑亜希子〉

<文献>

1）「高齢者の安全な薬物療法ガイドライン2015」（日本老年医学会，他/編），p12-16，165-170，メジカルビュー社，2015

2）the American Geriatrics Society 2015 Beers Criteria Update Expert Panel：American Geriatrics Society 2015 Updated Beers Criteria for Potentially Inappropriate Medication Use in Older Adults. J Am Geriatr Soc, 63：2227-2246, 2015

3）O'Mahony D, et al：STOPP/START criteria for potentially inappropriate prescribing in older people: version 2. Age Ageing, 44：213-218, 2015

4）LeBlanc TW, et al：Polypharmacy in patients with advanced cancer and the role of medication discontinuation. Lancet Oncol, 16：e333-e341, 2015

5）Sharma M, et al：Polypharmacy and potentially inappropriate medication use in geriatric oncology. J Geriatr Oncol, 7：346-353, 2016

6) Hurria A, et al : Predicting chemotherapy toxicity in older adults with cancer: a prospective multicenter study. J Clin Oncol, 29 : 3457-3465, 2011

7) Extermann M, et al : Predicting the risk of chemotherapy toxicity in older patients: the Chemotherapy Risk Assessment Scale for High-Age Patients (CRASH) score. Cancer, 118 : 3377-3386, 2012

8) Woopen H, et al : The influence of polypharmacy on grade III/IV toxicity, prior discontinuation of chemotherapy and overall survival in ovarian cancer. Gynecol Oncol, 140 : 554-558, 2016

9) Greenlee H, et al : Association Between Complementary and Alternative Medicine Use and Breast Cancer Chemotherapy Initiation: The Breast Cancer Quality of Care (BQUAL) Study. JAMA Oncol, 2 : 1170-1176, 2016

10) Scott IA, et al : Reducing inappropriate polypharmacy: the process of deprescribing. JAMA Intern Med, 175 : 827-834, 2015

11) Lees J & Chan A : Polypharmacy in elderly patients with cancer: clinical implications and management. Lancet Oncol, 12 : 1249-1257, 2011

12) Tinetti ME, et al : Association between guideline recommended drugs and death in older adults with multiple chronic conditions: population based cohort study. BMJ, 351 : h4984, 2015

13) Reeve E, et al : Patient barriers to and enablers of deprescribing: a systematic review. Drugs Aging, 30 : 793-807, 2013

14) Jou J & Johnson PJ : Nondisclosure of Complementary and Alternative Medicine Use to Primary Care Physicians: Findings From the 2012 National Health Interview Survey. JAMA Intern Med, 176 : 545-546, 2016

15) Nightingale G, et al : Evaluation of a pharmacist-led medication assessment used to identify prevalence of and associations with polypharmacy and potentially inappropriate medication use among ambulatory senior adults with cancer. J Clin Oncol, 33 : 1453-1459, 2015

〈丹田雅明〉

第4章
特殊な臨床背景での
がん薬物療法

1 PS不良例

注意 FOLFOXIRI＋ベバシズマブ，FOLFIRINOX

Point

- 治療適応は期待できる治療効果と予想される副作用とともに，患者の希望を含めて総合的に判断する
- 全身状態の評価にはパフォーマンスステータス（PS，表）を用いて客観的に評価する
- 細胞障害性抗がん薬では，一般に，PS3および4であればがん薬物療法の適応はない．PS2では慎重に判断する
- PSが不良であっても，薬物療法の反応性が高い造血器腫瘍や薬物効果が期待できる一部の固形がんでは治療することが多い
- 患者の状態変化や副作用を早期発見するため通常より綿密にモニタリングを行う

1 PS不良がん患者の問題点

- 治療関連死や発熱性好中球減少症（FN）などの重篤な副作用のリスクが高くなる[1～2)]
- 副作用により治療を予定通りに実施できず，そのため十分な治療効果が得られない可能性が高くなる
- 造血器腫瘍や一部の固形がんでは薬物療法の反応性が高いので，

表● PSの定義

スコア	定義
0	全く問題なく活動できる．発病前と同じ日常生活が制限なく行える
1	肉体的に激しい活動は制限されるが，歩行可能で，軽作業や座っての作業は行うことができる．例：軽い家事，事務作業
2	歩行可能で自分の身の回りのことはすべて可能だが作業はできない．日中の50％以上はベッド外で過ごす
3	限られた自分の身の回りのことしかできない．日中の50％以上をベッドか椅子で過ごす
4	全く動けない．自分の身の回りのことは全くできない．完全にベッドか椅子で過ごす

治療機会を逸しないよう治療適応を慎重に検討する
- 分子標的治療薬では，PSが不良であっても高い効果が得られることがある
- 治療によってPSが改善したら，標準的な治療への変更を考慮する

Pitfall

PS不良の患者は副作用によって容態が悪化しやすく，治療の延期や治療薬の減量が必要になる．そのため，PSが良好である患者と比較して治療効果を期待しにくい．PS不良例に対して治療適応を考える際には，副作用が重症化するリスクだけでなく，治療効果も通常より期待しにくいことも念頭にいれる．

〈安藤雄一〉

2 PS不良がん患者に対して注意すべき薬物療法

多剤併用がん薬物療法など，PS良好な患者を対象とした臨床試験においても重篤な副作用が高頻度に出現するレジメンは，PS不良例には原則として適応はない．

- PS不良例への対応例として，多剤併用がん薬物療法で抗がん薬を**減量**して実施する，キードラッグとなる抗がん薬**単剤を標準量で投与**するなどの選択肢がある
- また，細胞障害性抗がん薬に分子標的治療薬を上乗せするレジメンから**分子標的治療薬を除いて投与**する，抗がん薬の増感作用を期待する放射線併用がん薬物療法に代わって**放射線療法を単独で実施**する方法も考えられる．

例1）進行再発大腸がんに対するFOLFOXIRI＋ベバシズマブ療法

FOLFIRI＋ベバシズマブ療法に対して有意に無増悪生存期間を延長したが，患者の約90％がPS 0であったにもかかわらず，Grade 4以上の有害事象の発現率は20％以上であった[3)]．したがって，PS不良例の場合にはFOLFIRI＋ベバシズマブ，FOLFIRI単独，またはイリノテカン単剤を考慮する．

例2）進行膵臓がんに対するFOLFIRINOX療法

ゲムシタビン単剤に対して有意に全生存期間を延長した．しかし，日本人を対象とした第II相試験では，PS0または1のみを対象にしたが，FN の発現率は22.2％であった[4)]．したがって，別の標準治療であるゲムシタビン＋アルブミン懸濁型パクリタキセル，またはゲムシタビン単剤を考慮する．

IC インフォームド・コンセントのコツ！

一般に患者・家族は治療効果に期待するあまり，抗がん薬による副作用リスクを過小評価する傾向がある．しかし，高い確率で治療効果が期待できる一部の分子標的治療薬を除けば，PS不良例では抗がん薬の投与を受けても十分な治療効果が得られないどころか，結果的に副作用に苦しむだけになる可能性がある．そのような場合，対症療法（BSC）が最善の選択となりうる．

〈安藤雄一〉

3 薬物相互作用

- PS不良であることによる薬物相互作用はないが，薬物相互作用による影響はより顕著になると推測される
- 高齢者では併存疾患を有している患者も多く，これらの治療薬との薬物相互作用に注意する

4 治療戦略

1）PS不良の原因を把握する

- がんの進行による倦怠感，原発巣や腹膜転移による経口摂取の低下，疼痛，脳転移，がんの増大に伴う尿管圧迫による水腎症など，PS不良の原因を把握する
- がん薬物療法以外に栄養療法や尿管ステントの留置など，PSを改善させる方法についても検討する

2）PSを含め患者の状況を総合的に評価する

- PSに加え，日常生活動作（ADL），併存疾患などを総合的に評価し，治療適応を検討する

3）PS不良でも治療を検討するがん種の例

【急性骨髄性白血病】

- PS4でも寛解をめざしたがん薬物療法を実施できた患者群で，緩和的治療のみ行った患者群より予後が良好であったことが報告されている[5)]
- 「造血器腫瘍診断ガイドライン 2013年版」などによると，寛解導入療法の標準治療はシタラビンとイダルビシンまたはダウノルビシンの併用療法であるが，PS 2以上の全身状態が不良な高齢者では低用量シタラビン療法も選択肢となる[6)]
- PS不良例では早期における治療関連死の割合が高い

【悪性リンパ腫（DLBCL）】

- PS不良例でも，寛解と長期生存をめざしてがん薬物療法の適応を検討する
- 標準治療はR-CHOP療法であるが，R-CVP療法や抗がん薬を減量したR-CHOP療法が選択肢となる[7]
- プレドニゾロンを先行投与する，腫瘍量が多い場合はリツキシマブを除くCHOP療法のみを投与する
- 心機能低下例ではドキソルビシンを除く抗がん薬を投与する

【*EGFR*遺伝子高感受性変異，*ALK*遺伝子転座陰性，*ROS1*遺伝子転座陰性，非小細胞肺がん】

- **非扁平上皮がん，*EGFR*遺伝子高感受性変異（エクソン19の欠失またはL858R変異），PS 2：**手術不能なⅣ期非小細胞肺がんの一次治療として，ゲフィチニブまたはエルロチニブ単剤の投与が推奨される[8]．また，一次治療で推奨される細胞障害性抗がん薬も考慮される
- **非扁平上皮がん，*EGFR*遺伝子高感受性変異（エクソン19の欠失またはL858R変異），PS 3〜4：**ゲフィチニブ単剤の投与を考慮してもよい[8, 9]
- PS不良例ではゲフィチニブによる間質性肺障害発症のリスクが高いことから，呼吸器症状や胸部画像検査を慎重にモニタリングする[10]
- **非扁平上皮がん，*EGFR*遺伝子のエクソン18-21の遺伝子変異（エクソン19欠失・L858R変異を除く），PS 2：**第3世代の細胞障害性抗がん薬単剤が勧められる．白金製剤併用療法を考慮してもよい
- **非扁平上皮がん，*EGFR*遺伝子のエクソン18-21の遺伝子変異（エクソン19欠失・L858R変異を除く），PS 3〜4：**がん薬物療法は行わないよう勧められる

【進行再発大腸がん】

- 強力ながん薬物療法が適応とならない患者にはレボホリナート・フルオロウラシル療法，カペシタビン，テガフール・ウラシル，TS-1に分子標的治療薬（セツキシマブ，パニツムマブ，ベバシズマブ，ラムシルマブ）の併用が推奨されるが，分子標的治療薬が適応とならない場合は細胞障害性抗がん薬単独を投与する．[11] セツキシマブおよびパニツムマブは*RAS*遺伝子変異陰性例で選択肢になる．一般に，PS3ではがん薬物療法の適応はない
- 強力な治療が適応とならない患者とは，患者が重篤な有害事象の

発生を好まない，または重篤な併存疾患があり一次治療のオキサリプラチン，イリノテカンや分子標的薬の併用療法に耐容性がないと判断される場合が含まれる

【進行卵巣がん】

- 進行卵巣がんに対する標準的ながん薬物療法はパクリタキセル＋カルボプラチン療法だが，全身状態不良の症例に対しては，毒性の少ない白金単剤が考慮される[12)]

4）PS改善後の対応

- 慎重に治療強度を検討し，PSが改善したら標準的な治療にシフトする

◆看護のポイント◆

- PS不良の要因をアセスメントし，介入可能であればPS改善をめざす．病態悪化によるPS不良であれば，疼痛や呼吸困難感などの苦痛症状を伴うことも多く，抗がん薬と併行して緩和ケアを実施する
- PS不良例では治療の継続や中止に迷いが生じやすく，患者・家族や医療者間で意向が相違しやすい．命のあり方や生き方など個々の価値観を捉え，総合的に治療の意味づけが理解できるよう支援する

〈服部聖子〉

＜文献＞

1）Smith TJ, et al：Recommendations for the Use of WBC Growth Factors: American Society of Clinical Oncology Clinical Practice Guideline Update. J Clin Oncol, 33：3199-3212, 2015

2）NCCN Clinical Practice Guidelines in Oncology-Myeloid growth factors：version 2, 2016

3）Loupakis F, et al：Initial therapy with FOLFOXIRI and bevacizumab for metastatic colorectal cancer. N Engl J Med, 371：1609-1618, 2014

4）Okusaka T, et al：Phase II study of FOLFIRINOX for chemotherapy-naïve Japanese patients with metastatic pancreatic cancer. Cancer Sci, 105：1321-1326, 2014

5）Juliusson G, et al：Age and acute myeloid leukemia: real world data on decision to treat and outcomes from the Swedish Acute Leukemia Registry. Blood, 113：4179-4187, 2009

6）Burnett AK, et al：A comparison of low-dose cytarabine and hydroxyurea with or without all-trans retinoic acid for acute myeloid leukemia and high-risk myelodysplastic syndrome in patients not considered fit for intensive treatment. Cancer, 109：1114-1124, 2007

7）Tilly H, et al：Diffuse large B-cell lymphoma (DLBCL): ESMO Clinical Practice Guidelines for diagnosis, treatment and follow-up. Ann Oncol, 26 Suppl 5：v116-v125, 2015

8）「EBMの手法による肺癌診療ガイドライン2016年」（日本肺癌学会），II．非小細胞肺癌-5-4．非扁平上皮癌，EGFR遺伝子高感受性変異：https://www.haigan.gr.jp/guideline/2016/1/2/160102050100.html#s_1_2_5-4

9）Inoue A, et al：First-line gefitinib for patients with advanced non-small-cell lung cancer harboring epidermal growth factor receptor mutations without indication for chemotherapy. J Clin Oncol, 27：1394-1400, 2009

10）Kudoh S, et al：Interstitial lung disease in Japanese patients with lung cancer: a cohort and nested case-control study. Am J Respir Crit Care Med, 177：1348-1357, 2008

11）「大腸癌治療ガイドライン 医師用 2016年版」（大腸癌研究会/編），pp31-38, 2016

12）「卵巣がん治療ガイドライン 2015年版」（日本婦人科腫瘍学会/編），pp82-83, 2015

〈池末裕明〉

2 重複がん・多発がん

注意 重複がん・多発がんの多いがん腫：頭頸部がん，食道がん，胃がん，肺がん

Point

- 異なる臓器にそれぞれ原発性のがんが存在するものを重複がんとし，同一臓器内にがんが多発するものを多発がんと定義している
- 重複がんの種類，病期進行度や重複時期により治療方針や治療上の問題点は大きく異なる
- 重複する双方のがんの予後，全身状態を考慮しバランスのとれた手術術式や治療法を選択することが重要である

1 重複がん・多発がんの概要および問題点

1）概要

- 日本癌治療学会の用語解説[1]によれば，**異なる臓器にそれぞれ原発性のがんが存在するものを重複がん**とし，**同一臓器内にがんが多発するものを多発がん**と定義している．同一臓器内に異なる組織型のがんが存在する場合，重複がんと呼称することもある
- 「大腸癌取扱い規約」[2]では，大腸に原発性のがん腫が2個以上発生したものを多発がん，ほかの臓器や器官に悪性腫瘍が発生したものを重複がんと定義し，第1がんと第2がんの発生間隔が1年未満のものを同時性，1年以上のものを異時性と分類している（表1）
- 近年，悪性腫瘍に対する画像診断技術の進歩や，治療成績の向上および高齢化に伴うがん患者の増加などにより**重複がん症例が増加傾向**にある
- 重複がんの頻度は，報告者により幅があるが，頭頸部がん29％[3]，食道がん23.3％[4]，胃がん15％[5]，肺がん13.8％[6]と，**頭頸部がんと食道がんに多い**
- 大腸がん患者における重複がんの頻度は2.4～11.7％とされ，同時性がんは1.8～5.6％，異時性がんは5.6～13.4％と報告されている[7～12]（表2）
- 重複がんの要因として，喫煙，アルコール，食習慣などの生活習慣，環境因子，疾患への遺伝的感受性，免疫機能やホルモン状態などの宿主要因，がん薬物療法・放射線療法などのがん治療などがある

表1 「大腸癌取扱い規約」による多発がん，重複がん，同時性・異時性がんの定義

多発がん，重複がん，多重がんの定義	
多発がん	大腸に原発性のがん腫が2個以上発生したもの
重複がん	ほかの臓器や器官に悪性腫瘍が発生したもの
多発・重複がん	大腸の多発がんと重複がんがともに発生した例
多重がん	多発がんと重複がんを包括したもの

同時性，異時性がんの定義	
同時性がん	1年未満の期間に診断されたがん
異時性がん	1年以上の期間に診断されたがん
同・異時性がん	同時性と異時性がんがともにある場合

文献2を参考に作成

表2 大腸がん患者における重複がんの頻度に関する報告

	同時性がん	異時性がん	内訳
Kato, et al (2015)[7]	4 %	7.1 %	胃（52 %），肺（17 %） 乳腺（10 %），腎（8 %）
須藤ら（2009）[8]	5.6 %	11.7 %	胃（48.2 %），肺（7.6 %） 前立腺（6.8 %）
塩澤ら（2007）[9]	1.8 %	13.4 %	胃（46.5 %），乳腺（16.3 %） 肺（12.8 %），子宮（12.8 %）
石黒ら（2006）[10]	4.5 %	3.9 % （大腸術後のみ）	胃（45.1 %），肺（7.8 %） 肝（6.7 %）
島谷ら（2003）[11]	3.5 %	9.7 %	胃（34 %），膀胱（13.1 %） 肺（11.5 %），肝（8.2 %）
高橋ら（2003）[12]	5 %	5.6 %	胃（21.5 %），肝（10.8 %） 乳腺（9.2 %），甲状腺（7.7 %）

Pitfall

重複がん・多発がんでは，診断が非常に重要である．各原発巣の診断はもちろんであるが，再発・転移部もどのがんが原発かによって方針が変わりうる．これは新規抗がん薬の開発が進み効果を期待できる抗がん薬が増えたことにより，治療戦略にも大きく影響するためである．特にどのがんが原発か悩ましい病変では，可能な限り組織を得て診断を確定することが望ましい．

〈下方智也〉

2）問題点

- 重複がんの種類，病期進行度や重複時期により治療方針や治療上の問題点は大きく異なる
- 重複がん症例の予後は，重複がんがない症例に比べて予後不良である．また，同時性重複がんよりも異時性重複がんの予後が良好であるとの報告もあるが，現在では差がないとする見解が優勢である[9]．大腸がんの場合，重複がんは予後を低下させる因子ではあるが，リンパ節転移や深達度など，大腸がん予後規定因子を超えるものではないとされている[13]
- 頭頸部重複がんの治療に際して，他がんの重複により支障をきたしたかどうかを検討した結果，約半数の症例は何らかの影響を受けていたとする報告がある[14]
- 頭頸部重複がんにおいて，異時性重複がんでは単発がんと比較し全生存期間に有意差がないのに対し，同時性重複がんの全生存期間は単発がんと比べて有意に短いことが示されている[4]

2 重複がん・多発がん患者に対して注意すべきがん薬物療法

- 重複がん・多発がん患者に対してがん薬物療法を行う場合，単発がんに対する治療内容（レジメン）を基本的に使用するが，複数のレジメンを同時に使用することはせず，逐次的に治療する．重複がん・多発がんのがん腫によっては，臓器機能（腎機能，肝機能など）に影響を及ぼすため，必要に応じて減量を考慮する

3 薬物相互作用

- 重複がん・多発がん患者に対する治療は，単発がんに用いられる抗がん薬と同じであるため，おのおのの領域で用いられる抗がん薬の相互作用を参考とする

4 治療戦略

1）治療方針

- 重複がんに対する治療方針は，確立されたものはなく，重複がんの種類，病期進行度や重複時期により治療方針が異なる．重複する双方のがんの予後，全身状態を考慮しバランスのとれた手術術式や治療法を選択することが重要である．一般的には，**生命を脅かすがん・症状が強いがんを優先**して治療する
- 多発がんに関しては，同一のがん腫であるため，単発がんと同様な薬物療法が施行される場合が多い

- 抗がん薬（レジメン）を選択する際は，重複するがん腫の双方に効果が期待できる薬剤であるかを検討することも必要である

IC インフォームド・コンセントのコツ!

重複がん・多発がんでは，それぞれのがんの進行度や予後を考慮したうえで適切な治療方針をたてるが，治療されていないがんのことを患者・家族は不安に思う．両方のがん治療に精通したがん薬物治療専門医が治療にあたる．それができない場合には，事前に各科の専門医が治療の優先順位を十分に検討し治療方針を決定したこと，また治療中も各がんの進行度を確認しその都度治療方針を検討することを，あらかじめ患者と家族に十分に説明し，不安を和らげるように心がける．

〈下方智也〉

2）治療方針例（頭頸部がんにおける重複がん）

重複がんの頻度が最も高い頭頸部がんの治療方針の考え方として，以下のようなものがある[4)]．

❶進行度の高いがんから治療する

❷頭頸部がん，他がんともに手術可能な病変である場合，同一術野の場合は同時手術を行う

❸表在がんにおける内視鏡的手術は治療時期に一定の見解はなく，進行がん（頭頸部がん）の治療計画を優先する

❹頭頸部がん，他がんともに放射線治療を行う場合，同時に照射するか否かは，重複がんの部位による照射範囲や根治照射であるか姑息照射であるかなどの照射目的によって検討すべきである

症例から学ぶがん薬物療法

進行大腸がんと早期胃がんの重複がんの症例

69歳，女性．2週間以上続く胃部不快感と食思不振を主訴に受診．精査の結果，肝臓広範にがんの多発転移を認める進行上行結腸がん（Stage Ⅳ：cT3N1M1a）と早期胃がん（Stage 0：cTisN0M0）の併発と診断された．

胃がんは早期がんであり，多発肝がんは大腸がんの転移と診断された．RAS遺伝子変異陽性のためmFOLFOX6＋ベバシズマブ（Bmab）療法によるがん薬物療法を行うこととなった．

■ この症例への対応

- 進行がんと早期がんの重複がんであり，進行がんである大腸がんの治療を優先し，mFOLFOX6＋Bmab療法が選択された

- 骨髄抑制，嘔気・嘔吐，末梢神経障害，高血圧，蛋白尿，出血などの副作用発現によりmFOLFOX6療法の減量やBmabの中止を考慮する
- 進行がんである大腸がんの治療効果を判定しながら治療方針を検討する
- 胃がんは，上部消化管内視鏡検査などにて定期的に観察する

■対応のポイント

- 大腸がんと胃がんの両者に適応がある抗がん薬として，フルオロウラシル，イリノテカン，オキサリプラチン，TS-1，カペシタビンなどがある
- 胃がんに対する標準療法にXELOX療法，SOX療法があり，5-FU系薬剤とオキサリプラチンとの組合わせは，大腸がんと胃がんの両者に効果が期待できる
- 大腸がんの標準療法であるmFOLFOX6療法は，胃がんに対しては標準治療としては認められていない．しかし，mFOLFOX6療法が胃がんに対して有用であるという報告がある[15)]
- 早期胃がんの進行に伴う症状出現と，mFOLFOX6＋Bmab療法による副作用を評価する
- mFOLFOX6＋Bmab療法が無効になった場合の治療（2nd line）を検討する

■症例の経過

- 減量が必要となる副作用は発現せず100％用量で施行した
- 大腸がんは，6コース終了時点での効果判定でPRであった
- 12コース終了時点での効果判定でPDとなり，FOLFIRI＋Bmab療法へ変更となった
- 胃がんは6コース終了時点で，上部消化管内視鏡検査にて治療前に観察されたⅡc病変は瘢痕を残すのみとなり，生検病理組織学的検査結果などによりCRと判定された

◆看護のポイント◆

多発がん・重複がんの病状や治療の優先度を患者が理解することは困難である．患者の理解度を把握し，病状や治療に関する補足説明を行うことで，安心して治療に望めるよう支援する．また，優先度の高い腫瘍に対する治療を行っている場合に，ほかの腫瘍の治療はどうするのか，患者は不安に思う．臓器によっては専門の診療科が別となるため，それらの連携がとれているかを把握し，患者に説明する．

〈田崎亜希子〉

<文献>

1）「用語集（2013年版）」（日本癌治療学会用語・ICD-11委員会）：http://www.jsco.or.jp/jpn/user_data/upload/File/yougo13.pdf

2）「大腸癌取扱い規約 第8版」（大腸癌研究会/編），P18，金原出版，2013

3）Tachimori Y, et al：The Registration Committee for Esophageal Cancer of the Japan Esophageal Society：Comprehensive registry of esophageal cancer in Japan. Esophagus, 12：101-129, 2015

4）十名理紗，他：頭頸部扁平上皮癌における重複癌の検討．耳鼻咽喉科臨床，106：155-160，2013

5）西村幸寿，他：胃癌に合併する重複癌の臨床的検討．癌と化学療法，39：2301-2303，2013

6）近藤竜一，他：原発性肺癌切除例における他臓器重複癌の検討．肺癌，48：33-38，2008

7）Kato T, et al：Multiple primary malignancies involving primary sporadic colorectal cancer in Japan: incidence of gastric cancer with colorectal cancer patients may be higher than previously recognized. World J Surg Oncol, 13：23, 2015

8）須藤 剛，他：他臓器重複大腸癌の臨床病理学的検討．日本大腸肛門病学会誌，62：82-88，2009

9）塩澤 学，他：大腸癌における他臓器重複癌の検討．日本消化器外科学会誌，40：1557-1564，2007

10）石黒めぐみ，他：大腸癌に合併する多発癌・重複がんに関するフォローアップについて．日本大腸肛門病会誌，59：863-868, 2006

11）島谷英彦，他：大腸他臓器重複癌症例の検討．日本大腸肛門病会誌，56：294-298，2003

12）高橋周作，他：大腸癌と他臓器重複癌の臨床病理学的検討．日本臨床外科会誌，64：2677-2681，2003

13）湖山信篤，他：他臓器の癌を重複した大腸癌症例の検討：重複癌が大腸癌の治療成績に及ぼす影響について：日本臨床外科会誌，62：874-878, 2001

14）西尾正道，他：頭頸部多重癌の臨床（放射線科の立場より）．頭頸部腫瘍，29：515-520，2003

15）Salah-Eddin A, et al：Phase III trial in metastatic gastroesophageal adenocarcinoma with fluorouracil, leucovorin Plus Either Oxaliplatin or Cisplatin: A Study of the Arbeitsgemeinschaft Internistische Onkologie. J Clin Oncol, 26：1435-1442, 2008

〈吉村知哲〉

3 多量腹水・多量胸水

注意 メトトレキサート，イリノテカン，ミトキサントロン

Point

- 腹水・胸水に分布することで血中濃度の低下が遷延し，副作用発現のリスクが高まる抗がん薬がある
- メトトレキサート，イリノテカンは投与禁忌である
- 腹水・胸水を取り除くことで，一時的に副作用発現のリスク回避が可能である

1 多量の腹水・胸水を合併したがん患者の問題点

- 腹膜転移によって，漿液あるいは血性滲出液による腹水貯留をきたした状態が**悪性腹水**と定義されている．臓器別では**卵巣がん**（30～50％）が最も多く，ほかに膵臓がん，胃がん，子宮がんなどが悪性腹水を生じやすい．
- 悪性腫瘍による胸水を**悪性胸水**とよび，原因として**肺がん**（37.5％），乳がん（16.8％），リンパ腫（11.5％），原発不明がん（10.7％），卵巣がん，胃がんなどがある
- 多量の腹水・胸水が貯留すると，腹部の**膨張**や**不快感**，**呼吸困難**といった症状が出現し，排液が必要となる
- 腹水・胸水は，薬物動態学的には血液や組織とは異なる分布相となり，「**サードスペース**」とよばれる
- もともとの分布容積が小さく，腹水・胸水中においてタンパク結合するなど，血中への戻りが悪い薬物が影響を受けやすいと考えられる[1]．腹水・胸水に留まることで分布容積の増大，見かけの半減期の延長といった薬物動態の変化が生じ，副作用が増強する可能性がある
- 穿刺により腹水・胸水を除去することで，症状緩和および抗がん薬の動態変化を回避できることがある

Pitfall

胸腔ドレナージや胸膜癒着術，腹水穿刺を施行することで，栄養状態が悪化したり体力を消耗し，かえって全身状態が悪化する場合がある．がん薬物療法の効果が期待できる場合には，一時排液にとどめるなど抗がん薬投与を優先し，治療の機会を逸しないようにする．また，例えばシスプラチンの代わりにカルボプラチンを使うなど抗がん薬の選択にも配慮する．

〈下方智也〉

2 多量の腹水・胸水に注意すべきがん薬物療法（表）

1）メトトレキサート

- 「胸水・腹水などのある患者」は，関節リウマチに用いられる内服薬も含め，メトトレキサートの投与は**すべて禁忌**とされている
- 大量メトトレキサート投与後，α相（分布相）における血清中濃度の半減期は胸水の有無により差がないが，β相（消失相）における半減期は，胸水がない状態では6.7時間であったのに対し，胸水（胸部X線写真により，250～400 mLの貯留と判断）がある状態では14.4時間と2倍以上に延長したと報告されている[2]．この報告では，投与後24～48時間における胸水中濃度は，血清中濃度に比較して10倍以上高値であり，胸水中に移行した高濃度のメトトレキサートが血中に戻ってくることにより見かけの半減期が延長したと考えられる
- 卵巣がん患者に対し，メトトレキサート（200 mg/m^2）＋フルオロウラシル（600 mg/m^2）を投与したときの腹水の影響が報告さ

表●腹水・胸水の貯留により血中の半減期が延長する抗がん薬

薬剤名	薬物動態	参考文献
メトトレキサート	半減期 ・通常時：6.7時間 ・胸水貯留時：14.4時間	文献2
イリノテカン	イリノテカン半減期 ・血漿中：11.7時間 ・胸水中：14.2時間 SN-38半減期 ・血漿中：19.9時間 ・胸水中：33.6時間	文献3
ミトキサントロン	消失相における半減期※ ・通常時：39.0時間 ・腹水貯留時：100.1時間	文献4

※論文のデータをもとに筆者が平均値を算出

れている[5]．メトトレキサート投与48時間後および72時間後の血漿中メトトレキサート濃度の平均値は，明らかな腹水がない患者（9名）では45.5 ± 37.6 nMおよび14.4 ± 11.6 nMであったのに対し，明らかな腹水がある患者（8名）では73.3 ± 50.3 nMおよび24.9 ± 17.8 nMであり，有意差はないものの高値となる傾向を示した

- 生理学的モデルによる動態シミュレーションを用い，腹水・胸水の影響について検討した報告がある[1]．定常状態における見かけの分布容積が増大し，消失相における半減期は延長するが，全身クリアランスには影響しなかった
- 消失相における半減期の延長により，メトトレキサート大量療法時の「投与72時間後に血中濃度が0.1 μM未満」という基準を満たしにくく，**好中球減少**などの副作用が強く発現する可能性が高い
- 類似薬のペメトレキセドの添付文書には，警告欄に「多量の胸水または腹水が認められる患者では，体腔液の排出を検討すること」と記載されている．ただ，サードスペースを有する患者においても体内動態の変化は認められず，安全性も変わらないと報告されている[6, 7]

2）イリノテカン

- 開発時の治験における死亡例のなかに，投与前から多量の腹水・胸水を有していた症例が含まれていたことから，「多量の腹水，胸水のある患者」は**投与禁忌**である
- 日本における市販後調査の結果，治療関連死の頻度は腹水・胸水のない患者では1.2％であったのに対し，胸水があった患者では2.2％，腹水のあった患者では3.1％〔多変量解析によるオッズ比2.11（95％信頼区間 1.20–3.71，p＝0.0098)〕と高かった[3]
- 活性代謝物であるSN–38の半減期が，血漿中に比較して胸水中で延長していることが毒性に影響している可能性がある[8]

3）ミトキサントロン

- サードスペースを有する患者において，半減期が延長したと報告されている[4, 9]

4）フルダラビン

- 胸水貯留を認める非ホジキンリンパ腫の患者において，胸水を取り除いた後には臨床的に問題となる好中球減少は認められなかったが，胸水再貯留後，十分なドレナージを行わずにフルダラビンを投与したところ，好中球減少が認められたという症例報告がある[10]

5）その他

- 特定の抗がん薬ではないが，胸水を有する**小細胞肺がん患者**に対してがん薬物療法を行ったところ，Grade 3以上の重篤な副作用（白血球減少や血小板減少）の頻度が胸水のない患者より多かったと報告されている[11]．この結果をもとに，**がん薬物療法施行前に胸水の排液**が推奨されている．しかし，報告で用いられた治療は標準療法（シスプラチンとエトポシド，あるいはシスプラチンとの併用）ではない．後述のように小細胞肺がんでは抗がん薬によって胸水をコントロールできるため，がん薬物療法を優先することもある

3 薬物相互作用

- 腹水・胸水軽減のために用いられる薬物と抗がん薬において，治療上特に問題となるような相互作用は報告されていない

4 治療戦略

- 悪性腹水あるいは胸水が存在するということは，**進行期**のがんであることを意味する．すなわち，がん薬物療法に対して特に高い感受性を示す場合以外，予後は限定的であり，悪性腹水・胸水に対する治療の目標は症状コントロールとなる．その方法としては，**排液**による腹水・胸水の減量が一般的である
- **ベバシズマブ**など血管内皮細胞成長因子（VEGF）の働きを抑制する薬物が悪性腫瘍による腹水・胸水の減量に効果的であるとする報告がある[12, 13]．VEGFを阻害することにより，胸腔内・腹腔内への水の産生・移行を抑制し，症状の軽減や穿刺回数の減少などが期待できる
- 腹水と胸水で，それぞれ対応が異なる点があるため，以下に別々に述べる

1）多量の腹水がある場合の治療戦略[14]

- 腹水の原因として80％程度を肝疾患が占め，次いでがん性腹膜炎，結核性腹膜炎，ネフローゼ症候群，心不全などがある
- 卵巣がんでは，腹膜転移があっても手術療法が標準療法に組込まれているが，それ以外のがんでは抗がん薬による治療が行われる．全身性に抗がん薬を投与する場合は，前述のように腹水への移行に伴う抗がん薬のクリアランス低下に注意する
- 腹膜転移あるいは腹腔内のリンパ節転移に対して，高濃度の抗がん薬を曝露することで局所効果を狙う腹腔内投与を行うことがある．エビデンスの多くは卵巣がんからの報告である

- 症状緩和を目的とした治療として，腹水穿刺，腹水再静注法，利尿薬やオクトレオチドの投与などがある
- **腹水穿刺**による症状緩和は一時的であり**再貯留することが多い**．また，高濃度のアルブミンを含んでいるため過剰な排液は**血清アルブミンの低下**を招き，血液の膠質浸透圧低下により，腹水貯留を悪化させることもある

2）多量の胸水がある場合の治療戦略[15)]

- 原因としてがん性胸膜炎のほか，肺感染に伴う胸水，結核性胸膜炎，うっ血性心不全などがある
- 全身治療としては原因疾患の治療が基本であり，感染症であれば抗菌薬，心不全であれば利尿薬，悪性腫瘍に対してはがん薬物療法が用いられる
- 悪性リンパ腫，肺がん（特に小細胞肺がん，*EGFR*遺伝子変異陽性・*ALK*融合遺伝子陽性肺がん），乳がんなど，抗がん薬投与により高い治療効果が期待できる場合は，抗がん薬のみで胸水コントロールできるため，がん薬物療法を優先することが多い
- 多量の胸水が貯留している場合で，胸水中に高濃度に移行する抗がん薬を投与するときは，以下に示す方法により胸水を排液してからがん薬物療法を行う

  ①**胸腔穿刺**：くり返し行え，終末期の患者に対しても低侵襲で行える．ただし効果は短期的であり，平均4日で再貯留を認め，30日後には98％で再発する[16)]

  ▶ 再膨張性肺水腫の予防のため，1度に排液する胸水量は1L以下とする

  ②**持続胸腔ドレナージ**：1カ月以上の予後が期待できる場合に行う．英国胸部学会のガイドラインでは10～14 Frの細いチューブが推奨されているが，日本においては20 Fr前後のドレナージチューブを用いることが多い

  ③**胸膜癒着術**：胸腔ドレナージに引き続いて行われる．胸腔内に薬物を投与することで臓側胸膜と壁側胸膜を癒着させ，胸水流入路をブロックする．適応が認められている薬剤にはタルク，OK-432（ピシバニール®）がある

◆ 看護のポイント ◆

- 安楽な姿勢が限定される場合は，不眠や褥瘡の併発に留意する
- 症状緩和のための薬剤の調整を図るとともに，ポジショニング，呼吸法，軽度なマッサージなど，患者と家族ができる日常生活上の工夫を検討する．また，腹水穿刺などの症状緩和治療に伴う利点と欠点を理解する

〈田﨑亜希子〉

<文献>

1）Li J & Gwilt P：The effect of malignant effusions on methotrexate disposition. Cancer Chemother Pharmacol, 50：373-382, 2002

2）Evans WE & Pratt CB：Effect of pleural effusion on high-dose methotrexate kinetics. Clin Pharmacol Ther, 23：68-72, 1978

3）井藤達也，他：肺癌患者における塩酸イリノテカン（CPT-11）の胸水中および心囊液中への移行性．臨床薬理，33：47-52，2002

4）Savaraj N, et al：Pharmacology of mitoxantrone in cancer patients. Cancer Chemother Pharmacol, 8：113-117, 1982

5）Donehower RC, et al：Sequential methotrexate and 5-fluorouracil in advanced ovarian carcinoma. Gynecol Oncol, 27：90-96, 1987

6）Dickgreber NJ, et al：Pemetrexed safety and pharmacokinetics in patients with third-space fluid. Clin Cancer Res, 16：2872-2880, 2010

7）Honoré PH, et al：Third-space fluid distribution of pemetrexed in non-small cell lung cancer patients. Cancer Chemother Pharmacol, 74：349-357, 2014

8）Shiozawa T, et al：Risk factors for severe adverse effects and treatment-related deaths in Japanese patients treated with irinotecan-based chemotherapy: a postmarketing survey. Jpn J Clin Oncol, 43：483-491, 2013

9）小川一誠，他：Mitoxantroneの生体内動態に関する研究．癌と化学療法，13：3028-3033，1986

10）Mahadevan A, et al：Third space sequestration increases toxicity of fludarabine--a case report. Acta Oncol, 36：441, 1997

11）Herrstedt J, et al：Increased myelosuppression during cytostatic treatment and pleural effusion in patients with small cell lung cancer. Eur J Cancer, 28A：1070-1073, 1992

12）Smolle E, et al：Malignant ascites in ovarian cancer and the role of targeted therapeutics. Anticancer Res, 34：1553-1561, 2014

13）Bradshaw M, et al：The role of vascular endothelial growth factor in the pathogenesis, diagnosis and treatment of malignant pleural effusion. Curr Oncol Rep, 15：207-216, 2013

14）滝口裕一：悪性胸水．「新臨床腫瘍学 第4版」（日本臨床腫瘍学会/編），pp591-593，2015

15）平島詳典：悪性腹水．「新臨床腫瘍学 第4版」（日本臨床腫瘍学会/編），pp597-599，2015

16）DeCamp MM Jr, et al：Malignant effusive disease of the pleura and pericardium. Chest, 112：291S-295S, 1997

〈藤田行代志〉

4 摂食・嚥下困難

注意 シスプラチン，5-FU，アファチニブ

Point

- 口腔や咽頭，食道の粘膜炎は，摂食・嚥下障害の原因となる
- 粘膜炎予防には口腔ケアが重要である
- 粘膜炎発生後には，NSAIDsやオピオイド性鎮痛薬，口腔保湿剤を使用する
- 嚥下機能が低下している状態で経口摂取を続けると，誤嚥性肺炎の原因となる．一方，過度な経口摂取禁止は患者の治療意欲の低下や嚥下機能の低下を招く
- 摂食・嚥下困難には，適切な栄養評価による経腸栄養法の適用を考慮する

はじめに

がん患者に摂食や嚥下障害が生じる原因には，抗がん薬の催吐性や悪液質，抑うつ症状などがあるが，ここでは，がん薬物療法および放射線療法施行時の注意点および支持療法の実際について解説する．

1 摂食・嚥下困難を合併したがん患者の問題点

- がん患者の摂食・嚥下困難の原因としては，①**頭頸部がんの化学放射線療法**，②**骨髄移植前の骨髄破壊的前処置とその後のGVHD**（移植片対宿主病）が代表的である
- 抗がん薬による粘膜炎は，抗がん薬によって発生するフリーラジカルが粘膜を障害し，これに免疫力低下による感染が加わり炎症とびらんが増加する．さらに抗がん薬による粘膜の再生不良が治癒を延滞させて粘膜炎を増悪させる[1]．これら粘膜バリアの破綻は，口腔・消化管粘膜常在菌による**全身感染症のリスク**となる[2]
- 抗がん薬による粘膜炎は，**味覚障害も併発**しやすい．抗がん薬自体による味蕾の障害や亜鉛欠乏，舌咽神経障害などの原因が考えられる
- 嚥下機能が低下している状態で経口摂取を続けると，誤嚥し肺炎の原因となる．一方，過度な経口摂取の禁止は，患者の治療へのアドヒアランスを低下させるだけでなく，嚥下機能をさらに低下させる

- 粘膜炎から生じる摂食・嚥下困難が長期に続くと栄養状態の悪化をきたす．栄養状態の悪化は，治療中断による予後への直接的影響のほか，感染や倦怠感の原因となり，総じて全身状態の悪化につながる[3)]

2 摂食・嚥下困難の患者に対して注意すべきがん治療

1）がん薬物療法による粘膜炎

- Grade 3以上では，栄養管理を必要とする．細胞障害性抗がん薬レジメンにおけるGrade 3以上の粘膜炎の頻度は，5％以内であることが多い[4)]．しかし，分子標的治療薬は，細胞障害性抗がん薬同等あるいはそれ以上高頻度に口腔粘膜炎を生じる（表1）

2）放射線療法（RT）による粘膜炎（表2）

- 唾液腺が照射部位に入ると唾液分泌障害による口腔乾燥を生じる
- 頭頸部がんの放射線療法では，口腔乾燥の頻度は治療中93％，治療後6〜12カ月経ても83％と高頻度に生じる[5)]

3）化学放射線療法による粘膜炎

- 頭頸部がんに対する化学放射線療法は，化学療法あるいはRT単独に比べ，粘膜炎や嚥下障害の**重症度および頻度が増加**する

表1 代表的な分子標的治療薬の粘膜炎頻度

	製品インタビューフォーム上（%）	Grade 3以上（%）
アファチニブ	37.6	4.8
エベロリムス	37.2〜57.5	3.6〜7.9
レンバチニブ	36.8	4.8
スニチニブ	34.2	1.6
レゴラフェニブ	16.4	2.4

表2 摂食・嚥下障害をきたす放射線治療の急性期有害反応と晩期有害反応[4)]

部位	線量	急性期有害反応※1	晩期有害反応※2
口腔	20Gy〜出現，30〜40Gyでピーク	口腔乾燥，味覚障害	口腔乾燥，粘膜潰瘍
咽頭・食道		嚥下痛・嚥下困難	狭窄，潰瘍，出血，嚥下関連筋の繊維化による嚥下機能低下
喉頭		浮腫，粘膜炎，嗄声	

※1：放射線治療終了後3カ月以内，※2：放射線治療終了後6カ月から数年後

- 好中球減少に対しては，口腔ケアによる感染対策が重要である
- シスプラチンを用いた化学放射線療法では，悪心・嘔吐が高頻度に生じるので，口腔ケアに支障を生じないよう適切な制吐療法を行う（表3）

表3 ●頭頸部がんに対する化学放射線療法の副作用

レジメン名	治療方法	副作用
RT単独[6]	RT：2Gy×35回	粘膜炎：24％，食道炎・嚥下障害：19％，悪心・嘔吐：0％（Grade>3）
CDDP同時併用RT[6]	CDDP：100mg/m² （Day1，22，43） RT：2Gy×35回	粘膜炎：43％，食道炎・嚥下障害：35％，悪心・嘔吐：20％（Grade>3）
5-FU＋シスプラチン（FP）同時併用RT[7]	CDDP：75mg/m²（Day1） 5-FU：1,000mg/m²（Day1～4） 28日サイクル（計3サイクル） RT：2Gy×35回	粘膜炎・嚥下障害：47％，悪心・嘔吐：8％，白血球減少：29％（Grade>3）
セツキシマブ同時併用RT[8]	Cmab：初回400mg/m²，2回目以降250mg/m² （Day1, 8, 15, 22, 29, 36, 43） RT：2Gy×35回	粘膜炎：56％，嚥下障害：26％（Grade>3）
TPF療法（導入化学療法）→RT（局所治療）[9, 10]	**〔導入化学療法〕** CDDP：75mg/m²（Day1） DTX：75mg/m²（Day1） 5-FU：750mg/m² （Day1～5），21日サイクル（計4サイクル） **〔局所療法〕** RT：2Gy×33～37回	**〔導入化学療法中〕**悪心・嘔吐：44％ **〔化学療法およびRT〕**唾液分泌障害：82％， 粘膜障害：46％（全Grade） **〔局所療法〕**好中球減少：77％，口内炎：5％，悪心・嘔吐：1％，食道炎・嚥下障害・嚥下痛：1％（Grade>3）
TPF療法（導入化学療法）→CBDCA同時併用RT（局所治療）[11]	**〔導入化学療法〕** CDDP：100mg/m²（Day1） Docetaxe：75mg/m²（Day1） 5-FU：1,000mg/m² （Day2～5） 21日サイクル（計3サイクル） **〔局所療法〕** CBDCA：AUC＝1.5：7日ごと RT：2Gy×35～37回	**〔導入化学療法〕**好中球減少：83％，発熱性好中球減少症：12％，口内炎：21％，悪心・嘔吐：8～14％，食道炎・嚥下障害・嚥下痛：13％（Grade>3） **〔局所療法〕**口内炎：37％，食道炎・嚥下障害・嚥下痛：23％（Grade>3）

IC インフォームド・コンセントのコツ！

頭頸部がんの患者は手術による容貌変化，聴覚・視覚，味覚・嗅覚，そして嚥下や構語などさまざまな機能障害が重なるため，うつ状態になることが多い．診療における患者との会話のなかでそのような徴候に気づいたら，タイミングを逃さず精神科専門医や緩和ケアチームにコンサルテーションを行うことが大切である．

〈安藤雄一〉

4）移植による粘膜炎

- 骨髄移植前の全身放射線療法や骨髄破壊的前治療（大量シクロホスファミド，ブスルファン，メルファランなど）は口腔から大腸までの広範な消化器粘膜炎および悪心・嘔吐を生じ，摂食・嚥下困難の原因となる
- 移植時の粘膜炎は，前処置開始後数日で出現し，疼痛のため経口内服や摂食が困難となる．さらに開口困難により十分な口腔ケアが行いにくくなる．また，前処置による骨髄抑制と続発する急性GVHDにより粘膜バリアが破綻し，口腔・消化管粘膜常在菌による全身感染症のリスクが増加する

3 治療戦略（表4）

1）口腔内の清浄化

- 基本的対処は，含嗽の励行と口腔ケアによる感染の予防である．含嗽はアズレンスルホン酸ナトリウムまたは2％重曹水，ベンゼトニウム含嗽液で行う．**ポビドンヨードやアルコールを含む市販の洗口液**は，**粘膜障害を助長する**ので避ける

2）粘膜炎

【予防】

- メルファランや5-FUでは，氷片を口に含む**クライオセラピー**（例えば投与前30分前から行い，投与中は30分間隔）が有効とされる[12]
- シタラビン大量投与時には，唾液中にシタラビンが分泌されるため，投与中の定期的含嗽（10分間隔）が有効である[13]
- 5-FUを含むがん薬物療法やカペシタビンによる粘膜炎に，漢方製剤である半夏瀉心湯（はんげしゃしんとう）の含嗽が，その予防と症状軽減に有効である[14]

【治療】

- アルギン酸ナトリウム，アルギン酸ナトリウムと亜鉛含有剤ポラプレジンクの混合（PAG液）[15]，水酸化アルミニウムゲル＋水酸化マグネシウム配合薬（マーロックス®），スクラルファート（アル

表4 ●摂食・嚥下困難への具体的処方例

用途	製剤	用法
口腔内の清浄化	アズレンスルホン酸ナトリウム (アズノール® うがい液4%) (含嗽用ハチアズレ® 顆粒)	1回4〜6 mg(5〜7滴)を100 mLの水に溶解し,1日数回含嗽 1包(2 g)を100 mLの水に溶解し,1日数回含嗽
	2%重曹水	1日4〜5回含嗽
	塩化ベンゼトニウム (ネオステリン® グリーン)	水に50倍希釈し,1日数回含嗽
粘膜炎の予防	半夏瀉心湯	エキス顆粒2.5 gを50 mLの水に溶解し,1日3回含嗽する.
粘膜炎の治療	アルギン酸ナトリウム (アルロイドG内用液5%)	1回10 mLを1日数回含嗽あるいは嚥下
	水酸化アルミニウムゲル+水酸化マグネシウム配合薬 (マーロックス® 懸濁用配合顆粒)	1 gを10 mLの水に懸濁して1日数回含嗽あるいは嚥下
	スクラルファート (アルサルミン® 内用液10%)	1回10 mLを1日数回含嗽あるいは嚥下
	アルギン酸ナトリウム+ポラプレジンク混合液(PAG液※)	1回10 mLを1日数回含嗽あるいは嚥下
口腔,咽頭食道痛・嚥下痛	アセトアミノフェン (カロナール® 原末または細粒) (アセリオ® 静注液)	アセトアミノフェンとして1回300〜1,000 mgを4〜6時間ごとに内服 アセトアミノフェンとして,1回300〜1,000 mgを15分かけて4〜6時間ごとに静脈内投与
	リドカイン (キシロカイン® ビスカス2%あるいはキシロカイン® 液4%)	リドカインとして1〜2 mg/mLとなるよう,含嗽液などに混合
	オピオイド (オプソ® 内服液) (モルペス® 細粒) (フェントス® テープ,デュロテップ® MTパッチ)	食前に屯用 1日2回経口あるいは経管投与 1日1回(フェントス),3日1回(デュロテップ)貼付

(次ページに続く)

サルミン® 内用液10%)の含嗽あるいは内服が有効であったとする報告がある

（続き）

用途	製剤	用法
口腔乾燥	人工唾液 （サリベート® エアゾール）	1回に1～2秒間口腔内に1日4～5回噴霧
	保湿剤 （バトラージェルスプレー）	2時間ごとに2～3回噴霧
	ピロカルピン塩酸塩 （サラジェン® 錠5 mg）	1回5 mgを1日3回食後内服
味覚障害	ポラプレジンク （プロマック® D錠75） 硫酸亜鉛（院内製剤）	 1回75 mgを1日2回内服 1回100 mgを1日3回
口腔カンジダ	アムホテリシンBシロップ （ファンギゾン® シロップ）	1回1～2 mLを1日3～4回内服または含嗽（含嗽の場合は蒸留水で50～100倍に希釈） 1回2.5～5 gを1日4回口腔内塗布
	ミコナゾールゲル （フロリードゲル経口用2％）	1日20 mLを数回に分けて含嗽
	イトラコナゾール液 （イトリゾール® 内用液1％）	
食道カンジダ	フルコナゾール （ジフルカン® カプセルまたは静注液）	1日1回200～400 mg内服または400 mg静注（14～21日間）
	イトラコナゾール液 （イトリゾール® 内用液1％）	1日1回20 mL内服（14～21日間）

※PAG液：アルロイドG内用液5％ 200 mLあたりポプロマック® D錠75を10錠混合

Pitfall

口腔内トラブルの対処法は，院内調剤や内服薬の含嗽など特別な指示を必要とすることが多い．エビデンスが十分ではない治療や適応外使用が行われることもある．さらに採用医薬品は施設によって異なる．そのため，それぞれの施設のとり決めに従ってプロトコールを整備しておくことが望ましい．

〈安藤雄一〉

3）口腔，咽頭食道痛・嚥下痛

- **非ステロイド性鎮痛薬（NSAIDs）やアセトアミノフェン**の内服を第一選択とする．嚥下痛などにより内服が困難な場合，フルルビプロフェン注やアセトアミノフェン静注液が使用できる．アセトアミノフェンは，腎障害を生じにくいためシスプラチンが併用される場合の第一選択となる

- アズレンスルホン酸ナトリウム含嗽水あるいはPAG液にリドカインを混合し，含嗽やそのまま嚥下をしてもよい
- 疼痛が強い場合，オピオイドの使用が推奨される．モルヒネ塩酸塩水頓用でオピオイドの効果や忍容性を確認し，モルヒネの徐放性細粒剤の定時投与あるいはフェンタニル経皮吸収型製剤を使用する
- 摂食時などに舌にピリピリとした痛みがある場合，口腔カンジダ症を疑う．がん治療に伴い，免疫力が低下すると口腔常在菌であるカンジダ菌が舌，頬や咽頭粘膜に過剰増殖する．がん患者では，乳白色のチーズ様白苔を認める偽膜性カンジダ症およびこれが肥厚したものが多い

4）口腔乾燥

- ピロカルピン塩酸塩錠の保険適用があるが，コリン作働性の多汗や鼻汁，下痢などの副作用がある
- 人工唾液や市販の口内湿潤剤を使用する．放射線治療早期には，漿液性の唾液腺の萎縮により唾液が粘稠質になることがある．粘性の高い保湿剤は，唾液の粘稠度を上げて不快感を助長することがある
- 薬物療法や保湿剤に並行して，水分制限がなければ1日500～1,000 mL程度を目安に頻回に口を潤す．唾液分泌を促すキシリトール入りガムも有効である．就寝時は口腔乾燥の悪化するため，部屋の加湿やマスク着用が有効なこともある

5）味覚障害

- 最近の食事摂取内容を評価したうえで，血清亜鉛値（基準値：70～120 μg/dL）が70 μg/dL未満であれば，ポラプレジンクなどによる亜鉛補充を考慮する．ただし，血清亜鉛値と味覚障害は相関しないことがあるため，診断的治療として投与してもよい（効果がなければ中止する）

6）口腔カンジダ

- 口腔カンジダが進行すると，食道カンジダ症に進行する場合がある．嚥下困難，胸骨部の痛み，嘔吐などが自覚症状となる
- 治療には，**アムホテリシンBシロップ**または**ミコナゾールゲル**，**イトラコナゾール内服液**のいずれかを使用する．食道カンジダには，抗真菌薬の全身投与が必要である

7）嚥下障害

- 十分な咀嚼による摂食が基本である．患者には，よく噛むこと，少

しずつ食べるよう指導する．食べものが小さくなる，唾液で柔らかくなることにより，固形物による食道粘膜の傷害，食道の過度の進展を防ぐことで嚥下痛を軽減できる

- 味覚障害や唾液分泌の不良は嚥下障害を助長する．口腔粘膜炎は酸味や塩味，からみなどが刺激となる場合があるので，これらの少ない食事を指導する
- 食事メニューでは，①舌でつぶせる程度の柔らかさ，②口のなかでバラバラにならないもの，③口から喉へのすべりがよいもの，④視覚的に食欲を奪わないよう食べものの形をしていることが望ましく，水分の多い粥や麺類，スープやゼリーなどが食べやすい
- 摂食時むせる場合，ゼラチンや片栗粉でとろみをつけるとよいが，介護用とろみ剤が便利である．経口服薬時にも嚥下補助ゼリーが市販されている

8）栄養不良

- まず適切な栄養アセスメントが必要である．食事摂取量，体重変化と血液検査など客観的栄養評価から総合的に判断する
- 体重減少率は1〜2％/週あるいは≧5％/1カ月，≧7.5％/3カ月，≧10％/6カ月を目安として，これらのいずれかを満たす場合，すみやかに栄養管理を行う
- 客観的栄養評価には，**アルブミン値**が使用しやすい．しかし，アルブミンの半減期は，21日と長いこと，炎症や侵襲の影響，脱水や浮腫の影響を受ける点でアルブミン値のみでの栄養判断は不適切である
- 消化管が障害されていない場合には，経口栄養補助食品を含めた**経腸栄養が第一選択**である．特に頭頸部がんや食道がんの治療では胃瘻からの経腸栄養は有用である

◆看護のポイント◆

- 食事回数・量・形態など日常の食事状況と，誤嚥・粘膜炎・味覚障害など身体機能を総合的に評価する
- 誤嚥が疑われる場合は，とろみのある食事や姿勢の指導を行い，肺炎併発の有無を確認する．粘膜炎がある場合は，低刺激性，小さく刻んだ水分の多い食事を勧める．必要時，言語聴覚士らと連携する
- 摂食困難な状態での抗がん薬の投与は，治療の完遂への不安も伴う．食べる工夫だけに視点をおかず，食べられないつらさの受け止めや食事をつくる支援者への労いなども行う

〈服部聖子〉

症例から学ぶがん薬物療法

頭頸部がんの放射線併用FP療法に対応した例

68歳男性，飲酒喫煙歴のある中咽頭がんの症例．リンパ節転移あり．頸部外照射とFP療法（5-FU＋シスプラチン併用療法）を開始した．

■この症例への対応

- 症例のような治療では，粘膜炎が必発であるほか，発熱性好中球減少症の原因となるため，治療開始時からのアズレンスルホン酸ナトリウム（アズノール®）含嗽液での含嗽とPAG液の予防的使用，歯科医および歯科衛生士による口腔ケアが実施された．アプレピタント，パロノセトロン塩酸塩およびデキサメタゾンを用いた制吐療法によっても悪心嘔吐が遷延したため，オランザピン（ジプレキサ®錠，1回2.5 mg，1日1回）と六君子(りっくんし)湯(とう)（1回2.5 mg，1日3回）を併用した．治療開始後14日目に好中球減少と粘膜炎がGrade 3となった．しだいに重篤化する口内痛，嚥下痛には，PAG液へのリドカイン添加（1.5 mg/mL）とアセトアミノフェン（カロナール®細粒50％，1日4回：アセトアミノフェンとして3,000 mg/日）で初期対応した．しかし，内服時の嚥下が強くなったためモルヒネ塩酸塩水（オプソ®内服液5 mg）の頓用を開始し，その後モルヒネ塩酸塩水の頓用が頻回になってきたため，フェンタニル貼付剤（フェントス®テープ1 mg）とともに，アセトアミノフェン静注液（アセリオ®静注液，1回1,000 mg，1日3回）に切り替えた

■対応のポイント

- 頭頸部がんの化学放射線療法では，**嚥下痛ががん性疼痛以上に苦痛**となる．このような治療関連痛にも躊躇せずオピオイドを導入することが重要である．また，薬剤のみでの症状の予防や緩和は困難である．歯科医や歯科衛生士，栄養士，嚥下トレーニングを行う言語聴覚士など他職種でのチーム医療が有効である．六君子湯は，シスプラチンにより遷延する悪心や食欲不振の改善が期待される漢方薬である[16)]

■症例の経過

- 口腔ケアに支障が生じないよう，またNGチューブから栄養供給せざる得ない状況を避けるために制吐療法を強化した．また，オピオイド導入とその用量調節により，嚥下痛は制御された
- 栄養士による介入で，経腸栄養（メイバランス®mini，1日3パック）による補助と刻み食で経過した

<文献>

1) Sonis ST：A biological approach to mucositis. J Support Oncol, 2：21-32; discussion 35-6, 2004

2) Elting LS, et al：The burdens of cancer therapy. Clinical and economic outcomes of chemotherapy-induced mucositis. Cancer, 98：1531-1539, 2003

3) Dewys WD, et al：Prognostic effect of weight loss prior to chemotherapy in cancer patients. Eastern Cooperative Oncology Group. Am J Med, 69：491-497, 1980

4)「頭頸部がんの化学放射線療法」（丹生健一，他/編），日本看護協会出版会，pp38，48，2015

5) Jensen SB, et al：A systematic review of salivary gland hypofunction and xerostomia induced by cancer therapies: prevalence, severity and impact on quality of life. Support Care Cancer, 18：1039-1060, 2010

6) Forastiere AA, et al：Concurrent chemotherapy and radiotherapy for organ preservation in advanced laryngeal cancer. N Engl J Med, 349：2091-2098, 2003

7) Adelstein DJ, et al：An intergroup phase III comparison of standard radiation therapy and two schedules of concurrent chemoradiotherapy in patients with unresectable squamous cell head and neck cancer. J Clin Oncol, 21：92-98, 2003

8) Bonner JA, et al：Radiotherapy plus cetuximab for squamous-cell carcinoma of the head and neck. N Engl J Med, 354：567-578, 2006

9) Pointreau Y, et al：Randomized trial of induction chemotherapy with cisplatin and 5-fluorouracil with or without docetaxel for larynx preservation. J Natl Cancer Inst, 101：498-506, 2009

10) Vermorken JB, et al：Cisplatin, fluorouracil, and docetaxel in unresectable head and neck cancer. N Engl J Med, 357：1695-1704, 2007

11) Posner MR, et al：Cisplatin and fluorouracil alone or with docetaxel in head and neck cancer. N Engl J Med, 357：1705-1715, 2007

12) Lilleby K, et al：A prospective, randomized study of cryotherapy during administration of high-dose melphalan to decrease the severity and duration of oral mucositis in patients with multiple myeloma undergoing autologous peripheral blood stem cell transplantation. Bone Marrow Transplant, 37：1031-1035, 2006

13) Mori T, et al：Excretion of cytosine arabinoside in saliva after its administration at high doses. Anticancer Drugs, 17：597-598, 2006

14) Matsuda C, et al：Double-blind, placebo-controlled, randomized phase II study of TJ-14 (Hangeshashinto) for infusional fluorinated-pyrimidine-based colorectal cancer chemotherapy-induced oral mucositis. Cancer Chemother Pharmacol, 76：97-103, 2015

15) 杉崎崇人，他：頭頸部腫瘍Docetaxel/Cisplatin/Fluorouracil（DCF）療法による口内炎に対するポラプレジンク-アルギン酸ナトリウム混合液（P-AG液）の予防的効果．癌と化学療法，38：783-787，2011

16) 米澤理可，他：婦人科癌化学療法における食欲不振に対する六君子湯の効果．産婦人科漢方研究のあゆみ，30：20-24，2013

〈佐藤淳也〉

5 凝固異常症

注意 VEGF阻害薬，エストロゲン，IMiDs

Point

- がん患者の血液は過凝固状態にあり，がんは血栓症のリスクファクターの1つである
- がんの発症や治療により，静脈血栓症リスクが高まる．常に凝固異常の有無を念頭に治療を進める
- 血栓症高リスクである多発性骨髄腫IMiDs治療などでは，治療開始時より一次予防を行う

1 凝固異常症を合併したがん患者の問題点

- がん患者の血液は，がん細胞や血管内皮細胞から凝固促進物質が過剰産生されることによって**過凝固状態**にあり，非がん患者に比べて，静脈血栓塞栓症（VTE）の発症割合は高い（表1）
- 腫瘍崩壊物質や抗がん薬による血管内皮障害や，嘔吐・下痢による脱水によって，がん薬物療法は静脈血栓症リスクをさらに高める
- 動注化学療法における血管障害や長期の中心静脈カテーテル留置も血栓症の誘因となる
- 過凝固での中心静脈ラインは，末梢挿入型中心静脈カテーテル（PICC）ではなく**CVラインを選択**するなどの配慮が必要である
- がん患者の血栓頻度は報告によって幅広く多様な病態を示す．血栓症は生命予後に直結する事象であり，各病態を理解し早期診断・早期対応が重要である

1）がん患者に合併する血栓塞栓症の主な病態

【VTE（深部静脈血栓症：DVT，肺塞栓症：PTE）】

- PTEの多くはDVTから生じる
- **胸痛，呼吸困難，過換気**が3特徴である

【播種性血管内凝固（DIC）】

- **骨髄転移を伴った腺がん**では高頻度に併発する．末期症状の1つしてDICを発症する
- がん薬物療法によるがん細胞の崩壊によって誘引される

表1 ● 原発部位ごとの静脈血栓塞栓症の発症割合[1]

がん原発部位	静脈血栓症の発症割合	がん原発部位	静脈血栓症の発症割合
メラノーマ	13.6～21.0％	膀胱	4.7％
精巣	9.4％	大腸	3.1～10.2％
骨髄腫	7.2～17.9％	頸部	3.1％
胃食道	6.9～13.6％	白血病	2.1～12.1％
肝臓	6.7％	卵巣	2.0～25.0％
リンパ腫	6.0～60.0％	肺	1.9～13.6％
腎臓	5.3％	脳	1.6～26.0％
膵臓	5.2～26.0％	前立腺	0.5～1.3％
肉腫	5.2～14.3％	乳房	0.4～9.1％

文献1を参考に作成

【血栓性微小血管症（TMA）】

- 種々の微小血管に血栓を生じる臨床病理学的な症候群で，主な症状として，**血小板減少**，**溶血性貧血**，**急性腎障害**が認められる
- 造血幹細胞移植に先行して行われる放射線照射や，大量化学療法も原因となりうる[2]

【遊走性表層性血栓性静脈炎（トルソー症候群：Trousseau syndrome）】

- 固形がん（腺がん），特に乳がん，卵巣がんなど**婦人科系がん**に多く，脳の動静脈血栓症を併発して，さまざまな**神経症状**を呈する
- ヘパリンによる抗凝固療法で神経症状の悪化を防ぎ，並行してすみやかにがんの検索につとめる

【非細菌性血栓性心内膜炎（NBTE）】

- 原因は，がんが最多（肺がん，膵臓がん，卵巣がんなど）
- 心臓の弁および隣接する心内膜に無菌性の**血小板血栓**や**フィブリン血栓**が形成される
- **脳梗塞**は心内膜炎の最も頻度の高い神経合併症

【動脈塞栓症】

- がん患者においては静脈血栓症より頻度は低い（1.5～5.2％）[3]
- 多くはNBTEに起因する

2 凝固異常症合併患者に対して注意すべきがん薬物療法

1）VEGF阻害薬

- 出血に対する注意に加え，抗凝固薬服用中の患者，血栓塞栓症既

往の患者には一般に慎重投与である（表2）

- ベバシズマブと抗がん薬の併用では，動脈血栓症リスクが**約2倍**[4]，静脈血栓症リスクが**約1.3倍**[5] 上昇する

2）ホルモン療法（抗エストロゲン薬，アロマターゼ阻害薬，プロゲステロン薬）

- エストロゲンは肝組織を刺激し凝固系を活性化するため**VTEのリスク**となる
- 乳がん術後補助療法において，抗がん薬単独と比較しタモキシフェン併用ではVTE発症が約5倍増加する．同時併用と遂次併用で血栓リスクは変わらない[6, 7]
- 乳がんにおいて年齢55歳以上，体重65kg以上，BMI 25kg/m^{2}以上，血圧140/90 mmHg以上，総コレステロール250 mg/dL以上，現在の喫煙，冠動脈疾患の家族歴が，リスク因子として報告されている[8]
- 投薬は長期継続となるため，D–ダイマーなどでの血栓傾向の有無を定期的にモニタリングする

3）免疫調整薬（IMiDs）（サリドマイド，レナリドミド，ポマリドミド）

- IMiDs治療では**副腎皮質ホルモン薬や化学療法との併用**により高率に血栓症を発症する．特に**最初の1年間**でリスクは増大する
  - DVT発症率：DEX単独とサリドマイド併用の比較試験3％ vs 17％，DEX単独とレナリドミド併用の比較試験 3.4％ vs 14.7％
- 血栓塞栓症リスク評価を行い，治療開始時よりDVT発症予防に低用量アスピリンなどでの予防投与が推奨されている[9, 10]

4）副腎皮質ホルモン薬

- 副腎皮質ホルモン薬は，抗凝固・抗線溶に作用する
- 凝固因子産生を亢進するvon Willebrandfactor活性の上昇，血小板活性の亢進などにより線溶抑制状態になり血栓リスクが高まる[11]

5）BCR/ABL阻害薬（イマチニブ，ニロチニブ，ダサチニブ）

- Bcr/Ablだけでなく，c–kitおよび血小板由来成長因子（PDGF）受容体チロシンキナーゼを阻害するため，凝固異常・出血に対する注意が必要である
- ダサチニブは，**消化管粘膜障害**を有すると考えられており出血リスクが高まる．ニロチニブは，**末梢動脈塞栓性疾患**の発現率が高まる[12]

表2 VEGF阻害薬における出血・血栓塞栓栓症の発現頻度

VEGF阻害薬	出血	血栓塞栓症
ベバシズマブ	19.4%	0.5%以下（心筋梗塞，脳梗塞，深部静脈血栓症，肺塞栓症など）
ラムシルマブ	12.7%	静脈血栓症3.8%，動脈血栓症1.7%
ソラフェニブ	10%以上	−
スニチニブ	−	静脈血栓症1%，血栓性微小血管症（頻度不明）
パゾパニブ	13.2%	静脈血栓症1.1%，動脈血栓症1.8%，血栓性微小血管症0.1%
アキシチニブ	鼻出血5.3%，血尿1.4%，直腸出血1.1%	静脈血栓症0.3%，肺塞栓症0.8%
レゴラフェニブ	9.8%	0.5%以下（心筋虚血，心筋梗塞）

添付文書を参考に作成

6）L-アスパラギナーゼ

- 肝でのタンパク合成抑制により，凝固活性および凝固阻止のいずれの因子も低下し，治療中は出血・血栓のいずれにも斜傾しやすい
- 血栓症の発症頻度は3割を超える．一旦，発症した症例では再発しやすい[13)]

7）レチノイン酸（ATRA）

- 急性前骨髄球性白血病（APL）の分化誘導療法と合併するDICに対しても著効する．APL細胞のTF発現抑制に加え，APL細胞に過剰発現しているアネキシンIIの発現を強力に抑制し凝固，線溶の両方を抑制する
- 抗線溶療法併用時には**全身性の血栓傾向**をきたす
- トラネキサム酸との併用は，血栓症誘発による死亡例の報告もあり併用は避ける[14)]

8）ブルトン型チロシンキナーゼ（BTK）阻害薬（イブルチニブ）

- 血小板減少の有無にかかわらず，**出血事象**（脳出血，頭蓋内出血，大動脈瘤破裂，胃腸出血など）が報告されている
- BTK阻害により血小板凝集能が低下し，出血が引き起こされるという報告がある[15)]

9）薬剤性（抗がん薬）凝固異常症

● 表3参照

3 抗凝固・抗血小板薬と抗がん薬・支持療法薬の相互作用

● 表4参照

4 治療戦略

1）患者の凝固・出血リスクを把握する

● 治療開始時に，がん種，血栓塞栓症の既往歴，予定している治療

表3 ●薬剤性凝固異常症の原因となる抗がん薬

凝固異常症	原因となる抗がん薬
HUS	シクロスポリン，タクロリムス，マイトマイシンC，5-フルオロウラシル
TTP	ゲムシタビン，VEGF阻害薬（ベバシズマブなど）
VOD	アザチオプリンなどの免疫抑制薬，シクロホスファミド，ブスルファン，エトポシド，ゲムツズマブオゾガマイシン，オキサリプラチン，ヒ素，（骨髄移植，放射線照射）

表4 ●抗凝固・抗血小板薬との相互作用

抗凝固薬・抗血小板薬	抗がん薬・支持療法薬	相互作用
ワルファリン（Wf）	タモキシフェン，トレミフェン	Wf作用増強（代謝阻害）
	ゲフィチニブ，エルロチニブ	Wf作用増強（機序不明）
	カペシタビン	Wf作用増強（CYP2C9阻害）
	S-1	Wf作用増強（機序不明）※
	イマチニブ	Wf作用増強（CYP2C9阻害）
	アプレピタント	Wf作用減弱（CYP2C9誘導）
	副腎皮質ホルモン薬	Wf作用増強または減弱（機序不明）
アスピリン	メトトレキサート（MTX）	MTX作用増強（アスピリンによるMTX腎排泄阻害．MTX高用量投与時は血漿蛋白に結合したMTXと置換し遊離させる）

※併用中止後もWfの作用遷延により出血やINR上昇に至ったとの報告あり
添付文書より抜粋

などから，患者個々の凝固・出血リスクを把握する（表5）

- 感染症治療薬の多くはCYPの阻害・誘導作用を有するため，治療前より抗凝固薬および抗血小板薬服用中の患者では治療中に併用薬を新たに追加する場合にも相互作用に注意する

2）血栓症高リスク治療では，一次予防を開始する

- IMiDs（サリドマイド，レナリドミド，ポマリドミド）治療では治療開始時より一次予防開始を検討する（表6）
- 予防的抗凝固薬開始前には消化管出血の有無を確認し，出血へも配慮する

3）血栓症併存の可能性を考慮し，治療中は定期的なモニタリングを行う

- 常にVTE併存の可能性を考慮し問診，診察，血液検査（CBC，PT，APTT，D-dimer，FDP，クレアチニンなど）を精査する
- DVTのモニタリングとして，進行がんのがん薬物療法中では**D-ダイマー**が血栓症を反映し，正常値であれば血栓症はほぼ否定できるとの報告がある[17]．高値であれば静脈エコー検査を行う
- 検査値の変動，限局性浮腫などVTEの可能性が疑われれば超音波検査の追加検査を行う

4）抗凝固・抗血小板薬併用時には出血イベントに注意する

- 骨髄抑制による血小板減少症時（血小板50,000/μL以下）には，患者の血栓症再発リスクに留意しながら抗凝固療法の一時中止も検討する
- 副腎皮質ホルモン薬や非ステロイド性鎮痛薬の併用時には消化管出血に注意する．必要に応じ，消化管粘膜障害の有無を確認し制酸薬を併用する

5）DVT合併への対応

- 血栓症のためにがん治療の内容を**変更することはない**．発症時には一時治療を中断し抗凝固療法を開始し，経過をみながら並行してがん治療を行う
- 血栓症治療後はワルファリンなどでの抗凝固療法を継続する（ワルファリン：INR2.0～3.0を目安）

表5 ● がん患者におけるVTEのリスク因子

患者関連因子	・高齢 ・合併症（肥満，感染症，腎疾患，肺疾患，動脈血栓塞栓症） ・VTEの既往 ・前回がん薬物療法時の血小板増加 ・遺伝性プロトロンビン変異
がん関連因子	・がんの原発部位（消化管，脳，肺，生殖器，腎臓，血液系） ・最初の診断から3～6カ月 ・転移の存在
治療関連因子	・過去の大手術 ・入院中 ・積極的がん薬物療法 ・積極的ホルモン療法（特にタモキシフェン） ・過去/現在の血管新生阻害薬 ・現在の赤血球造血刺激因子製剤 ・中心静脈カテーテルの存在
検査値	・血小板数>350,000/μL ・白血球数> 11,000/μL ・ヘモグロビン値<10 g/dL

文献16を参考に作成

表6 ● IMiDs治療における一次予防

血栓症リスク因子	肥満（BMI>30），VTE既往，中心静脈カテーテル/ペースメーカー有，循環器疾患（冠動脈疾患，心不全，ステント挿入，冠動脈バイパスグラフト術など），慢性腎臓病（eGFR>30），糖尿病，急性感染，先行する凝固異常，EPO製剤投与，長期臥床
リスク因子**0または1個**	アスピリン81～325 mg
リスク因子**2個以上**	ワルファリンINR2～3，抗凝固療法，低分子ヘパリン

「骨髄腫におけるサリドマイドとレナリドミド投与に関連する血栓予防のIMWGガイドライン」を参考に作成

Pitfall

抗凝固療法中に問題となるのは緊急手術など出血コントロールを要する場合の対処である．ワルファリンであればビタミンKでの中和が可能だが，DOACにおける中和薬の開発が待たれていた．

2016年，日本でもダビガトランおよびその代謝物と高い親和性で特異的に結合し中和作用を発揮するイダルシズマブが承認された．今後，Xa阻害薬の中和薬としてandexanetが開発中である．血栓症リスクに備えつつ，出血時の対応策についても使用薬剤ごとに検討しておく．

〈満間綾子〉

6）DIC合併への対応：補充療法などを開始するかを判断する

- 原疾患への治療が不良な場合は抗凝固療法のみでは改善しにくく，背景となる原疾患の治療が重要である．APLではレチノイン酸による分化誘導療法がDICも改善する．小細胞肺がんや悪性リンパ腫では化学療法，前立腺がんや乳がんではホルモン療法が著効することがある
- 重症感染症に合併したDICでは，FDPやD-ダイマーは軽度上昇にとどまり，フィブリノゲンが上昇することが多い
- 抗凝固療法の開始は原疾患のコントロールが可能かどうかの見通しを考え判断する．予後，出血症状や侵襲的処置の有無，非代償性かを評価し凝固異常へ介入するかを決定する
- 補充療法などを考慮する病態：**重症感染症の合併，慢性DICの急性増悪**など

7）APL治療での対応

- APLの凝固異常は線溶過剰が主体である．「造血器腫瘍ガイドライン」では，血小板輸血により血小板数を50,000/μL以上，少なくとも30,000/μL以上，凍結血漿によりフィブリノゲン150 mg/dL以上を目標とする補充療法が推奨されている
- 臨床的にAPLが疑われた場合は，早期にATRAを含む治療を開始することで出血予防となる

出血高リスク因子：
低フィブリノゲン血症（<100 mg/dL），白血球数高値（>20,000/μL），全身状態（PS）2～3

◆看護のポイント◆

- 抗凝固薬やがん薬物療法による凝固異常のため止血困難となる可能性を説明し，採血や点滴後の抜針時の圧迫止血を教育する
- ひげそりや刃物を使う作業など，生活背景を患者と振り返りながら注意すべき点を共有する．痔や月経の出血など患者が言い出しにくいことは医療者側から声をかける
- 血栓の症状として皮膚の変色や冷感があり，患者にセルフモニタリングと異常時のすみやかな報告を教育する

〈田﨑亜希子〉

＜文献＞

1）Connolly GC & Khorana AA：Emerging risk stratification approaches to cancer-associated thrombosis: risk factors, biomarkers and a risk score. Thromb Res, 125 Suppl 2：S1-S7, 2010

2) Furlan M, et al：von Willebrand factor-cleaving protease in thrombotic thrombocytopenic purpura and the hemolytic-uremic syndrome. N Engl J Med, 339：1578-1584, 1998

3) Khorana AA, et al：Thromboembolism in hospitalized neutropenic cancer patients. J Clin Oncol, 24：484-490, 2006

4) Scappaticci FA, et al：Arterial thromboembolic events in patients with metastatic carcinoma treated with chemotherapy and bevacizumab. J Natl Cancer Inst, 99：1232-1239, 2007

5) Nalluri SR, et al：Risk of venous thromboembolism with the angiogenesis inhibitor bevacizumab in cancer patients: a meta-analysis. JAMA, 300：2277-2285, 2008

6) Fisher B, et al：Doxorubicin-containing regimens for the treatment of stage II breast cancer: The National Surgical Adjuvant Breast and Bowel Project experience. J Clin Oncol, 7：572-582, 1989

7) Albain KS, et al：Adjuvant chemotherapy and timing of tamoxifen in postmenopausal patients with endocrine-responsive, node-positive breast cancer: a phase 3, open-label, randomised controlled trial. Lancet, 374：2055-2063, 2009

8) Decensi A, et al：Effect of tamoxifen on venous thromboembolic events in a breast cancer prevention trial. Circulation, 111：650-656, 2005

9) Rajkumar SV, et al：Phase III clinical trial of thalidomide plus dexamethasone compared with dexamethasone alone in newly diagnosed multiple myeloma: a clinical trial coordinated by the Eastern Cooperative Oncology Group. J Clin Oncol, 24：431-436, 2006

10) Weber DM, et al：Lenalidomide plus dexamethasone for relapsed multiple myeloma in North America. N Engl J Med, 357：2133-2142, 2007

11) van Zaane B, et al：Systematic review on the effect of glucocorticoid use on procoagulant, anti-coagulant and fibrinolytic factors. J Thromb Haemost, 8：2483-2493, 2010

12) Giles FJ, et al：Rates of peripheral arterial occlusive disease in patients with chronic myeloid leukemia in the chronic phase treated with imatinib, nilotinib, or non-tyrosine kinase therapy: a retrospective cohort analysis. Leukemia, 27：1310-1315, 2013

13) Grace RF, et al：The frequency and management of asparaginase-related thrombosis in paediatric and adult patients with acute lymphoblastic leukaemia treated on Dana-Farber Cancer Institute consortium protocols. Br J Haematol, 152：452-459, 2011

14) Sanz MA, et al：Risk-adapted treatment of acute promyelocytic leukemia with all-trans-retinoic acid and anthracycline monochemotherapy: a multicenter study by the PETHEMA group. Blood, 103：1237-1243, 2004

15) Levade M, et al：Ibrutinib treatment affects collagen and von Willebrand factor-dependent platelet functions. Blood, 124：3991-3995, 2014

16) Lyman GH, et al：Venous thromboembolism prophylaxis and treatment in patients with cancer: American Society of Clinical Oncology clinical practice guideline update. J Clin Oncol, 31：2189-2204, 2013

17) Wells PS, et al：Evaluation of D-dimer in the diagnosis of suspected deep-vein thrombosis. N Engl J Med, 349：1227-1235, 2003

〈根本真記〉

6 歯科治療中

注意 ビスホスホネート製剤，デノスマブ，血管新生阻害薬

Point

- がん薬物療法開始前に口腔内の評価や歯科治療をすませておく
- ビスホスホネート製剤やデノスマブでによる顎骨壊死は抜歯や歯科治療による侵襲がリスクファクターとなる
- ビスホスホネート製剤やデノスマブ投与中も口腔ケアを継続して行う

1 歯科治療中のがん患者の問題点

- がん薬物療法中は，**好中球の減少に伴う感染症**のリスクや**血小板の減少に伴う出血遷延**のリスクがあることから，歯科治療は困難となることがある．そのため，歯科治療はがん薬物療法開始前にすませておくか，終了後に実施することが望ましい
- 侵襲的な歯科治療（抜歯，歯科インプラント埋入，根尖外科手術，歯周外科など）は**骨吸収抑制薬関連顎骨壊死**（ARONJ）発生のリスクファクターである[1)]
- 歯科治療中のがん薬物療法を適切に行うためには医師，歯科医，薬剤師，看護師，歯科衛生士らの連携が効果的である

Pitfall

口腔衛生や歯科治療は周術期管理としても重要で，口腔内感染に起因する肺炎を予防し，術後の経口摂取をスムーズに行う点でも必要である．がん診療が複数の診療科や医療機関に引き継がれて行われる場合には，歯科受診や口腔ケアを必ず行うように特に注意する．

〈前田 修〉

2 歯科治療中の患者に対して注意すべきがん薬物療法（表）

1）ビスホスホネート製剤

- ビスホスホネート製剤投与中のがん患者において，**抜歯や歯科治療**を行うことでARONJのリスクが上がることが報告されている[3〜6)]
- ARONJの発生機序はいまだ明らかになっていないが，破骨細胞の

抑制，骨細胞の抑制，口腔内細菌感染の増加，血管新生の抑制，血管閉塞，血流低下，上皮細胞の増殖・遊走の阻害，骨の硬化，免疫機能の低下などが要因として推測されている[7)]

2) デノスマブ

- **デノスマブ投与中のがん患者**においても，**抜歯**を行うことで顎骨壊死のリスクが上がることが報告されている
- 発生機序は明らかではないが，破骨細胞による骨吸収を抑制することが関与していると推測されている

3 薬物相互作用

- ARONJのリスクファクターとして，**ビスホスホネート製剤と併用される抗がん薬**，**血管新生阻害薬**，**ステロイド**があげられている[8)]．一方，ビスホスホネート製剤とこれらの薬剤との併用に加えて，歯科治療を行うことでさらにARONJのリスクが増加するという報告はない
- ビスホスホネート製剤と血管新生阻害薬との併用はビスホスホネート製剤単独よりもARONJの頻度が高いことが報告されている[9, 10)]．一方，ビスホスホネート製剤と血管新生阻害薬の併用に加えて，歯科治療を行うことでさらにARONJのリスクが増加するという報告はない

表●歯科治療中に注意すべきがん薬物療法

分類	薬剤	適応・使用目的など	顎骨壊死の頻度
ビスホスホネート製剤	ゾレドロン酸	・悪性腫瘍による高カルシウム血症 ・多発性骨髄腫による骨病変および固形がん骨転移による骨病変	がん患者に対して使用された静注薬において0.88～1.15％，抜歯された症例においては6.67～9.1％[2)]
	パミドロン酸	・悪性腫瘍による高カルシウム血症 ・乳がんの溶骨性骨転移	
	アレンドロン酸	・悪性腫瘍による高カルシウム血症	
抗RANKL抗体	デノスマブ	・多発性骨髄腫による骨病変および固形がん骨転移による骨病変 ・骨巨細胞腫	1.8％[3)]

添付文書より抜粋

4 治療戦略

1）歯科治療中のがん薬物療法開始時期

- がん薬物療法による骨髄抑制は個人差があるものの，レジメンや投与量などのさまざまな要因で程度や時期がある程度予測できる．**好中球数が1,000/μL未満**であれば**歯科治療は制限を受ける**ため[11]，減少時期を考慮してがん薬物療法を開始する
- **血小板数が50,000/μL以上**であればがん薬物療法中であっても**歯科治療が可能**であるため[11]，血小板減少のリスクの高いレジメンでは血小板減少時期を考慮してがん薬物療法を開始する

2）がん薬物療法時の抜歯ガイドライン[12]

【抜歯適応】

①ポケットが6 mm以上である，または動揺度が過度にある，またはプロービングで排膿がある

②根尖性歯周炎がある

③根が破折して，保存修復不可能である．また，その歯は機能しておらず，口腔清掃時にも痛みはない

④患者が歯を残すことに関心がない

⑤歯を残すと炎症，感染，または悪性腫瘍のリスクが上がる

【抜歯処置】

①最小限の侵襲で抜歯を行う

②上顎は少なくともがん薬物療法開始5日前に行う

③下顎は少なくともがん薬物療法開始7日前に行う

④抜歯創部の鋭縁な歯槽骨はトリミングする

⑤一次閉鎖する

⑥抜歯後の創部被覆材は細菌培地となるため使用しない

⑦白血球2,000/μL（好中球1,000/μL）以下，もしくは10日以内にこれと同じレベルまで下がれば，抜歯を延期する．一方，どうしても抜歯しなければならない場合，予防的抗菌薬を投与する

3）ビスホスホネート製剤投与前のARONJの予防[13]

- ビスホスホネート製剤の投与前には，歯科医による綿密な口腔内の診査を行い，保存不可能な歯の抜歯を含め，侵襲的な歯科治療はすべて終わらせておく．可能であれば，ビスホスホネート製剤の投与は**抜歯窩が上皮化する2～3週間後**まで，または骨性治癒が認められるまで延期する
- ビスホスホネート製剤投与前，投与中，投与後の**継続的な口腔ケ**

アが重要である．ブラッシング指導などを徹底し，義歯を装着している場合には粘膜に外傷（義歯性潰瘍）がないかを注意深く観察し，適切な義歯調整を行う

- ビスホスホネート製剤投与中ならびに投与後においても，投与前と同様に歯科医による口腔内の定期的な診査や除石処置などの歯周疾患に対する処置を行う

4) ビスホスホネート製剤や抗RANKL抗体の休薬

- ビスホスホネート製剤投与予定のがん患者には，投与前に口腔衛生状態を良好に保つことの重要性を十分認識させると同時に，適切な口腔管理によりARONJのリスクファクターとなる要因を可及的に除いておく[1]．可能であれば歯科治療が終了し，口腔状態の改善後にビスホスホネート製剤投与を開始する
- 注射用ビスホスホネート製剤投与中のがん患者に対して，侵襲的歯科治療を行うことの是非について明らかな見解は得られていない．また，休薬することがARONJ発生を予防するという明らかなエビデンスもない．したがって，ARONJ発生リスクとビスホスホネート製剤の治療効果を勘案し，原則的にビスホスホネート製剤投与を継続しながら，侵襲的歯科治療はできるかぎり避ける
- ビスホスホネート製剤投与の緊急性が高い場合は，原疾患による予後が数カ月以内であれば抜歯は行わず，ビスホスホネート製剤の投与を優先的に考慮する
- デノスマブは全身に分布し，血中半減期は1カ月前後とされているため，歯科治療前の休薬は効果が期待できる可能性がある[1]

IC インフォームド・コンセントのコツ！

患者に自覚症状や既往歴を聴取しても，「虫歯はありませんか，歯科治療を受けていませんか」という具体的な尋ね方をしないと，口腔内の問題について訴えないことも多い．「がんの治療のため，歯の治療は後回し」と考える患者も少なくないので，口腔ケアや歯科治療の重要性を理解してもらうように努めることが大切である．

〈前田 修〉

看護のポイント

- がん薬物療法前の歯科受診は必ず勧める
- 口腔ケア習慣を把握し，継続・改善するためにできる方法を提案する．かかりつけの歯科医で治療を行う場合は，がん治療医による歯科治療可能時期に関する説明用紙や紹介状が提示できるよう調整を図る
- 顎骨壊死のリスクがある薬を投与されている場合，歯痛だけでなく，歯肉腫脹や歯の違和感などわずかな症状でも報告するよう説明する

〈田﨑亜希子〉

＜文献＞

1）「骨吸収抑制薬関連顎骨壊死の病態と管理：顎骨壊死検討委員会ポジションペーパー 2016」（顎骨壊死検討委員会）：http://www.perio.jp/file/news/info_160926.pdf

2）Mavrokokki T, et al：Nature and frequency of bisphosphonate-associated osteonecrosis of the jaws in Australia. J Oral Maxillofac Surg, 65：415-423, 2007

3）Saad F, et al：Incidence, risk factors, and outcomes of osteonecrosis of the jaw: integrated analysis from three blinded active-controlled phase III trials in cancer patients with bone metastases. Ann Oncol, 23：1341-1347, 2012

4）Vahtsevanos K, et al：Longitudinal cohort study of risk factors in cancer patients of bisphosphonate-related osteonecrosis of the jaw. J Clin Oncol, 27：5356-5362, 2009

5）Fehm T, et al：Bisphosphonate-induced osteonecrosis of the jaw（ONJ）：Incidence and risk factors in patients with breast cancer and gynecological malignancies. Gynecol Oncol, 112：605-609, 2009

6）Kyrgidis A, et al：Bisphosphonate-related osteonecrosis of the jaws: a case-control study of risk factors in breast cancer patients. J Clin Oncol, 26：4634-4638, 2008

7）Yoneda T, et al：Bisphosphonate-related osteonecrosis of the jaw: position paper from the Allied Task Force Committee of Japanese Society for Bone and Mineral Research, Japan Osteoporosis Society, Japanese Society of Periodontology, Japanese Society for Oral and Maxillofacial Radiology, and Japanese Society of Oral and Maxillofacial Surgeons. J Bone Miner Metab, 28：365-383, 2010

8）Marx RE, et al：Bisphosphonate-induced exposed bone（osteonecrosis/osteopetrosis）of the jaws: risk factors, recognition, prevention, and treatment. J Oral Maxillofac Surg, 63：1567-1575, 2005

9）Guarneri V, et al：Bevacizumab and osteonecrosis of the jaw: incidence and association with bisphosphonate therapy in three large prospective trials in advanced breast cancer. Breast Cancer Res Treat, 122：181-188, 2010

10) Christodoulou C, et al：Combination of bisphosphonates and antiangiogenic factors induces osteonecrosis of the jaw more frequently than bisphosphonates alone. Oncology, 76：209-211, 2009

11) BC Cancer Agency：Oral/Dental Care Patients During Chemotherapy：http://www.bccancer.bc.ca/health-professionals/professional-resources/cancer-management-guidelines/head-neck/oral-dental-care

12) Rankin KV, et al：Oral health in Cancer Therapy. Texas Cancer Council, 1-66, 1999

13)「重篤副作用疾患別対応マニュアル ビスホスホネート系薬剤による顎骨壊死」（厚生労働省），pp13-14：http://www.mhlw.go.jp/topics/2006/11/dl/tp1122-1l01.pdf

〈槇原克也〉

7 長期にわたるステロイド内服患者

注意 リツキシマブ，フルダラビン，アプレピタント

Point

- ステロイドの副作用頻度は用量依存的に上昇する
- ステロイドの用量・使用期間と抗がん薬の種類から注意すべき副作用を検討する
- 抗がん薬による難治性嘔吐に対しては，作用機序の異なる制吐薬を検討する

1 長期にわたるステロイド内服患者の問題点

- ステロイドを半年以上内服する疾患の代表例として，ネフローゼ症候群や自己免疫性肝炎，血栓性血小板減少性紫斑病などがある
- 使用するステロイドの用量は疾患により異なる．例えば，ネフローゼ症候群では1日あたりプレドニゾロン5～40 mgを使用する場合が多い．それぞれの疾患を合併した場合の詳細は他稿を参照
- ステロイドを使用する期間や投与量により，発現する副作用頻度は異なる[1]（表1）
- 感染症，高血糖，高血圧，骨粗鬆症などの副作用は，ステロイドだけでなく一部の抗がん薬によっても引き起こされるため，これらを併用することで発現リスクが上昇する
- **ステロイド離脱症候群**（倦怠感，悪心，頭痛，血圧低下など）や**ステロイド潰瘍**が起こることがあり，これらの副作用の自覚的症状はがん薬物療法により生じる倦怠感，悪心，腸管穿孔と類似しており，原因の鑑別が必要である
- ステロイドは，原疾患に対する服用量にがん薬物療法時の用量を追加すると過量投与となる場合があるため，両疾患に対する投与量を確認する
- 食欲増進により体重増加をきたすことがある．一般的には体重が10％以上増加した場合，抗がん薬用量を再計算し投与する
- 副腎からの内因性ステロイドが低下するため，急激なステロイドの投与中止により急性副腎不全となる可能性がある

表1 ●グルココルチコイドを6カ月間以上継続して投与した場合の副作用頻度

副作用頻度上昇のパターン	閾値※1	副作用の種類
用量依存的に上昇		クッシング様徴候，斑状出血，下肢浮腫，感染症※2，睡眠障害，息切れ
一定の閾値を超えると上昇	7.5 mg/日以上	緑内障，うつ病，倦怠感，高血圧，骨折[2)]
	5～7.5 mg/日	鼻出血，体重増加
	5 mg/日以下	白内障

※1 プレドニゾロン換算での値
※2 ヘルペス，細菌性感染，真菌症を示す

2 長期にわたるステロイド内服患者が注意すべきがん薬物療法

1）重篤な好中球減少をきたすレジメン，急性白血病の寛解導入療法，造血幹細胞移植前処置

- ステロイド使用時には細菌，真菌，水痘・帯状疱疹ウイルス，ニューモシスチスなどの感染リスクが増加する

2）リツキシマブ，フルダラビン

- リツキシマブやフルダラビンは**細胞性免疫障害**を引き起こすため，ステロイドとの併用で帯状疱疹，ニューモシスチス肺炎などの感染症のリスクが上昇する可能性がある
- B型肝炎キャリアの場合は，B型肝炎再活性化のリスクが上昇する（**第2章-C-2．ウイルス性肝炎**参照）

3）高血糖を生じる薬剤

- 詳細は他稿を参照（**第2章-G-1．糖尿病**参照）

4）血管内皮細胞増殖因子（VEGF）を阻害する抗がん薬（ベバシズマブ，ラムシルマブ，ソラフェニブ，スニチニブ，パゾパニブ，レンバチニブなど）

- これらの抗がん薬は，**薬剤誘発性高血圧**を引き起こす
- 高血圧は，長期にわたってステロイドを使用する場合にも生じる可能性があり，ベバシズマブなどVEGFを阻害する抗がん薬との併用で発現リスクが上昇する

5）メトトレキサート

- 大量投与により**骨形成低下，骨粗鬆症**が報告されている．リウマチ疾患の適応で用いられる投与量での骨粗鬆症の報告はない[3)]
- 骨粗鬆症は，長期にわたってステロイドを使用する場合にも生じる可能性があり，大量メトトレキサートとの併用で発現リスクが上昇する

6）乳がんに対する内分泌療法（タモキシフェン，LH-RHアゴニスト，アロマターゼ阻害薬），前立腺がんに対する内分泌療法（LH-RHアゴニスト，ビカルタミドなど）

- タモキシフェンは閉経前女性では，**骨塩量を低下**させる[4)]
- アロマターゼ阻害薬[5)]，ゴセレリン，アンドロゲン遮断療法[6)]でも**著明な骨密度の低下**が報告されている
- 骨粗鬆症は，長期にわたってステロイドを使用する場合にも生じる可能性があり，乳がんに対する内分泌療法（タモキシフェンに関しては閉経前女性の場合）や前立腺がんに対する内分泌療法に使用される抗がん薬との併用で発現リスクが上昇する

3 薬物相互作用

1）アプレピタント

- アプレピタントとの併用により，デキサメタゾンやメチルプレドニゾロンの血中濃度が上昇するため，ステロイドの減量を考慮する
- アプレピタントと併用しても，プレドニゾロンの血中濃度は変動しないとの報告がある[7)]
- 造血器腫瘍などでステロイドを**抗がん薬として**用いる場合は**減量してはならない**[8)]

2）免疫チェックポイント阻害薬

- イピリムマブは免疫増強作用を示すが，ステロイドを投与しても免疫チェックポイント阻害薬の効果は減弱しなかったという報告がある[9)]

4 治療戦略

長期にわたりステロイドを内服していても，制限すべき抗がん薬やレジメンはない．ただし，以下の3点に注意して治療を行う

①ステロイドを服用しているにもかかわらず，抗がん薬による嘔吐が発現した場合の対処法

②支持療法としてステロイドを使用する場合の投与量
③抗がん薬によるステロイドの副作用増悪を考慮した予防と治療

1）抗がん薬による難治性嘔吐時の対処

- ステロイドを定期服用しているにもかかわらず，抗がん薬による嘔吐が生じる場合は，ドパミンD_2受容体遮断薬など作用機序の異なる制吐薬の使用を検討する
- NCCNガイドラインでは，難治性嘔吐に対してオランザピンの使用が推奨されている．ただし，本邦では保険適用外である 適応外

2）支持療法としてステロイドを使用する場合

- 原疾患に対して服用しているステロイドの力価を換算して追加投与量を決定する
  - ▶例：プレドニゾロン5 mgはデキサメタゾン0.5 mgに相当する
- 支持療法としてのステロイドの内服終了時は全身倦怠感などに注意する
- 一般的にステロイド投与量を漸減してから中止する方法があるが，必要に応じて内分泌代謝内科などの併診を依頼する

Pitfall

自己免疫性疾患や関節リウマチなどのためにステロイドが投与されている場合は，その併存疾患の状態を十分に把握する．必要に応じて膠原病内科や整形外科などの併診を依頼し，他院から処方されている場合は診療情報を得て，綿密に連携ながら診療する．

〈前田 修〉

3）抗がん薬によるステロイドの副作用増悪の予防と治療

【感染症】

- **予防**（表2）
  - ▶**細菌感染**：ステロイド併用時の確立したエビデンスはない．好中球数100/μL以下が7日を超えて続くことが予想される場合には，フルオロキノロンの予防投与を行う[10)]
  - ▶**真菌感染**：血液疾患領域でステロイド投与歴（プレドニゾロン換算0.3 mg/kg/日で3週間以上，骨髄腫などに対するデキサメタゾン大量投与）がある場合は深在性真菌症の発症リスクの「中間リスク」とされ，抗真菌薬予防投与を検討する[11)]
  - ▶**水痘・帯状疱疹ウイルス感染**：細胞性免疫障害は水痘ウイルス感染のリスク因子である．ステロイドに加えて，細胞性免疫を

表2 ● 予防投与の例

用途	処方例
細菌感染予防	レボフロキサシン（クラビット®）錠 1回500 mg　1日1回
真菌感染予防	イトラコナゾール（イトリゾール®）内用液 1回20 mL　1日1回
水痘・帯状疱疹ウイルス感染予防	アシクロビル（ゾビラックス®）錠 1回200 mg　1日1回
ニューモシスチス肺炎予防	ST合剤（バクタ®）錠 1回1錠　1日1回　連日
B型肝炎再活性化予防	エンテカビル（バラクルード®）錠 1回1錠　1日1回

低下させるフルダラビンを使用する場合には，抗ウイルス薬の予防投与が推奨される[12)]

- ▶ ニューモシスチス肺炎：プレドニゾロン換算20 mg/日以上，4週間以上が投与される場合にはST合剤の予防投与を行う[13)]
- ▶ R-CHOPなどリツキシマブ治療を受ける場合，リンパ球数が低下している患者（CD4リンパ球数≦200/μLまたはリンパ球数＜1,000/μL）ではST合剤の予防投与が行われることが多い[14)]
- ▶ B型肝炎既感染：がん薬物療法前にHBs抗原を測定してHBVキャリアかどうかを確認し，再活性化のリスクに応じて対応する．詳細については日本肝臓学会の「免疫抑制・化学療法により発症するB型肝炎対策ガイドライン」に示されている
- ▶ サイトメガロウイルス感染：ステロイド併用にて発症率が上昇する可能性はあるが，予防投与を推奨するエビデンスはない

● **治療**

- ▶ 発熱性好中球減少症発症時には，真菌感染やウイルス感染も考慮して対処する

【高血糖】

● **第2章-G-1. 糖尿病**参照

【高血圧】

● **第2章-A-1. 高血圧**参照

【骨粗鬆症】

● **第2章-G-2. 骨粗鬆症**参照

● 経口ステロイドを3カ月以上使用中あるいは使用予定の場合，既存骨折の有無，年齢，ステロイド投与量，骨密度から骨粗鬆症の

リスクが高いと判定される場合は薬物療法による予防を行う[15)]

- 原則，原因となるステロイドや抗がん薬の減量・中止は行わない

IC インフォームド・コンセントのコツ！

ステロイドに限ったことではないが，用法・用量をきちんと守るように説明する．副作用の危険性を心配するあまり自己中断したり，併存疾患の症状をコントロールするために自分で投与量を調節したりする例がときにみられる．また急に中止すると離脱症候群のために生命に危険が及ぶこともあることを理解してもらう．

〈前田 修〉

◆看護のポイント◆

- 既往歴や合併している疾患とともにステロイドによる治療に関しても情報収集を行う
- 骨髄抑制時に最も懸念されるのは感染症であり，特にウイルス感染は重篤になる場合もあるため，初期症状の段階で病院に連絡するよう説明する
- ステロイドの副作用として消化管潰瘍や高血糖があり，がん薬物療法の副作用や支持療法の状況とともにステロイドの副作用症状をモニタリングする

〈田﨑亜希子〉

＜文献＞

1）Huscher D, et al：Dose-related patterns of glucocorticoid-induced side effects. Ann Rheum Dis, 68：1119-1124, 2009

2）Van Staa TP, et al：Use of oral corticosteroids and risk of fractures. J Bone Miner Res, 15：993-1000, 2000

3）Ragab AH, et al：Osteoporotic fractures secondary to methotrexate therapy of acute leukemia in remission. Cancer, 25：580-585, 1970

4）Powles TJ, et al：Effect of tamoxifen on bone mineral density measured by dual-energy x-ray absorptiometry in healthy premenopausal and post-menopausal women. J Clin Oncol, 14：78-84, 1996

5）Hadji P：Aromatase inhibitor-associated bone loss in breast cancer patients is distinct from postmenopausal osteoporosis. Crit Rev Oncol Hematol, 69：73-82, 2009

6）Smith MR, et al：Bicalutamide monotherapy versus leuprolide monotherapy for prostate cancer: effects on bone mineral density and body composition. J Clin Oncol, 22：2546-2553, 2004

7）Maie K, et al：Aprepitant does not alter prednisolone pharmacokinetics in patients treated with R-CHOP. Ann Oncol, 25：298-299, 2014

8）日本癌治療学会：Clinical Question 2 がん薬物療法後の急性の悪心・嘔吐をどのように予防するか.「制吐薬適正使用ガイドライン 2015年10月【第2版】」（日本癌治療学会/編），pp36-40，金原出版，2015

9）Horvat TZ，et al：Immune-Related Adverse Events，Need for Systemic Immunosuppression，and Effects on Survival and Time to Treatment Failure in Patients With Melanoma Treated With Ipilimumab at Memorial Sloan Kettering Cancer Center．J Clin Oncol，33：3193-3198，2015

10）日本臨床腫瘍学会：Clinical Question 23 がん薬物療法時の抗菌薬の予防投与はFNの発症予防に有用か？「発熱性好中球減少症（FN）診療ガイドライン」（日本臨床腫瘍学会/編），pp56-57，金原出版，2012

11）深在性真菌症のガイドライン作成委員会：第1章 深在性真菌症の診断と治療のフローチャート．「深在性真菌症の診断・治療ガイドライン 2014」（深在性真菌症のガイドライン作成委員会/編），pp1-9，協和企画，2014

12）Sandherr M，et al：Antiviral prophylaxis in patients with haematological malignancies and solid tumours: Guidelines of the Infectious Diseases Working Party (AGIHO) of the German Society for Hematology and Oncology (DGHO)．Ann Oncol，17：1051-1059，2006

13）日本臨床腫瘍学会：Clinical Question 26 どのような患者にニューモシスチス肺炎の予防は有効か？「発熱性好中球減少症（FN）診療ガイドライン」（日本臨床腫瘍学会/編），pp65-66，金原出版，2012

14）Hashimoto K，et al：Pneumocystis jiroveci pneumonia in relation to CD4+ lymphocyte count in patients with B-cell non-Hodgkin lymphoma treated with chemotherapy．Leuk Lymphoma，51：1816-1821，2010

15）Suzuki Y，et al：Guidelines on the management and treatment of glucocorticoid-induced osteoporosis of the Japanese Society for Bone and Mineral Research: 2014 update．J Bone Miner Metab，32：337-350，2014

〈若杉吉宣〉

付 録

1 自習のための確認問題

2 抗がん薬の薬物相互作用

付録1 自習のための確認問題（解答は358ページ）

Q.1 加齢による生理機能の変化について正しいものを選べ．

❶消化管血流量が増加するため経口薬物の吸収が低下する．
❷体内水分量が減少するため水溶性薬物の分布容積が減少する．
❸肝体積が増加するため薬物代謝能が低下する．
❹糸球体濾過量が増加するため薬物の腎臓排泄が低下する．
❺胆汁生成が低下するため薬物の胆汁排泄が低下する．

Q.2 高齢者へのがん薬物療法で正しいものはどれか．

❶切除不能Ⅲ期非小細胞がんの放射線化学療法同時併用レジメンはシスプラチン単剤が推奨される．
❷Ⅳ期非小細胞肺がん非扁平上皮がん*ALK*遺伝子転座陽性患者にはクリゾチニブ単剤が推奨される．
❸大腸がん術後補助化学療法では通常成人と比較して同等の効果が期待できない．
❹転移・再発乳がん患者には通常成人と同じ多剤併用がん薬物療法が推奨される．
❺切除不能・再発胃がんには全身状態が良好であってもS1単剤療法が推奨される．

Q.3 うつを合併する患者のがん薬物療法の注意点として正しいものを1つ選べ．

❶タモキシフェンの有害事象で更年期障害が認められた場合はSSRIを積極的に投与する．
❷フルボキサミンはドセタキセルやパクリタキセルと併用するとフルボキサミンの血中濃度が上昇する．
❸プロカルバジンと三環系抗うつ薬との併用は禁忌である．
❹分子標的治療薬と抗うつ薬との併用によりQT間隔の延長が増強するおそれがある．
❺抗VEGF抗体薬とSNRIや三環系抗うつ薬との併用による蛋白尿に注意する．

Q.4 肥満を合併する患者におけるがん薬物療法の施行について正

しいものを1つ選べ．

❶抗がん薬の投与量は理想体重で算出する．
❷ビンクリスチンの1回投与量の上限は3 mg/bodyである．
❸体重は治療開始時だけ測定する．
❹重度の副作用が発現した場合，投与量の減量は非肥満患者と同様の方法で行う．
❺いかなる場合でも減量しないで投与する．

Q.5 **妊娠・授乳中に実施するがん薬物療法について，正しいものを1つ選べ．**

❶原則として医薬品添付文書を根拠に行う．
❷妊娠初期の抗がん薬使用による大奇形の発生頻度は40〜50％とされている．
❸妊娠中期以降のトラスツズマブの使用は胎児異常のリスクを上げない．
❹デキサメタゾンは，妊娠中に使用しても胎児への影響は比較的少ない．
❺授乳中の抗がん薬使用は原則として推奨されていない．

Q.6 **がん薬物療法を受ける患者への社会的配慮について正しいものを1つ選べ．**

❶高額療養費は，年齢や所得に関係なく，本人が支払う医療費の上限を定めている．
❷医療機関は，診断書などによる職場への提供に協力し，就労機会の確保に配慮する．
❸補完代替医療は，治療に影響を与えない．
❹緩和ケアセンターは，がんに関する治療や療養生活全般に関する相談窓口である．
❺居宅療養管理指導は，通院可能な患者が対象である．

Q.7 **高血圧を合併する患者への薬物療法の注意点として正しいものを2つ選べ．**

❶VEGF阻害薬によって引き起こされる高血圧は，蛋白尿を伴う．
❷ベバシズマブの血圧上昇は濃度依存的である．

❸スニチニブの高血圧は，効果の指標とならない．

❹日本人におけるアキシチニブの血圧の頻度は比較的低い．

❺抗がん薬による血圧上昇に対しては，利尿薬が第1選択薬である．

Q.8 肝障害症例に対するがん薬物療法で正しいものを1つ選べ．

❶Child-Pugh Bでは，エリブリンは減量せずに投与できる．

❷トラベクテジン投与中に肝障害を発症した際は減量を検討する．

❸肝機能障害による薬物相互作用への影響はない．

❹肝酵素が上昇したためセツキシマブを減量した．

❺多量の腹水のある卵巣がん症例にイリノテカンを投与した．

Q.9 がん薬物療法によるB型肝炎再活性化対策として正しいものを1つ選べ．

❶がん薬物療法開始前にHBs抗原陰性を確認し，HBc・HBs抗体検査は開始後に実施した．

❷HBV DNAモニタリングを，がん薬物療法の終了と同時に中止した．

❸エンテカビルは食後に服用する．

❹HBs抗原陰性の症例が，HBV DNAが2.1 log copies/mL（20 IU/mL）以上になったため，核酸アナログの投与について医師と協議した．

❺B型肝炎の再活性化は劇症化しても死亡率は高くない．

Q.10 がん患者の電解質異常に関する以下の記載のうち，正しいものを1つ選べ．

❶シスプラチン投与における腎障害予防のため，pre-medicationとしてマグネシウムを投与することが推奨されている．

❷セツキシマブ投与では高頻度に低マグネシウム血症を呈することが報告されており，pre-medicationとしてマグネシウムの予防投与が推奨されている．

❸適正使用ガイドではパニツムマブによりGrade2の低マグネシウム血症がみられたときは，パニツムマブの中止・中断を推奨している．

❹高腫瘍量や抗がん薬への反応性のよい腫瘍では，がん薬物療法により，高尿酸血症や高カリウム血症，高カルシウム血症などを呈する腫瘍崩壊症候群に注意が必要である．

❺SIADHはがん患者に起こる低ナトリウム血症の頻度の高い原因であり，肺がん，特に非小細胞肺がんの占める割合が高いとされる．

Q.11 がん患者の腎機能障害に関する以下の記載のうち，正しいものを１つ選べ．

❶メトトレキサート投与時は尿のアルカリ化や補液，フロセミドなどの利尿薬を用いることによる十分な利尿を図ることにより腎機能障害を予防する．

❷ドキソルビシンは腎排泄型の薬剤であることから，腎機能障害患者には適切に減量したうえで投与する必要がある．

❸蛋白尿や浮腫などの症状を呈するネフローゼ症候群の患者に対して，尿蛋白の副作用がみられるVEGF阻害薬は禁忌となっている．

❹カルボプラチン投与後のAUCと，カルボプラチンによる腎機能障害とがよく相関することが知られており，カルボプラチンの投与量はAUCを用いて算出することが一般的である．

❺シスプラチンによる腎障害は尿細管へのシスプラチンの蓄積によるものが原因と考えられているが，シスプラチンによる低マグネシウム血症も腎機能を惹起する一因と考えられている．

Q.12 神経疾患を合併する患者における抗がん薬または支持療法薬の使用について正しいものを１つ選べ．

❶IMiDs服用時は，深部静脈血栓予防のため，低用量アスピリンの予防内服が推奨されている．

❷トルソー症候群などのがん関連の過凝固状態の是正には，ワルファリンが有効である．

❸オキサリプラチンによる咽頭絞扼感は，低酸素症や喘鳴など呼吸障害が伴う．

❹フッ化ピリミジン系抗がん薬は，フェニトインの血中濃度を低下させる．

❺ステロイドミオパチーは長時間型のフッ化ステロイドでは発現しにくい．

Q.13 神経疾患を合併する患者にがん薬物療法を実施するうえでの注意点について，正しいものを１つ選べ．

❶基礎疾患に糖尿病や遺伝性ニューロパチー，慢性アルコール中毒などの疾患がある場合は，抗がん薬による末梢神経障害を自覚し

にくい．

❷ボルテゾミブによる末梢神経障害は投与量に依存しない．

❸腫瘍随伴性の筋骨格系症状は，治療反応性が悪い．

❹原発性脳腫瘍に比べて，転移性脳腫瘍はてんかん発作を起こしやすい．

❺悪性腫瘍に起因する過凝固状態の是正には，ワルファリンが第一選択である．

Q.14 糖尿病を合併する患者における抗がん薬または支持療法薬の使用について正しいものを1つ選べ．

❶エベロリムスは糖尿病患者には禁忌である．

❷スニチニブによる治療中は劇症型1型糖尿病に注意する．

❸ニボルマブは脱水や尿路・性器感染症のリスクを増加させる．

❹L-アスパラギナーゼはステロイド併用時に高血糖を発症しやすい．

❺制吐目的のステロイドを減量できるため，アプレピタントの併用が推奨される．

Q.15 糖尿病を合併する患者のがん薬物療法の注意点として正しいものを1つ選べ．

❶HbA1cは偽性高値を示すことがある．

❷ステロイド高血糖はインスリン治療の効果が高い．

❸糖尿病治療としての食事療法や運動療法は継続する．

❹制吐療法としてステロイドよりもオランザピンの併用が推奨される．

❺糖尿病性神経障害を合併している患者は、抗がん薬による感覚性末梢神経障害を自覚しにくい．

Q.16 リウマチ性疾患を合併する患者のがん薬物療法について正しいものを2つ選べ．

❶リウマチ治療薬のブシラミンは，リンパ増殖性疾患の原因薬とされている．

❷RAが原因で腎障害や肺障害を起こすことがある．

❸TNF阻害薬投与歴がある場合は，COPDの既往を除外する．

❹RAに対し，免疫チェックポイント阻害薬は禁忌である．

❺自己免疫疾患を有する場合は，白血球減少のリスクが高まる．

Q.17 血液毒性に関する記述で正しいものを1つ選べ.

❶がん薬物療法による貧血に対して，エリスロポエチン製剤を投与する.

❷がん薬物療法による血小板減少に対して，トロンボポエチン受容体作動薬を投与する.

❸骨髄芽球比率が高い骨髄異形成症候群患者に対して，G-CSF製剤を投与する.

❹パクリタキセルは1回投与量が多いほど貧血頻度が高い.

❺シタラビン大量投与では，血小板減少は稀である.

Q.18 血液疾患を合併する患者のがん薬物療法の注意点として正しいものを1つ選べ.

❶貧血患者へは積極的に輸血を行い，治療を継続する.

❷血小板減少は，がん薬物療法数週間から2～3カ月後に現れる.

❸骨髄異形成症候群患者の予後は，10年以上である.

❹がん薬物療法による2次性の骨髄異形成症候群や白血病は稀である.

❺がん患者における貧血の原因は，がんまたは治療に関連しないこともある.

Q.19 感染症を合併する患者におけるがん薬物療法の注意点について，正しいものを1つ選べ.

❶好中球減少により，かぜ症候群を発症するリスクが上がる.

❷がん薬物療法施行中患者に，インフルエンザワクチンの接種は推奨されない.

❸がん薬物療法を施行する潜在性結核感染症患者では，必ず化学予防を行う.

❹結核治療薬のリファンピシンと抗がん薬の相互作用が問題となる場合，リファブチンへの変更を考慮する.

❺がん薬物療法中にNTMを発症した場合は，ただちにNTMの治療を開始する.

Q.20 緑内障を合併する患者に対して原則禁忌となる抗がん薬・支持療法薬を1つ選べ.

❶クリゾチニブ

❷ニボルマブ
❸エルロチニブ
❹デキサメタゾン
❺ジフェンヒドラミン

Q.21 術前がん薬物療法が適応となるがん腫を1つ選べ.

❶膵臓がん
❷非小細胞肺がん
❸乳がん
❹胃がん
❺悪性黒色腫

Q.22 用法・用量に関連する使用上の注意として「食事の 1 時間前から 食後 3 時間までの間の服用は避けること」と記載されている抗がん薬はどれか.

❶アファチニブ
❷アレクチニブ
❸エルロチニブ
❹クリゾチニブ
❺ゲフィチニブ

Q.23 次の抗てんかん薬のうちCYP3A4の誘導薬はどれか.

❶ガバペンチン
❷カルバマゼピン
❸ゾニサミド
❹トピラマート
❺レベチラセタム

Q.24 がん患者のポリファーマシー解消に向けた対策として，正しいものを1つ選べ.

❶服用薬剤数が5剤を超える患者が入院した際は，早急に薬剤数を減らすための介入が必要である.

❷PIMsを検出するSTOPP criteriaなどは，がん患者には使用すべきではない．

❸がん患者に処方された対症療法薬は，減薬/変更を推奨すべきではない．

❹スタチンのような長期的な疾患予防薬は，進行がん患者においても内服継続は必須である．

❺院内での連携を超えて，地域の医療機関とどのように連携していくかが重要である．

Q.25 PS3の進行がん患者に考慮できるレジメンと疾患の組合わせとして適切なものを1つ選べ．

❶膵臓がん–FOLFIRINOX療法

❷卵巣がん–パクリタキセル＋カルボプラチン療法

❸悪性リンパ腫–CHOP療法

❹大腸がん–レゴラフェニブ

❺胃がん–S1＋シスプラチン療法

Q.26 重複がんに関する次の記載において，正しいものを1つ選べ．

❶重複がんが発生する頻度が最も高いのは，大腸がんである．

❷大腸がん患者における重複がんで，最も多いのは胃がんである．

❸治療は病期進行度の低いがん腫を優先する．

❹抗がん薬（レジメン）の選択にあたっては，双方のがんに対する効果は検討する必要がない．

❺重複がんにおいては，おのおのの単発がんに用いられるレジメンを組合わせて治療する．

Q.27 腹水・胸水のある患者におけるがん薬物療法において，正しいものを2つ選べ．

❶腹水・胸水のある患者では，メトトレキサートの半減期が延長する．

❷胸水のある患者にペメトレキセドを投与すると半減期が延長する．

❸イリノテカンは腹水・胸水のある患者において治療関連死の割合が高い．

❹ベバシズマブは腹水・胸水の貯留を悪化させる．

❺抗がん薬への反応性の高いがん腫であっても，貯留した水を排液

してから抗がん薬を投与する．

Q.28 **化学放射線療法，放射線療法に関連する粘膜炎に関連した支持療法について，正しいのはどれか．**

❶摂食・嚥下困難は生命予後にはほとんど影響しない．

❷口腔粘膜炎は発生直後からの口腔ケアが重要である．

❸食道咽頭粘膜炎による嚥下時痛にオピオイドは有効でない．

❹食道咽頭粘膜炎は全身感染症のリスクとなる．

❺味覚障害の評価のために血清マグネシウム値を測定する．

Q.29 **抗凝固薬と抗がん薬の相互作用について正しいものを2つ選べ．**

❶カペシタビンは，ワルファリンの作用を減弱する．

❷アプレピタントは，ワルファリンの作用を減弱する．

❸アスピリンは，メソトレキサートの作用を減弱する．

❹イトラコナゾールは，リバーロキサバンの作用を増強する．

❺エドキサバンは，シクロスポリンの血中濃度を低下させる．

Q.30 **がん患者の凝固異常に関して正しいものを2つ選べ．**

❶静脈血栓症と比較し，動脈血栓症の発症頻度が高い．

❷転移の存在は，静脈血栓症リスク因子の1つである．

❸レナリドミド治療では，開始時より血栓症一次予防が推奨される．

❹DVT治療により血栓の消失を確認した後は，抗凝固薬による予防内服の継続は必要ない．

❺DICを合併した場合は，がん治療を中断し直ちにDICに対する抗凝固療法を開始する．

Q.31 **歯科治療中のがん薬物療法について，正しいものを1つ選べ．**

❶注射用ビスホスホネート製剤を2～3週間休薬することで，歯科治療による顎骨壊死の発生を予防できる．

❷ビスホスホネート製剤の投与前に，抜歯を含めた侵襲的な歯科治療をすべて終わらせておく．

❸ビスホスホネート製剤投与中は歯周の除石処置は避ける．

❹ビスホスホネート製剤にEGFR阻害薬を併用すると顎骨壊死のリ

スクが上がる.

❺デノスマブは歯科治療中においても安全に投与できる.

Q.32 ステロイド使用中のがん患者について正しいものを2つ選べ.

❶ステロイドの副作用発現頻度は，使用する期間や投与量により異なる.

❷ステロイド使用時には感染症の発症が減少する.

❸R-CHOP施行時にアプレピタントを併用する場合，プレドニゾロンを減量する.

❹発熱性好中球減少症時には，真菌やウイルス感染も考慮して治療を行う.

❺リツキシマブを併用してもB型肝炎再活性化のリスクは変わらない.

解答と解説

A.1

❶ ×…加齢に伴い消化管血流量は減少するために，経口薬物の吸収が低下する

❷ ◎

❸ ×…肝体積が減少することで薬物代謝が低下する

❹ ×…腎臓からの薬物排泄の低下には，糸球体濾過量の低下があげられる

❺ ×…胆汁からの薬物排泄は低下しない

A.2

❶ ×…カルボプラチン単剤併用が推奨される

❷ ◎

❸ ×…同等の効果が期待できる

❹ ×…単剤治療が推奨される

❺ ×…全身状態が良好な患者にはSP療法が推奨される

A.3

❶ ×…ホルモン薬による更年期障害に対するSSRIの安易な投与は避けるべきである

❷ ×…ドセタキセル，パクリタキセルの血中濃度が上昇する

❸ ×…併用注意である

❹ ◎

❺ ×…高血圧に注意する

A.4

❶ ×…実体重で算出する

❷ ×…肥満患者でも1回投与量の上限は2 mg/body

❸ ×…治療開始後も体重の変化に注意する

❹ ◎

❺ ×…患者の状態に応じた投与量調節を考慮する

A.5

❶ ×…医薬品添付文書だけでなく，妊娠中の薬剤使用に関する疫学報告などを参考に行う

❷ ×…10～20％

❸ ×…羊水過少，胎児死亡などのリスクとなる

❹ ×…プレドニゾロンのこと

❺ ◎

A.6

❶ ×…年齢や所得に応じて変わる

❷ ◎

❸ ×…与える可能性がある

❹ ×…がん相談支援センター

❺ ×…通院困難な患者が対象

A.7

❶ ◎

❷ ◎

❸ ×…指標となる

❹ ×…高い

❺ ×…ARB，ACE-I，CCB

A.8

❶ ×…エリブリンは，Child-Pugh Bの場合には減量する

❷ ◎

❸ ×…肝機能障害時，薬物相互作用の影響が強く現れる可能性がある

❹ ×…肝障害時にセツキシマブの用量調節は不要である

❺ ×…多量の腹水がある症例へのイリノテカン投与は禁忌

A.9

❶ × …HBc・HBs抗体の検査もがん薬物療法開始前に実施することが適切である

❷ × …HBV再活性化は，がん薬物療法終了後に発症することが多いため，治療と同時に終了してはならない

❸ × …エンテカビルは，食事により影響を受ける薬剤であるため，服用は食事から2時間あける

❹ ◎

❺ × …B型肝炎再活性化が劇症化した際の死亡率は非常に高い

A.10

❶ ◎

❷ × …予防投与は推奨されていない

❸ × …Grade 2（0.9～1.2 mg/dL）では，治療を要する心電図異常がみられる場合は中止・中断が推奨されているが，治療を要しない場合は，Mgの補充のうえ継続と記載されている

❹ × …高尿酸血症，高カリウム血症，低カルシウム血症

❺ × …SIADHは小細胞肺がんに多くみられる

A.11

❶ × …フロセミドは尿を酸性化するため，アセタゾラミドなどを考慮する

❷ × …ドキソルビシンは主に肝代謝のため，腎障害時の減量は不要とされる

❸ × …禁忌ではない

❹ × …カルボプラチン投与後のAUCと血小板減少がよく相関する

❺ ◎

A.12

❶ ◎

❷ × …ワルファリンは無効で，ヘパリンが有効と報告されている

❸ × …他覚的な呼吸障害は伴わない

❹ × …上昇させる

❺ × …発現しやすい

A.13

❶ × …増悪の危険因子

❷ × …用量依存性が認められる

❸ ◎

❹ × …原発性の方がてんかん発作を起こしやすい

❺ × …ヘパリンが有効とされる

A.14

❶ × …禁忌ではない

❷ × …ニボルマブのこと

❸ × …SGLT2阻害薬のこと

❹ ◎

❺ × …ステロイドへの曝露量はほぼ変わらない

A.15

❶ × …骨髄抑制に伴い偽性低値となる

❷ × …効果は低い

❸ ◎

❹ × …オランザピンは禁忌

❺ × …症状が強くなる

A.16

❶ × …ブシラミンではなくMTX

❷ ◎

❸ × …COPD→肺結核

❹ × …禁忌→慎重投与

❺ ◎

A.17

❶ × …がん薬物療法による貧血に対して保険適応がなく，予後の短縮などの報告もある．治療

方法はRBC-LR輸血のみである

❷ × …本邦ではトロンボポエチン受容体作動薬の適応はなく，治療方法はPC-LR輸血のみである

❸ × …投与は注意する

❹ ◎

❺ × …血小板減少は必発

A.18

❶ × …積極的使用はなく，Hb値7g/dLが目安

❷ × …抗がん薬投与1～2週間後

❸ × …1年未満～5年以上と大きく異なる

❹ × …10～30％と稀なことではない

❺ ◎

A.19

❶ × …かぜ症候群発症のリスクはリンパ球減少の寄与が大きい

❷ × …時期を確認し，積極的な接種が勧められる

❸ × …リスク因子を考慮して，必要なら化学予防を行う

❹ ◎

❺ × …明確な治療開始時期のコンセンサスはない

A.20

❶ × …視覚障害が多い

❷ × …ぶどう膜炎

❸ × …重大な副作用に角膜穿孔

❹ ◎

❺ × …禁忌

A.21

❶ ×

❷ ×

❸ ◎

❹ ×

❺ ×

A.22

❶ ◎

❷ ×

❸ ×

❹ ×

❺ ×

A.23

❶ ×

❷ ◎

❸ ×

❹ ×

❺ ×

A.24

❶ × …deprescribingのプロセスやかかりつけ医との連携を重視しながら，慎重かつ確実に進める必要がある

❷ × …非がん患者との解釈の相違に注意したうえで使用可能である

❸ × …例えば腎障害のリスクからNSAIDsのような鎮痛薬がPIMsとなり，代替薬が推奨される場合もある

❹ × …がん患者個々の治療目標により継続意義を検討する必要がある

❺ ◎

A.25

❶ × …不可

❷ × …不可

❸ ◎ …考慮される

❹ × …不可

❺ × …不可

A.26

❶ ✕…頭頸部がんである

❷ ◎

❸ ✕…進行度の高いがん腫を優先する

❹ ✕…双方のがんに対する効果を検討する

❺ ✕…単発がんに対するレジメンを用い，組合わせては用いない

A.27

❶ ◎

❷ ✕…ペメトレキセドは胸水の有無による影響が少ない

❸ ◎

❹ ✕…胸水・腹水の貯留を軽減するとされる

❺ ✕…抗がん薬により胸水・腹水をコントロールできる可能性が高い場合は，貯留した水を排液することなく抗がん薬を投与することもある

A.28

❶ ✕…摂食・嚥下困難が長期に続くと栄養状態の悪化をきたし，治療中断による予後への直接的影響のほか，感染や倦怠感の原因となり，総じて全身状態の悪化につながる

❷ ✕…予防的に口腔ケアを施行することが重要である

❸ ✕…アセトアミノフェンや非ステロイド性鎮痛薬で疼痛が制御できない場合，オピオイドの使用は推奨される

❹ ◎…粘膜バリアの破綻により全身感染症のリスクとなる

❺ ✕…血清亜鉛値を測定する

A.29

❶ ✕…カペシタビンのCYP2C9阻害作用によりワルファリンの作用増強

❷ ◎

❸ ✕…腎排泄阻害により作用増強

❹ ◎

❺ ✕…血中濃度上昇（1.7倍）

A.30

❶ ✕…静脈血栓症の方が高い

❷ ◎

❸ ◎

❹ ✕…がん患者での血栓症再発率は高い．抗凝固療法を継続する

❺ ✕…原疾患の治療を行うことが重要である

A.31

❶ ✕…注射用ビスホスホネート製剤の休薬が顎骨壊死発生を予防するという明らかな臨床的エビデンスは得られていない

❷ ◎

❸ ✕…口腔内の定期的な診査ならびに除石処置などの歯周疾患に対する処置を行う

❹ ✕…血管新生阻害薬と併用すると顎骨壊死のリスクが上がる．歯科治療前の休薬が顎骨壊死発生を予防するというエビデンスはない

❺ ✕…デノスマブも抜歯を行うことで顎骨壊死のリスクが上がる

A.32

❶ ◎

❷ ✕…ステロイド使用時には感染症の発症が増加する

❸ ✕…ステロイドを抗がん薬として用いる場合は減量してはならない

❹ ◎

❺ ✕…リツキシマブとの併用で再活性化のリスクは上昇する

付録2 抗がん薬の相互作用一覧

A）吸収部位での相互作用

作用する薬剤	作用を受ける薬剤	起こりうる事象など
金属との錯体形成による吸収阻害		
Ca製剤	エストラムスチン	in vitroでCa濃度が40mg/Lで沈殿を生じる．牛乳によりBAが60%低下
消化管内のpHの変化		
ラベプラゾール	アキシチニブ	AUCが15%減少
ファモチジン マーロックス オメプラゾール	ダサチニブ	AUCが60%減少 AUCが55%減少 AUCが43%減少
オメプラゾール ラニチジン	エルロチニブ	AUCが46%減少 AUCが33%減少
ラニチジン	ゲフィチニブ	AUCが44%減少
エソメプラゾール	ニロチニブ	AUCが34%減少，Cmaxが27%低下
ランソプラゾール	ボスチニブ	AUCが26%減少，Cmaxが46%低下
エソメプラゾール	パゾパニブ	AUCが40%減少，Cmaxが42%低下
	ラパチニブ	AUCが15%低下
その他の吸収阻害		
細胞障害性抗悪性腫瘍薬（ビンカアルカロイド系，シスプラチン，ブレオマイシンなど）	フェニトイン	嘔吐，胃腸上皮細胞損傷などによる可逆的吸収阻害（約1/3低下）
P-gp（消化管粘膜）が関与する相互作用		
ベラパミル，キニジン	エトポシド（経口）	エトポシドの消化管吸収が増大

B）代謝部位（肝臓）での相互作用

作用する薬剤	作用を受ける薬剤	起こりうる事象など
P-gp（肝細胞）阻害・誘導		
タキサン系	アントラサイクリン系	血中濃度上昇による心毒性の誘発
リトナビル（阻害）	アファチニブ	AUC，Cmaxがそれぞれ48%，39%上昇
リファンピシン（誘導）	アファチニブ	AUC，Cmaxがそれぞれ34%，22%低下
ベラパミル，イトラコナゾール，キニジン，シクロスポリン，エリスロマイシンなど（阻害）	ラパチニブ	血中濃度上昇の可能性
リファンピシン，セイヨウオトギリソウ（St.John's Wort，セント・ジョーンズ・ワート）含有食品など（誘導）	ラパチニブ	血中濃度低下の可能性
ベムラフェニブ	ジゴキシン	血中濃度上昇
ケトコナゾール	レンバチニブ	AUC，Cmaxがそれぞれ15%，19%上昇
バンデタニブ	ジゴキシン	AUC，Cmaxがそれぞれ23%，29%上昇
MRP2（肝細胞）阻害		
プロベネシド	イリノテカン	SN-38（活性代謝物）血中濃度上昇
BCRP（肝細胞）阻害		
ラパチニブ	パゾパニブ塩酸塩	AUCおよびCmaxは，それぞれ約59％および51％増加（ラパチニブがCYP3A4，P-糖蛋白質およびBCRPの基質であり阻害作用を有することによる）

作用する薬剤	作用を受ける薬剤	起こりうる事象など
CYP1A1阻害		
ゲフィチニブ，イマチニブ，スニチニブ，エルロチニブ	リオシグアト	主代謝物（M-1）の生成抑制（in vitro）
リオシグアト	エルロチニブ	CYP1Aで代謝されることから血中濃度上昇のおそれ
CYP1A2阻害		
シプロフロキサシン	エルロチニブ	AUC，Cmaxがそれぞれが39%，17%上昇
ベムラフェニブ	カフェイン	AUCが2.6倍上昇
CYP2B6誘導		
フェノバルビタール	シクロホスファミド	活性代謝物への返還促進による作用増強
CYP2C8競合		
パゾパニブ(2C8，3A4)	パクリタキセル	AUC，Cmaxがそれぞれ26%および31%上昇
ビタミンA	パクリタキセル	相互に血中濃度上昇の可能性
CYP2C9阻害		
イマチニブ	ワルファリン	プロトロンビン比が上昇
カペシタビン	ワルファリン	併用開始数日後から本剤投与中止後1カ月以内の期間に血液凝固能検査値異常，出血の発現
	フェニトイン	血中濃度が上昇
タモキシフェン，トレミフェン	ワルファリン	作用増強
ベムラフェニブ	ワルファリン	AUCが19%上昇
CYP2C9競合		
イマチニブ	ワルファリン	プロトロンビン比が著明に上昇

作用する薬剤	作用を受ける薬剤	起こりうる事象など
CYP2D6阻害		
ゲフィチニブ	メトプロロール	AUCが35%増加
パノビノスタット	デキストロメトルファン	Cmax，AUCがそれぞれ83%，64%上昇
CYP3A4阻害		
ケトコナゾール	エベロリムス	Cmax，AUCがそれぞれ3.9倍および15倍上昇
エリスロマイシン	エベロリムス	Cmax，AUCがそれぞれ2倍および4.4倍上昇
ケトコナゾール	テムシロリムス	主代謝物シロリムスのCmax，AUCがそれぞれ2.2倍，3.1倍上昇
	ラパチニブ	AUCが3.6倍，半減期が1.7倍
	ダサチニブ	Cmax，AUCがそれぞれ4倍，5倍
	イマチニブ	Cmax，AUCがそれぞれ26%，40%上昇
ケトコナゾール(3A4,3A5)	アキシチニブ	Cmax，AUCがそれぞれ50%，106%上昇
ケトコナゾール	エルロチニブ	Cmax，AUCがそれぞれ69%，86%上昇
	パノビノスタット	Cmax，AUCがそれぞれ62%，78%上昇
	ボルテゾミブ	AUCが35%上昇
	クリゾチニブ	AUC，Cmaxがそれぞれ3.2倍，1.4倍
ボサコナゾール	アレクチニブ	Cmax，AUCがそれぞれ18%，75%上昇．主要活性代謝物は71%，25%低下
ケトコナゾール	スニチニブ	Cmax，AUCがそれぞれ59%，74%上昇．N脱エチル体を合わせると49%，51%上昇
	パゾパニブ塩酸塩	Cmax，AUCがそれぞれ45%，66%上昇
	レゴラフェニブ	Cmax，AUCがそれぞれ40%，33%上昇．活性代謝物M-2，M-5のAUCが94%，93%減少，Cmaxが97%，94%減少

作用する薬剤	作用を受ける薬剤	起こりうる事象など
ケトコナゾール	カバジタキセル	クリアランスが20%低下
	ニロチニブ	AUC，Cmaxがそれぞれ3倍，1.8倍上昇
	ブレンツキシマブ	構成成分MMAEのAUC，Cmaxがそれぞれ34%，25%上昇
	ルキソチチニブ	Cmax，AUCがそれぞれ33%，91%上昇．半減期3.7時間から6時間に延長
エリスロマイシン	ルキソチチニブ	Cmax，AUCがそれぞれ8%，27%上昇
CYP3A4阻害薬	タキサン系	血中濃度上昇．副作用増強のおそれ
	イリノテカン	CYP3A4による無毒化が阻害されるため，カルボキシルエステラーゼによる活性代謝物SN-38の生成がその分増加し，SN-38の全身曝露量が増加
クリゾチニブ	ミダゾラム	Cmax，AUCがそれぞれ2倍，3.7倍
ケトコナゾール	ボスチニブ	Cmax，AUCがそれぞれ5.2倍および8.6倍上昇
カルシウム拮抗薬（ジルチアゼム，ベラパミルなど），抗がん薬（イマチニブなど），アプレピタント，トフィソパム，シプロフロキサシンなど	ボスチニブ	血中濃度上昇
イトラコナゾール	ゲフィチニブ	AUCが35%増加80%上昇
イマチニブ	シンバスタチン	Cmax，AUCがそれぞれ2倍，3倍
CYP3A4競合		
アプレピタント	デキサメタゾン	AUCが2.17～2.2倍上昇
	メチルプレドニゾロン	AUCが2.46倍，上昇（併用3日目）
ラパチニブ	ビノレルビンなど	血中濃度上昇のおそれ

作用する薬剤	作用を受ける薬剤	起こりうる事象など
ラパチニブ(3A4，2C8)	パクリタキセル	ラパチニブのAUCが約21％，パクリタキセルのAUCが約23％増加．パクリタキセル単独に対し，併用で下痢と好中球数減少の発現率および重症度が増加
ラパチニブ	ミダゾラム	AUC（経口）が45%，AUC（静注）が14%上昇
イマチニブ	ニロチニブ	イマチニブのAUCが18～39%，ニロチニブのAUCが18～40%上昇
クリゾチニブ	ミダゾラム	AUC，Cmaxがそれぞれ3.7倍，2.0倍上昇
ニロチニブ	ミダゾラム	AUC，Cmaxがそれぞれ2.6倍，2.0倍上昇
ダサチニブ	シンバスタチン	AUC，Cmaxがそれぞれ20%，37%上昇
エベロリムス	ミダゾラム	AUC，Cmaxがそれぞれ30%，25%上昇
阻害機序不明		
ビカルタミド	ワルファリン	作用増強
ソラフェニブ	ワルファリン	出血またはプロトロンビン時間延長
ゲフィチニブ	ワルファリン	作用増強（プロトンビン比が上昇）
エルロチニブ	ワルファリン	INR増加，胃腸出血など
ボリノスタット	ワルファリン	PT延長，INR上昇
	バルプロ酸	消化管出血，血小板減少，貧血などの増強
フルオロウラシル系	ワルファリン	作用増強
	フェニトイン	血中濃度上昇
パクリタキセル	ドキソルビシン エピルビシン	パクリタキセルを先に投与するとアントラサイクリン系の未変化体の血漿中濃度が上昇（骨髄抑制増強）
シスプラチン	パクリタキセル	シスプラチンを先に投与するとパクリタキセルの血中濃度上昇（骨髄抑制増強）

作用する薬剤	作用を受ける薬剤	起こりうる事象など
ソラフェニブ	カペシタビン	カペシタビンおよびその活性代謝物のAUCがそれぞれ50%，52%上昇
	パクリタキセル，カルボプラチン（併用）	パクリタキセルとその活性代謝物のAUCがそれぞれ29%，50%上昇，ソラフェニブのAUCは47%上昇
	ドセタキセル	AUCが36～80%増加
	ドキソルビシン	AUCが21%増加
パゾパニブ	シンバスタチン	ALT上昇
ブレンツキシマブ	ブレオマイシン	肺毒性（間質性肺炎）出現のおそれ
CYP3A4誘導		
リファンピシン	レゴラフェニブ	未変化体のAUCおよびCmaxがそれぞれ50%および20%減少．活性代謝物M-2のCmaxは1.6倍に増加し，M-5のAUCおよびCmaxはそれぞれ3.6倍および4.2倍増加
	スニチニブ	スニチニブとN-脱エチル体の両者を合わせたCmaxおよびAUCはそれぞれ23%および46%低下
	ゲフィチニブ	AUCが約17%減少
	エルロチニブ	AUCが約69%低下
	ダサチニブ	CmaxおよびAUCがそれぞれ81%および82%低下
	エベロリムス	CmaxおよびAUCがそれぞれ58%および63%減少
	テムシロリムス	主要代謝物シロリムスのCmaxおよびAUCがそれぞれ65%および56%減少
	クリゾチニブ	CmaxおよびAUCがそれぞれ69%および82%低下
	アレクチニブ	Cmax，AUCがそれぞれ51%，73%低下．主要活性代謝物は120%，79%上昇
	ソラフェニブ	AUCが約37%低下
リファンピシン（3A4，3A5）	アキシチニブ	CmaxおよびAUCがそれぞれ71%および79%低下

作用する薬剤	作用を受ける薬剤	起こりうる事象など
リファンピシン	ボルテゾミブ	AUCが45%低下
	ニロチニブ	Cmax，AUCがそれぞれ1/3および1/5に低下
	ボスチニブ	Cmax，AUCがそれぞれ86%および94%低下
	バンデタニブ	AUCが40%低下
	ルキソリチニブ	Cmax，AUCがそれぞれ52%および71%低下．半減期3.2時間から1.6時間に短縮
	レンバチニブ	Cmax，AUCがそれぞれ24%および37%低下（リファンピシン反復投与）
	パノビノスタット	AUCが約70%減少
デキサメタゾン	パノビノスタット	AUCが20%減少（ボルテゾミブ併用）
リファンピシン	カバジタキセル	クリアランスが21%増加（AUCの17%の減少に相当）
	アビラテロン	AUCが55%減少
フェニトイン，カルバマゼピン	パゾパニブ	AUCおよびCmaxは，それぞれ約54%および35%低下
カルバマゼピン	ラパチニブ	AUCが72%減少
フェニトイン	イマチニブ	フェニトインの長期投与患者でAUCが約1/5
リトナビル	イリノテカン	活性代謝物（SN-38）の血中濃度が低下
タモキシフェン	レトロゾール	AUCが40%低下
エンザルタミド	ミダゾラム	AUC，Cmaxが0.14倍，0.23倍に低下
ベムラフェニブ	ミダゾラム	AUCが39%低下
CYP2C8誘導		
リファンピシン	エンザルタミド	血中濃度が0.63倍に低下

作用する薬剤	作用を受ける薬剤	起こりうる事象など
CYP2C9誘導		
エンザルタミド	ワルファリン	S-ワルファリンのAUC，Cmaxが0.44倍，0.93倍に低下
CYP2C19誘導		
エンザルタミド	オメプラゾール	AUC，Cmaxが0.30倍，0.38倍に低下
CYP1A2代謝亢進		
喫煙	エルロチニブ	AUCが64%低下
キサンチンオキシダーゼ阻害		
メトトレキサート（高用量）	メルカプトプリン アザチオプリン	6-MPのAUCが約31％上昇
フェブキソスタット，トピロキソスタット，アロプリノール	メルカプトプリン アザチオプリン	6-MPの血中濃度上昇
UGT1A1阻害		
アタザナビル	イリノテカン	SN-38の縫合抑制による排泄遅延
イマチニブ	アセトアミノフェン	重篤な肝障害
ソラフェニブ	イリノテカン，SN-38	イリノテカン，SN-38のAUCが26～42%および67～120%上昇
ラパチニブ	イリノテカン，SN-38	SN-38のAUCが40%上昇
レゴラフェニブ	イリノテカン，SN-38	イリノテカン，SN-38のAUCが28%および44%上昇
カルボキシエステラーゼ2阻害		
シンバスタチン，フェノフィブラート，ジルチアゼム，ベラパミル	イリノテカン	SN-38産生低下，作用減弱の可能性

C）排泄部位（腎臓）での相互作用

作用する薬剤	作用を受ける薬剤	起こりうる事象など
NSAIDsによる糸球体濾過量の減少		
サリチル酸系，インドメタシン，ジクロフェナク，ケトプロフェンなど	メトトレキサート	作用・副作用の増強．間質性肺炎，昏睡，骨髄抑制，死亡例あり
MATE阻害薬が関与		
ピリメタミン	シスプラチン，オキサリプラチン	腎内白金濃度上昇，腎障害のおそれ
	シスプラチン	血清クレアチニン値，BUN上昇
オンダンセトロン	シスプラチン	腎毒性誘発
P-gp（腎上皮細胞）の阻害		
ラパチニブ	ジゴキシンなど	ジゴキシンのAUCが約80％増加
グレープフルーツジュース	ビンブラスチン	薬効増強の可能性（in vitro）
アプレピタント	ビンブラスチン	薬効増強の可能性．ビンブラスチンの輸送を36％阻害（in vitro）
OAT（腎上皮細胞）の阻害・競合		
プロベネシド（阻害）	メトトレキサート	血中濃度が3～4倍上昇
	ノギテカン	腎クリアランス低下のおそれ
セフトリアキソン，セフェピーム	メトトレキサート	血中濃度上昇
PPI	メトトレキサート	血中濃度上昇
NSAIDs	メトトレキサート	血中濃度上昇
ミコフェノール酸モフェチル	メトトレキサート	血中濃度上昇

作用する薬剤	作用を受ける薬剤	起こりうる事象など
ピペラシリンなど	メトトレキサート	血中濃度上昇
OCT2阻害		
バンデタニブ	メトホルミン	AUC，Cmaxがそれぞれ74%，50%上昇

D）薬力学的相互作用

作用する薬剤	作用を受ける薬剤	起こりうる事象など
作用に起因		
アルコール	メトトレキサート	肝毒性増強
スキサメトニウム	イリノテカン	筋収縮増強
パノビノスタット	抗不整脈薬剤，QT延長を起こすことが知られている他の薬剤	相加的なQT間隔延長を起こすことがある
バンデタニブ	抗不整脈薬剤，QT延長を起こすおそれがある他の薬剤	QT間隔延長を起こすまたは悪化させるおそれ
クリゾチニブ		QT間隔延長作用増強のおそれ
スニチニブ		QT間隔延長作用増強のおそれ
ニロチニブ		QT間隔延長を起こすまたは悪化させるおそれ
ダサチニブ		QT間隔延長作用増強のおそれ
ラパチニブ		QT間隔延長を起こすまたは悪化させるおそれ
ベムラフェニブ		QT間隔延長作用増強のおそれ
テムシロリムス	ACE阻害薬	血管神経性浮腫反応（投与開始2カ月後に発現した遅延性反応を含む）が報告

作用する薬剤	作用を受ける薬剤	起こりうる事象など
テムシロリムス	生ワクチン（乾燥弱毒生麻しんワクチン，乾燥弱毒生風しんワクチン，経口生ポリオワクチン，乾燥BCGなど）	免疫抑制下で生ワクチンを接種すると増殖し，病原性をあらわす可能性（類薬）
	不活化ワクチン（不活化インフルエンザワクチンなど）	免疫抑制作用によってワクチンに対する免疫が得られないおそれ
エベロリムス	生ワクチン（乾燥弱毒生麻しんワクチン，乾燥弱毒生風しんワクチン，経口生ポリオワクチン，乾燥BCGなど）	免疫抑制下で生ワクチンを接種すると増殖し，病原性をあらわす可能性（類薬）
	不活化ワクチン（不活化インフルエンザワクチンなど）	免疫抑制作用によってワクチンに対する免疫が得られないおそれ

索　引

INDEX

数　字

欧　文

A・B

C・D

E～G

H～M

N～Q

R・S

T～V

和　文

あ・い

う～お

か・き

く〜こ

さ行

た行

な行

は行

ま行

や行

ら・わ行

執筆者一覧

監修

南　　博信　神戸大学大学院医学研究科内科学講座腫瘍・血液内科学分野

編集

安藤　雄一　名古屋大学医学部附属病院化学療法部

寺田　智祐　滋賀医科大学医学部附属病院薬剤部

執筆者（掲載順）

野村　久祥　国立がん研究センター東病院薬剤部

三宅　知宏　伊勢赤十字病院薬剤部

若林　雅人　長野赤十字病院薬剤部

日置　三紀　三重大学医学部附属病院薬剤部

渡邊　裕之　九州大学病院薬剤部

野田　哲史　滋賀医科大学医学部附属病院薬剤部

橋本　浩伸　国立がん研究センター中央病院薬剤部

黒田　純子　名古屋市立大学病院薬剤部

玉木　慎也　国立病院機構 北海道がんセンター薬剤部

中垣　　繁　静岡県立総合病院薬剤部

林　　稔展　国立病院機構 九州医療センター薬剤部

土手　賢史　京都桂病院薬剤科

鈴木　賢一　がん研有明病院薬剤部

宇佐美英績　大垣市民病院薬剤部

須藤　正朝　滋賀医科大学医学部附属病院薬剤部

大辻　貴司　滋賀県立成人病センター薬剤部

東　加奈子　東京医科大学病院薬剤部

牧野　好倫　日本医療研究開発機構臨床研究・治験基盤事業部臨床研究課

丹田　雅明　神戸大学医学部附属病院薬剤部

池末　裕明　神戸市立医療センター中央市民病院薬剤部

吉村　知哲　大垣市民病院薬剤部

藤田行代志　群馬県立がんセンター薬剤部

佐藤　淳也　静岡県立静岡がんセンター薬剤部

根本　真記　がん研有明病院薬剤部

槙原　克也　淀川キリスト病院薬剤部

若杉　吉宣　滋賀医科大学医学部附属病院薬剤部

満間　綾子　名古屋大学医学部附属病院化学療法部

下方　智也　名古屋大学医学部附属病院化学療法部

前田　　修　名古屋大学医学部附属病院化学療法部

服部　聖子　滋賀医科大学医学部附属病院看護部

田﨑亜希子　滋賀医科大学医学部附属病院看護部

美濃　正臣　滋賀医科大学医学部附属病院看護部

ハイリスク患者のがん薬物療法ハンドブック

多様化・複雑化する患者への治療戦略を身につける

2017年 8 月10日 第 1 版第 1 刷発行
2017年 9 月30日 第 1 版第 2 刷発行

監　修　南　博信
編　集　安藤雄一，寺田智祐
発行人　一戸裕子
発行所　株式会社　羊　土　社
〒101-0052
東京都千代田区神田小川町 2-5-1
TEL　03（5282）1211
FAX　03（5282）1212
E-mail　eigyo@yodosha.co.jp
URL　www.yodosha.co.jp/

ISBN978-4-7581-1814-9

装　幀　日下充典
印刷所　株式会社 平河工業社